The Autoimmune Solution

自體免疫
自救解方

革命性醫學突破——自體免疫療法，完整營養對策，全面對抗自體免疫疾病！

反轉發炎，改善腸躁、排除身體毒素的
革命性療法

by AMY MYERS, M.D. 艾米‧邁爾斯 醫師

歐忠儒 醫學博士 ——總審訂

歐瀚文 醫師 ——編譯　　汪立典 營養師 ——校閱

過敏、肥胖、哮喘、心血管疾病、
纖維肌痛、狼瘡、腸躁症、慢性頭痛，
可能是自體免疫系統的問題；

30天排毒食譜反轉自體免疫？！

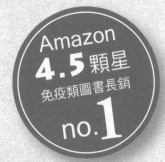

Amazon
4.5 顆星
免疫類圖書長銷
no.**1**

U0023458

CONTENTS 目錄

總審訂專序

自體免疫大流行的自救策略

人們在關注心血管疾病和代謝疾病的同時，自體免疫疾病發生率卻默默的上升至慢性疾病的第三位。「自體免疫大流行」正悄悄進行當中。許多國家的醫療資金往往投注在上述兩種疾病的預防，卻無視於自體免疫疾病的流行正在蔓延。

環境污染、生活型態改變是可能的因素。特別是在工業化國家，自體免疫疾病的威脅，這幾年成長得特別明顯。工業化國家約有 5%～10% 的族群正受到自體免疫疾病的威脅。在台灣，根據健保署的資料，近十年就成長了 73%。

從事功能醫學二十多年，深知**疾病的起源於系統功能的不平衡**。在自體免疫疾病被診斷之前，必有蛛絲馬跡。如同本書作者艾米・邁爾斯醫師（AMY MYERS, M.D.）所提到的自體免疫光譜（Autoimmune Spectrum），許多人身處在自體免疫光譜上，加上生活型態以及環境污染的驅使下，漸漸朝向自體免疫疾病邁進而不自覺。

功能醫學不是等待醫學，不是等到疾病被診斷後才開始治療。提早發現系統功能的不平衡並加以矯正，達到預防自體免疫疾病之功效。關注的重點，應在於初期徵侯出現時就進入治療，而非等待疾病襲擊。

腸道系統是人體重要的免疫器官，要有完善的免疫系統，必先讓腸道系統健康。自體免疫疾病患者大多是腸道功能失衡，所導致的免疫功能失調。食物的種類深深影響著腸胃道系統，農業工業化改變了食物，改變了健康。

孟山都（Monsanto）是世界上最大的種子公司，持有超過一千六百項的種子專利，並且世界上接近 90% 的基因改造作物都來自孟山都。孟山都的基因改造作物，開啟了農業工業化時代。經由孟山都改造後的作物，和我們基因記憶中的大不相同，使得體內免疫系統攻擊身體組織，進而產生自體免疫疾病。此外，工業化社會，環境毒素的肆虐，體內的排毒和免疫系統疲於奔命，造成免疫系統紊亂，進而產生疾病。

本書以自體免疫疾病的迷思開始闡述，之後提到麩質與腸道系統的關聯，食物中的物質如何影響腸道及免疫系統，環境毒素帶給人體的危害，壓力所造成的負擔。以功能醫學觀點為基礎的 Myers Way 提供示範食譜，建議之營養補充品，以及許多成功的案例。閱讀完此書之後，必定對自體免疫疾病有所改觀。

　　在關心自己是否得到心血管疾病之時，請同時注意自體免疫疾病的襲擊。將內系統平衡，顧好腸道，增強免疫系統，準備迎向自體免疫大流行的挑戰！

英國肯邦大學醫學博士
美國環宇大學東西方自然醫學研究所教授
美國自然醫學會認證醫師
瀚仕功能醫學研究中心創辦人
中華功能醫學協會理事長

歐忠儒 Dr. O

編譯序

閱讀本書，找到自體免疫疾病的真正病因

自醫學院當學生開始，讀到自體免疫疾病總是要記許多的診斷準則，教導我們只要看到符合的症狀，想盡辦法湊齊診斷標準，給予疾病名稱，最後再給予藥物治療即可。如果有類似的症狀，卻不符合診斷標準，就要及早給予藥物治療。

經過數年臨床的洗禮，卻看見自體免疫疾病患者的無助。在接受功能醫學訓練後，心中總是想知道疾病的根本原因，並不想只是以藥物作症狀控制，必須要了解自體免疫疾病的可能成因，再給予治療。

艾米·邁爾斯醫師（AMY MYERS, M.D.）以自己身為自體免疫患者的經歷，更以功能醫學為基礎的 Myers Way 做臨床實踐，從生活環境、飲食等來改善自體免疫疾病。在拜讀完《The Autoimmune Solution》一書之後，便興起翻譯的念頭。

自體免疫疾病並不是如此常見，近年來發生率卻急速上升。或許是醫學的進步，疾病辨識度增加，診斷標準一再修訂所致，但相較以往，卻有愈來愈多人得到自體免疫性疾病，無法以流行病學來解釋。根據 2016 年的統計，我國申請殘障手冊的人數，**自體免疫疾病已經躍升至第三位，僅次於癌症及中風。**

傳統醫學以症狀的集合來定義疾病，自體免疫疾病即是症狀的集合。許多人在自體免疫疾病確診之前，便已身陷自體免疫的洪流之中卻渾然不知。許多症狀的發生，是暗示您即將邁向自體免疫疾病。誰也沒有想過關節疼痛、皮膚紅疹、胃食道逆流、便祕、精神萎靡等症狀的發生，在遊走皮膚科、血液科、內科、骨科後得到答案卻是紅斑性狼瘡、克隆氏症、第一型糖尿病、多發性硬化症、類風濕性關節炎、纖維肌肉疼痛、乳糜瀉、牛皮癬、雷諾氏病、橋本氏甲狀腺炎、萊姆病、過敏性氣喘、慢性疲勞症——答案正是自體免疫疾病。

凡事必有因，症狀是身體發出的警訊。體內的免疫系統承擔了許多複雜工作，抵抗外來敵人入侵，維持平衡。某些原因造成了免疫系統失去調控的機制，進而攻擊自己的組織造成免疫系統疾病。傳統醫學認為基因是造成自體免疫疾病的元兇，病因則是「免疫系統」的失控，治療就是壓制免疫系統，讓免疫系統失去功能。醫學的進步，帶來了類固醇、免疫調節劑、生物製劑等來壓抑免疫系統，

控制疾病，卻無視於藥物帶來的副作用，只求與其和平共存。可是，造成免疫系統失去調控的真正原因，只能歸咎於基因嗎？

　　事實上，基因只佔了部份的原因，環境毒素、錯誤的飲食，腸胃道系統、解毒系統的失衡，重金屬累積、生活壓力等，才是真正的病因。藉由正確的飲食方式，修補腸胃道功能，改善排毒系統，避免環境毒素，舒緩生活壓力，本書以系統性觀念，了解體內系統的橫向連結，加上飲食生活型態的調整，治療自體免疫疾病的真正病因。

　　本書針對自體免疫疾病的可能成因作深入之討論，教導適當的生活方式和飲食所需要注意的事項。最後許多成功的故事案例，激發我們想要採取行動讓自己的身體系統重建平衡。

　　Myers Way 給予一個讓人能夠合理執行，保護自己和家人的解決方案，開始清理我們的環境，改變自己的飲食，幫助身體重建平衡的免疫系統。閱讀本書絕對是必要的第一步，這將改變您的生命。

美國西方州立大學人類營養暨功能醫學碩士
美國功能醫學協會認證醫師

歐瀚文 醫師

國際醫界名人五顆星誠摯推薦

Amazon 4.5 顆星好評熱讀

請仔細閱讀本書每一個字，並執行邁爾斯醫師的計畫，將能完全翻轉您的症狀，邁向健康旅程。

——大衛・博瑪特醫師（David Pearlmutter, M.D.），
《無麩質飲食，讓你不生病！》作者

自體免疫解方，經驗證可改善任何自體免疫疾病，如腸躁症、過敏、疲倦或關節痛。這本書推翻了我們對於自體免疫的理解和治療方式，我很高興能推薦給我的病患。

——馬克・海曼醫師（Mark Hyman, MD）
《血糖解方十天排毒飲食》作者

邁爾斯醫師改變了傳統醫學的走向，在此過程帶給數百萬正在對付發炎疾病與自體免疫異常的人們希望、解答與安全感。

——法蘭克・利普曼醫師（Frank Lipman, M.D.）
作家、教育者與紐約「1111 健康中心」
（Eleven Eleven Wellness Center）創辦人

艾米・邁爾斯醫師寫下當她遇到免疫系統疾病的困境時，現代醫學辜負了她的期望。我相信這是因禍得福，因為她因此尋找出治療所有自體免疫疾病的方式。邁爾斯醫師已將此作為她一生的工作，而她的書正是獻給全體人類的最佳禮物。

——亞力山卓・楊格（Alejandro Junger, M.D.）
《超簡單淨化排毒法》作者

邁爾斯醫師是預防和治療自體免疫疾病上，一曲鼓舞人心、突破創新的音符。自體免疫自救解方具有改變數百萬人生命的力量。

——羅伯・渥夫（Robb Wolf）
《舊石器時代健康法則》作者

免責聲明

　　這本書包含與醫療保健相關的建議和資訊，僅提供用於補充而非取代您的醫師或其他專業健康專家的建議。如果您已知或懷疑自己有任何健康問題，建議您在開始任何醫療計畫或治療之前尋求醫生的意見。

　　本書已盡可能在截至出版日期為止前，為確保本文所含信息的準確性，做出了一切努力。本出版商和作者對於使用本書建議的方法，而可能出現的任何醫療結果概不負責。

獻給父親，
與其他患有自體免疫疾病的人，
願您可以在這本書找到另一個出路和解方。

The
Autoimmune
Epidemic

01

自體免疫的流行病

當免疫系統失序，會開始攻擊身體組織，造成自體免疫疾病。

以下症狀，可以作為判別是否罹患自體免疫疾病的警訊：胃食道逆流、痤瘡、注意力不足過動症、過敏、阿茲海默症、焦慮、關節炎、氣喘、血栓、腦霧（注意力難以集中，或是感覺思考遲鈍）、心血管疾病、憂鬱、消化問題（脹氣、消化不良、便祕、腹瀉、反酸或心灼熱）、睡眠障礙等。

第 *01* 章 My Autoimmune Journey and Yours

我們的
自體免疫旅程

傳統醫學尋求診斷和用藥來治療症狀，相較之下，Myers Way 則是基於身體各系統功能，提出獲得平衡的功能醫學療法，其中包括飲食、生活型態和壓力，無論是在生病或想要保持最佳狀態，這些因素都扮演著重要角色。

雖然目前沒有能完全治癒自體免疫疾病的方法，但 Myers Way 的確是扭轉及預防自體免疫疾病的最佳方式。

Myers Way，不只是一個療程，而是一種生活方式，可以讓人擺脫藥物，恢復活力，邁向既充實又美好的人生。

大約十年前，我得了自體免疫疾病，傳統醫學並沒有成功將我治癒，我不希望你也遭遇同樣的困境。

美國有五千萬名自體免疫疾病族群，正和它的衍伸疾病在作戰；如果你也是億萬個陷入自體免疫疾病風險的一員，和「發炎病症」（Inflammatory conditions）持續搏鬥──包括關節炎、氣喘、濕疹，或是心血管疾病──，那麼，這本書正是為你而寫。

即使不是自己，如果身邊的親友，包含他們的父母、配偶、兄弟姐妹或子女，正為自體免疫疾病而奮戰，那你更需要這本書。無論是想改善免疫疾病，遠離疾病威脅，或是想幫助任何有自體免疫疾病的人，這本書可以幫助人們改變生活。

我本身是位醫師，所以並不喜歡批評其他醫師，更不想介入他們的標準治療模式，但有些事實還是必須要說：關於自體免疫疾病的治療，傳統醫學可說是悲慘地失敗了。

或許**選擇傳統的治療武器，能夠緩解症狀，但嚴重的副作用，可能破壞生活品質**，讓人經常擔心發生感染的可能性，而且可能還會因此必須停止工作好幾年，甚至迫使服用更多或更強力的藥物。

就目前大多數人的觀點來說，自體免疫性疾病是無可避免的，縱使疾病可以被控制，卻沒有辦法阻止也無法扭轉，結果就是患者無法完全配合醫生和處方藥來克服疾病，而持續帶著恐懼及疼痛度日。

這本書當中，**我會分享如何利用健康的飲食、生活型態，以及高品質的補充品，來消除症狀、遠離藥物，享受充滿活力的健康生活**。同時協助改善健康、維護身體，幫助做出合適的選擇，讓你時時容光煥發，精力充沛。這就是為什麼只要改變飲食、治療腸胃道、排除體內毒素、治療感染，及減輕壓力，就可以使世界變得不同。

為何這麼有信心？因為這些年來，我已經藉由這套方法，成功治療過上千位患者，其中包括我自己。

正如所說的，傳統醫學的方法讓我的治療失敗了，所以必須尋求另一個關於自體免疫疾病的解方,而且要能夠幫助對抗傳統療法帶來的可怕副作用,並且讓我維持在一個即使忙碌,但是健康的生活環境當中。

如果你正遭受自體免疫疾病的困擾,只要三十天,我可以使你的生活重新步上軌道。

我可以告訴你如何扭轉,消除症狀,甚至幫助擺脫正在使用的藥物。

如果你也受到發炎相關疾病的麻煩,我能幫助克服目前的窘境,避免發炎惡化成自體免疫疾病。假使身邊也有正與自體免疫奮戰的朋友,我可以指導你成為一位嚮導,引領他們邁向嶄新的人生。

聽起來不錯吧?我已經迫不及待地想幫助你,量身訂做一套專屬的「自體免疫自救解方」。

現在就讓我們開始!

θ 傳統醫學的失敗

在我們進入正題之前,先快速瀏覽從發炎狀態轉變為自體免疫疾病的過程中,會遭遇到的事情。

直到目前為止,有超過數百種的自體免疫症狀,還無法被傳統醫學完整的解釋。

醫師及健康管理師,可能在收集許多關於自體免疫症狀的病例後,仍無法找出任何一種自體免疫疾病的完整描述,於是,連他們自己都被搞混了。因此,也沒有人可以告訴你到底是發生了什麼事。

這是因為傳統醫學細分成許多專科,造成了這個問題。

如果一個人被診斷為自體免疫疾病,不必去「風濕免疫科」就診(前提是來我的診!)。我們必須停止流連於那些只專注在單一系統疾病的專科醫師之中,例如找「風濕免疫科」看類風濕性關節炎;找「腸胃科」看乳糜瀉、克隆氏症、潰瘍性大腸炎;找「內分泌科」看葛瑞夫氏症、橋本氏甲狀腺炎及糖尿病等。

如果同時擁有兩種自體免疫疾病，人們通常只好尋求兩位專科醫師的幫忙，三種就看三位，以此類推……。

細分專科的傳統醫學，只將疾病歸咎於某個器官的功能喪失，事實上卻可能是整個免疫系統的疾病。所有這些疾病，無論攻擊到哪個器官，其實都是來自一個共同的病因：免疫系統失調。

所以，我的做法是找出問題根源：首先去除造成免疫失調的要因，加強免疫機能，而不是壓制它。這就是為什麼使用這種方式，能使人一次扭轉和預防許多不同的自體免疫疾病。

由於自體免疫疾病有部份來自基因遺傳，因此醫師會關心病患的家族史，包括祖父母、父母親、兄弟姊妹、阿姨及叔叔等，使人開始不斷找尋答案，直到發現到有一位甚至多位家族成員，曾患有類風濕性關節炎、克隆氏症、狼瘡，或是橋本氏甲狀腺炎。

不論是否有家族史，我們一定常常聽到，因為是基因掌握了關鍵問題，所以不論如何都會得到自體免疫疾病，而且沒有任何辦法預防，也無法扭轉，甚至當疾病來臨時，只能束手無策，乖乖就範。

其實，這種想法只會使診斷更加困難，導致疾病越趨嚴重，讓這條治療的長路看不到盡頭！

自體免疫疾病如何進展？

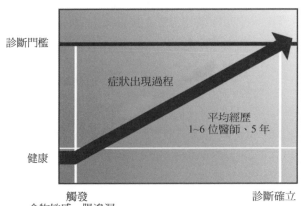

診斷門檻

症狀出現過程

平均經歷
1~6 位醫師、5 年

健康

觸發
食物敏感、腸滲漏、
毒素、壓力、感染

診斷確立

大多數的病例，經常在沒有診斷的狀況下，家庭醫師就會將患者轉診至專科醫師，或許是風濕免疫科醫師、內分泌科醫師、腸胃科醫師，又或是神經內科醫師。

當患者被診斷為類風溼性關節炎——一種關節發炎，導致使人虛弱的疼痛，專科醫師可能會告訴患者：這是一種無法扭轉的自體免疫疾病。

然而這只是開端，直到最後越來越嚴重，患者將成日與疼痛作伴，甚至失能、無法行走。別再想著要羅曼蒂克地走在海邊，或是與兒孫們在遊樂園玩耍吧！往後還能爬上飛機的階梯，或是順利開車去購物中心，就該慶幸了。

專科醫師會提供一系列的強力藥物，用以對抗症狀、消除疼痛。或許你會問：

「會有什麼副作用嗎？」

醫師會回答：「是的，這些藥物會有副作用。」

「但你必須學會如何與副作用和平共處！」

若診斷結果是較為輕微的橋本氏甲狀腺炎，一種免疫系統攻擊自己的甲狀腺，使甲狀腺素無法正常分泌的疾病，專科醫師認為這是個好消息，因為只需要讓患者終生服用甲狀腺素就行了。而且這種藥物並不昂貴，還不必擔心任何副作用，只是隨著疾病的進展，藥物劑量會增加，但是隨著劑量增加，生活也不會因此有太大改變。

你或許不會喜歡甲狀腺逐漸被破壞殆盡吧？不過，醫生的建議聽起來還不錯，所以還是接受了，直到回家上網搜尋了一番，很快就會發現一個事實——**醫師並沒有坦誠地說明，得到一種自體免疫疾病，未來得到其他自體免疫疾病的機率將高達三倍。**

想想看，如果下一個發生的疾病，是令人沮喪的狼瘡，或是多發性硬化症，那該怎麼辦？

倘若下次造訪醫師時，提出這些可怕的想法，醫師會承認這一切是真的，但完全無法避免。即使如此，醫生卻還是會補充，就目前傳統醫學的觀點來看，你的疾病是由基因所決定。

　　不論狀況如何，前往專科醫師的門診，通常時間並不長，因為保險只給付醫師短短十五分鐘的看診時間。你可能有一長串的問題想問，但大部份狀況下，醫師並沒有更多時間回答所有問題，於是，你僅能聆聽專科醫師再次確認：「要減緩自體免疫疾病的進展很難，別試圖扭轉它了，只需要接受『標準治療』，並且祈禱不要有太多的副作用，如果幸運的話，或許症狀會消失。」然而這一切，往往只能緩解部份症狀，即使症狀看似完全消失，但自體免疫風暴依舊在體內襲擊，只是不曉得何時會爆發。

自體免疫疾病的警訊症狀

當免疫系統失序，會開始攻擊身體組織，造成自體免疫疾病。

以下症狀，可以作為判別是否罹患自體免疫疾病的警訊：

- 胃食道逆流
- 痤瘡
- 注意力不足過動症
- 過敏
- 阿茲海默症
- 焦慮
- 關節炎
- 氣喘
- B₁₂ 缺乏
- 血栓
- 腦霧（注意力難以集中，或是感覺思考遲鈍）

- 心血管疾病
- 憂鬱
- 消化問題（脹氣、消化不良、便祕、腹瀉、反酸或心灼熱）
- 乾眼症
- 濕疹
- 疲勞
- 乳房纖維囊腫
- 膽結石
- 掉髮
- 頭痛

- 不孕
- 關節痛
- 肌肉痛
- 肥胖或是過重，尤其是腹部脂肪增加
- 胰臟炎
- 睡眠障礙（難以入睡或完全睡不著）
- 紅腫痛的關節
- 子宮肌瘤

可從本書獲得益處

- 如果你有自體免疫疾病。

- 正遭受自閉症、慢性疲勞、纖維肌肉疼痛,或其他與自體免疫疾病相關症狀。

- 正處於「自體免疫光譜」上(自體免疫疾病的高風險族群),因飲食、生活型態,或基因而導致邁向自體免疫疾病。

雖然症狀不同,但全都與消化系統及免疫系統不平衡有關,藉由 Myers Way 可以修補腸胃道系統,支持免疫系統,並有效地治療所有自體免疫疾病,以及其他相關聯之症狀,也能有效地預防自體免疫疾病。

自閉症是自體免疫疾病嗎?

最近研究指出,自體免疫是造成自閉症的原因之一。

事實上,我曾經用 Myers Way 治療過自閉症的小孩,並且成效良好。如果你的小孩是自閉症的一員,遵循本書的計畫,一定會有很大的幫助

或許你的醫師可能找到有效的藥物,但新藥物終將會失去效果。

最好的狀況是,醫師提供其他藥物,而且具有相同的效果。否則這些新藥物將使你承受破壞性的副作用,甚至令你更加疼痛。最糟的狀況是,你將踏上無盡的療程,沮喪、挫折、疼痛接踵而來。

當嘗試一種又一種的藥物,但狀況卻越來越糟,疼痛加劇,使生活嚴重遭到破壞。

當治療持續進行,會發現**最嚴重的副作用,並非醫療方面的問題,而是疾病**

讓人心力交瘁。因為關節受傷，可能使你無法和兒孫們同樂，或因為免疫抑制劑，導致容易感冒，無法前往二度蜜月或家族旅行；由於肌肉持續疼痛，覺得看不到未來，感到身心俱疲，也會發現請病假的天數多於工作天數，疾病剝奪了工作時間，甚至因此遭受資遣。

這些或許會對社交生活產生衝擊，最後使人更加容易胡思亂想，覺得「活得不像自己」。

當朋友邀請共度晚餐、聆聽音樂會、爬山，或是在電話裡閒聊，但大多數時間裡，你會沒有體力，而無法享樂其中。接著開始沮喪，擔心自己無法陪伴摯愛、家人及朋友，擔心最終他們會對你感到厭煩。最糟糕的是，感到權利被剝奪，發現身心靈和生活全都失去控制，變得一團糟！

或許你會問醫師：「是否有什麼方法能夠改變，是改變飲食嗎？」

你曾在脫口秀節目上，看到有些人談論麩質導致免疫疾病，或許也應該嘗試放棄麵包及義大利麵，試看看無麩質飲食？還是最近朋友轉寄一篇文章，上面寫到「腸漏症」，是否要多涉獵一些資訊？

再一次，**傳統醫學會非常清楚的告訴你——自體免疫是跟免疫系統有關，和腸胃道沒有關係**！所以飲食不會改變些什麼。「為何要妖魔化麩質？這只是一種噱頭。沒錯，有些自體免疫與麩質有關，例如乳糜瀉。但我們已經為你做過這些檢查了，你不必擔心這些。」

醫師說，最好的方式就是接受它，學習與副作用共同生活，同時祈禱藥物會產生效用。

幸運的是，其實還有另一個方法！

θMyers Way：解決之道

傳統醫學尋求診斷和用藥來治療症狀，相較之下，Myers Way 則是基於身體各系統功能，提出獲得平衡的功能醫學療法，其中包括飲食、生活型態和壓力，無論是在生病或想要保持最佳狀態，這些因素都扮演著重要角色。

　　沒有任何一種方法，包括 Myers Way，能夠輕易治好自體免疫疾病。在醫學的領域當中，「治癒」意思是疾病的終止；相對於「緩解」，則是疾病被暫時終止或反轉，也就是說疾病依然存在，但身體已沒有任何症狀。

　　雖然目前沒有能完全治癒自體免疫疾病的方法，但 Myers Way 的確是扭轉及預防自體免疫疾病的最佳方式。Myers Way 能幫助減輕症狀，遠離藥物，並且使人擁有活力及能量，享受一個無痛的生活。這本書並不是要教你如何與疾病共存，而是告訴你如何創造健康的永生。

　　這個方法建立在以下四大基石，除了身為一名醫生的多年實踐之外，每一項都通過實驗研究，並且看見驚人且有效的成果：

1、治療腸胃道

　　80％的免疫系統是在腸胃道，**腸道正是健康之鑰**。所以，如果腸道不健康，你也不會擁用健全的免疫系統。

2、遠離麩質、穀物、豆類，和其他食品引起之慢性發炎

　　發炎是種系統性的反應，當只是溫和的反應時，發炎可以幫助痊癒。但當發炎變成慢性，會帶給身體莫大的壓力，尤其是免疫系統。自體免疫的患者，**發炎會激發症狀，讓病情更加惡化**。如果是在自體免疫光譜上（自體免疫疾病的高風險族群），增加發炎情況，會將患者推向自體免疫疾病爆發的懸崖邊。

　　麩質是一種蛋白質，存在於小麥、黑麥、大麥當中，和許多其他穀類一樣，會為消化系統帶來壓力，使人增加罹患腸漏症的風險，進一步造成免疫系統的負擔。然而許多食品，包括無麩質的穀物和豆類，也會引起發炎。這就是為什麼 Myers Way 要重新管理你的飲食，排除麩質，進而治療腸胃道，舒緩發炎，然後扭轉自體免疫病症。

3、制伏毒素

　　我們每天都被數以千計的毒素所攻擊，無論是在家裡、工作場合、戶外等，人體的免疫系統隨時都在承受這些恐怖威脅。如果患有自體免疫疾

病，或者在自體免疫疾病高風險上，**毒素負荷的能力**，將決定一個人在
健康和疾病之間的差異。

4、治療感染，減輕壓力

某些感染與刺激，會觸發自體免疫病症，像是身心靈上的壓力。

壓力也會觸發或再次引發感染，而感染又增加身體的壓力負荷，成為一種
惡性循環。所以減輕免疫系統的壓力負擔，有助扭轉症狀。

Myers Way 是根據最具權威的科學期刊所發表的最新前瞻性研究。事實上，
我才剛剛與四十個研究人員、科學家、醫生，以及來自全國各地的老師們，共同
舉辦了一場「自體免疫高峰會」，他們都認同這四大基石的健康理論，這也是基
於我本人同時身兼醫師和病患的個人經驗。

不同於傳統醫學，Myers Way 是一項樂觀的療法，讓人有機會回到充滿活力、
積極，和無痛的生活。

沒錯，你將可以再次與兒孫同樂。是的，你可以延緩、停止，甚至扭轉病
情發展，消除症狀、釋放疼痛，甚至減少並遠離藥物。沒錯，你可以像過去一樣
做個有精力充沛的人。如果你已經從青少年時期就被疾病所困擾，現在將可以掌
握管理身心的最佳狀態，成為一名健康的人。

當你完成三十天的 Myers Way 之後，會明顯感覺到更好，短短幾個月內，
症狀就會完全消失。有些人可能需要有一位功能醫學醫師的幫助，但大多數情況
下，這本書已經涵括了所有的需要。

我已經指導過上千名病患使用 Myers Way，我看到了它的成效。事實上，來自
全國各地尋求幫助的人，如此渴望找到更好的方法，來治療自體免疫疾病，而經常
付出可觀的努力及費用。他們不滿意傳統醫學醫師提供給他們的方式，他們需要關
於自體免疫的解答，一個長期有效，且能扭轉和預防自體免疫性疾病的發生。

我本身也是 Myers Way 的實踐者，與自體免疫疾病奮戰多年，驅使我要找
到更好的治療方式。最後，我創造出我的解決之道。

θ 我的自體免疫旅程

簡直不敢置信，這是發生在我身上的真實事件。

那年，在紐奧良路易斯安那州立大學健康科學中心念書，醫學院二年級的我，正拼命完成學業，然而躺在床上，一種可怕、無助的恐慌不斷襲擊而來，像噩夢般的葛雷夫氏症（Graves'disease）糾纏著我——一種抗體攻擊甲狀腺，使甲狀腺過度分泌的自體免疫疾病……，感覺身體不再屬於我自己。

當自體免疫疾病發生時，大多數的人並不知道是怎麼一回事，包括我在內。生平第一次，恐慌強佔了我的生活。儘管減少運動，吃大量的披薩和燕麥餅乾，體重仍像跑馬拉松似的逐漸下降，幾個月內，衣服尺寸就從 4 號減為 0 號。

這聽起來像是經歷了一段理想的減重計畫，但事實上，卻是毫無頭緒且令人吃驚的急速消瘦。因為疾病本身的症狀，加上害怕，讓我的心跳有如賽車一般，全身總是被汗水淋溼的樣子，彷彿持續跑在賽車道上。從來無法想像恐慌會如此襲擊而來，每當走下樓梯，雙腳都在不停顫抖，就連課堂中撿起掉落地上的筆，我的手幾乎無法控制的不停顫抖。

接踵而來的失眠，令我夜夜難以入睡，如果你曾經有過失眠經驗，應該就知道那種致命的折磨。它使人完全清醒的躺在床上，即使非常疲憊仍無法入睡。不久後，我面臨另一個無眠的情況，一到夜晚，雙眼依然不想閉上，彷彿處在焦慮、頭暈、乏力的監獄中。

我帶著悲傷，看著我的狗——貝拉安詳的睡著，心想：「應該有解決的辦法吧！」但是，這就是我現在的處境，而且不知道是否會一直持續下去。

最後，越抖越厲害的手，使朋友們感到十分震驚，並說服我趕緊尋求醫師的協助。

「我認為這只是壓力，」她輕快地說。「醫學系二年級學生，很常有這類問題，妳還以為是什麼疾病嗎？無須擔心！」

那時醫師的反應，給我上了最寶貴的一課。因此，在我也成為一名醫師後，當病人流著淚來到我的診間，堅持一定有些不對勁時，醫生就不該忽略她的病史，所以我總是隨時準備仔細聆聽。

「你知不知道，你的身體比我還要好？」我這麼告訴患者，希望他的前一位醫生有說過類似的話。

那種無法抗拒的壓力，提醒我應該相信自己的直覺，於是那刻起，好勝心強的我，決定進行整套的全身檢查。

這筆錢花得相當值得，因為檢驗結果證實了直覺的正確性，果然這並不只是因為學業與考試帶來的恐慌，更不是莫名奇妙的發瘋。最後，我的苦難有了名字，一個可以被診斷的疾病：葛瑞夫氏症。

葛瑞夫氏症是種甲狀腺過度表現的疾病，它增大到正常的兩倍大小，因此導致出所有的症狀。我經歷過如賽車般的心跳、顫抖、肌肉無力、失眠、體重過度下降等。然而，知道疾病名稱只能算是最後的安慰，因為傳統醫學對於葛瑞夫氏症的治療相當恐怖，清單上有三種選擇，但似乎沒有一種能讓生活恢復到原先的單純和快樂。

第一種選擇，服用 PTU 藥物，對身體侵害最少。PTU 作用是減緩甲狀腺功能，讓荷爾蒙的分泌量下降。

這聽起來不錯，不是嗎？然後看著副作用，這還只是部份：皮疹、瘙癢、蕁麻疹、掉髮、皮膚色素沉澱、腫脹、噁心、嘔吐、胃灼熱、味覺喪失、關節或肌肉酸痛、手腳麻木和頭痛。還有不太常見，仍然可能發生的嚴重副作用，叫做顆粒性白細胞缺乏症——一種白血球減少的疾病，帶來咽喉、胃腸道、皮膚感染及伴隨發燒。

好吧，還有什麼選擇呢？

基本上，還有兩種不同的方式「處理」甲狀腺，開刀移除或做甲狀腺燒灼術，包含吃帶有放射線的藥丸，用以殺死甲狀腺。

儘管在醫學院就讀，但**我堅信除了藥物或手術治療之外，應該還有其他通往健康的道路**。例如營養，顯然是短期及長期健康的基礎。

當我還是個孩子，媽媽做了很多食物，有全麥麵包、有機優格、麥片和燕麥餅餅，以及她在院子裡種植的青椒、番茄。我們從不吃包裝加工食品，櫥櫃裡也幾乎沒有罐頭食物。我們總是在一起吃飯。1970 年代的健康食品，如糙米、豆腐、豆芽、蔬菜經常是桌上的佳餚。我們很少生病，我為我們的健康飲食感到驕傲。因此，十四歲時，我成了一名素食主義者。

然後，我媽媽卻得了癌症，她當時只有五十九歲。

二十一歲的我，剛成為一名和平隊的志願者，在巴拉圭度過了令人振奮的兩年後，回到美國，進入醫學院就讀。當我聽到媽媽的消息，根本無法置信。母親對健康一直很有自己的一套想法，她看起來比實際年齡至少年輕十到十五歲，並且每天慢跑三英里，甚至還在教瑜伽。但晴天霹靂，她竟然得了胰臟癌，一個傳統醫學上的絕症。

這下真正把我給敲醒了，我發現，你做了所有正確的行為，或者你所堅信正確的事情，卻仍然得到非常嚴重的絕症。

某種程度上，這是因為大多數嚴重疾病是多元因素所造成。基因扮演著關鍵角色，有毒的環境也有份。我們無法完美控制導致疾病發生的所有狀況。

後來也發現，我們家所謂的「健康飲食」，事實上是在對自己下毒，作為基本飲食的全麥麵包、穀物和豆類，充滿著可能引發我媽媽的癌症和發炎的化學物質，惡化了我父親的自體免疫疾病——多發性肌炎，一種使關節疼痛和肌肉無力的疾病，還有導致我自己的健康問題。

媽媽的病使我完全意識到，傳統醫學的醫師多麼抗拒非主流療法，尤其是營養、天然補充品或自然療法。當我問媽媽的醫生一些新的食療觀念，她的醫生開始嘲諷，不認為營養可以發揮重大作用。他回答我：「你要是覺得這樣有效，就把西瓜插到耳朵裡跳一跳，即可改善她的症狀？」

當我為醫學院入學做準備時，我了解到，這是個將來一定會遇到的典型回答。

我從一開始就已經計畫成為一名整合醫學醫師，將人視為一個整體，盡可能的用飲食和自然方法治療病人。媽媽的經驗，確認了要將這兩種方法結合起來，會是多麼困難的一件事。

但同時，傳統醫學終究無法提供母親什麼幫助，除了化療，他們甚至沒有預期可以治癒，只是延長生命。母親在確診後不到五個月就去世了。我在隔年正式進入醫學院就讀，再隔一年，我得了葛瑞夫氏症。

我知道除了飲食，壓力也是自體免疫疾病發展的一大因素。母親過世伴隨而來的壓力，顯然觸發了我的葛瑞夫氏症，當然還有其他因素參與其中：

◆ 飲食

作為一個素食主義者，我的飲食中有大量的麥麩、穀物和豆類，以及乳製品、堅果和種子。這些看似健康的食品，實際上激發人體的免疫系統，造成問題。如同很多人一樣，我有自體免疫疾病的遺傳傾向，那麼這種飲食方式，將會確保疾病像花朵一般「完美的綻放」。

◆ 腸漏症

大量澱粉飲食，造就了我的小腸菌叢過度增生（small intestine bacterial overgrowth,SIBO），造成腸壁滲漏，使得消化系統和免疫系統產生危機。（這將在第四章及第五章，深入描述更多腸漏症。）

◆ 毒素

重金屬是觸發自體免疫的另一個因素，而我接觸到過多的汞。我在和平志願隊每週協助接種疫苗，由於愛吃罐頭，加上長時間待在重金屬及空氣汙染的中國。若能減少接觸汞，可以減輕毒素負擔，或許免疫系統就不會遭到重擊。

◆ 感染

特定類型的感染，是造成自體免疫疾病的另一個危險因素。高中時，我曾經感染過一種 Epstein–Barr virus（EBV）病毒，造成單核細胞球細胞增生。EBV 也被認為與慢性疲勞有關，許多擁有慢性疲勞的人們，很容易得到自體免疫疾病。

如果當時擁有現在的知識，就能夠理解有多少風險因子在我身上，也會知道如何利用飲食，來進行排毒、治療腸胃道，並且經由減輕壓力，預防病症發生。

儘管還是可能困在一種自體免疫的疾病裡面，但至少能夠使自己緩解症狀，恢復健康，並且免去傳統醫學所提供的可怕選項。

可惜的是，功能醫學在 2000 年尚處於萌芽階段。醫生只給我三個不愉快的選擇，那些是當時的唯一選擇。

我希望能有一個更好的辦法，於是尋求中醫協助，開始嘗試味道令人害怕的咖啡色粉末，但似乎沒有多大功效，再加上擔心倘若需要緊急治療時，急診室醫師將搞不清楚持續服用的中藥，是否會和急救藥物產生交互作用。

儘管逐漸對傳統醫學失去信念，但我仍並不想完全放棄它。所以，勉強開始服用 PTU，卻因此得到另個寶貴的教訓——一個災難性的副作用，我罹患了毒性肝炎。幾個月後，藥物開始破壞肝臟，而且相當嚴重，我被迫延長臥床休息時間，並且差點為此休學。

所以，我現在的選項只剩下手術或燒灼術，也就是開刀拿掉甲狀腺，或是破壞它。在此同時，我還依舊吃著以穀類為基礎的「健康飲食」，這是引發免疫系統攻擊甲狀腺的原因之一。

我最後選擇燒灼手術，正式和甲狀腺說再見，卻也是一個讓我直到現在依然悔恨的決定。如果當時知道功能醫學，我可能還保有甲狀腺，帶著完整的身體過著沒有症狀的健康生活。

當時，我知道別無他法，我只能告訴自己：「我已經盡所有的知識及努力了！」

即便如此，直覺告訴我——應該還有更好的辦法，一種讓身體自然而健康的治療方式，而非侵入性手術，或用惡劣的藥物破壞自己的身體。我一直知道有一些其他類型的醫學存在，因此在醫學院時，就致力尋找其他治療法。然而，儘管擔任「整合與替代療法社團」的社長，依舊無法讓我找到問題的根源。

所以，當我從醫學院畢業後，放棄國際醫療，而改為進入急診室工作。出於考量到急診醫生沒有固定的輪班時間，這樣一來，就有機會追求其他種類的醫學。後來，搬到德州奧斯汀，大部份時間在「布萊肯瑞吉醫院兒科創傷中心」及「戴爾兒童醫療中心」穿梭。

作為一名急診室醫生，我以拯救生命感到自豪——有機會在最惡劣的狀況下治療病患，將瀕臨死亡的孩子救回，拯救的不只是他，更包括整個家庭。這些經歷令我永生難忘，更使我相信，正確的治療方法是一種多麼強大的力量。

然而，我也看到**絕大多數的人並非因為創傷前來就診，而是因為慢性疾病**。

真正令人心碎的，是傳統醫學不能為他們做些什麼，傳統醫學不僅沒能治好我，也沒能治好他們。

同時，我的健康問題不斷亮起紅燈。甲狀腺燒灼術，使得大量荷爾蒙進入血液，接下來數個月，情緒嚴重不穩。因為免疫系統持續發炎，還得到腸躁症。即便葛瑞夫氏症帶來的症狀逐漸減輕，但從未感受到健康，只能說最好的狀況是「沒有生病」而已。

然後，終於找到一直苦苦尋找的解方，我發現了功能醫學。

美國的自體免疫現況

針對美國自體免疫性疾病的發病率，部份是自體免疫性疾病，和一些類自體免疫的疾病，所估計出的數字。

關於這些疾病問題，Myers Way 可以是一種有效的治療方式，幫助逆轉疾病的進展，緩解症狀，帶來一個健康的，充滿活力的生活。

葛瑞夫氏症—— 1000 萬	慢性疲勞症—— 100 萬
牛皮癬—— 750 萬	克隆氏症—— 70 萬
纖維肌肉疼痛—— 500 萬	潰瘍性大腸炎—— 70 萬
狼瘡—— 350 萬	多發性硬化症—— 25~35 萬
熱帶瀉—— 300 萬	硬皮症—— 30 萬
橋本氏甲狀腺炎—— 300 萬	第一型糖尿病—— 2~5.5 萬
類風濕關節—— 130 萬	

θ 功能醫學：重建體內平衡

這些年來，功能醫學差不多已是眾人皆知。

功能醫學先鋒杰弗里·布蘭（Jeffrey Bland）、馬克·海曼（Mark Hyman）、大衛·博瑪特（David Perlmutter）、亞力山卓·楊格（Alejandro Junger），以及法蘭克·利普曼（Frank Lipman），都幫助推廣這個促進健康的強大方法。

功能醫學視人為完整個體，取代將身體細切成許多部份的傳統醫學，像是免疫系統、消化系統、腎上腺、甲狀腺等，由此觀點出發，**恢復健康不只是用藥物治療單一症狀或疾病，而是以身體系統的相互關聯性為出發點，來進行全面性治療。**

舉例來說，80％的免疫系統是在人的腸胃道。因此，由功能醫學的角度來看，就像常識——為了治療免疫系統，首先應該要治療腸胃道。

功能醫學也依賴營養、食物或是補充品。舉例來說，你並不會因為缺乏PTU，或是沒進行燒灼術，而得到葛瑞夫氏症，功能醫學醫師會認為是因為身體沒得到需要的足夠營養，或是失去自我保護力，才會引起葛瑞夫氏症。

功能醫學的角色是給予身體所需，當然，有時也會包括藥物的使用。但是**功能醫學的目標始終是——使所有身體系統恢復到完全健康，並盡可能用自然和非侵入性的方法。**

現在完全能夠理解到，事實上，我正是以功能醫學行醫。

2009 年，我甚至還沒聽說過功能醫學，幸運的是，當時選擇參加整合醫學研討會，在那裡聽到功能醫學先鋒——馬克·海曼博士（Mark Hyman）的發炎專題演講，知道**毒素、腸漏和食物過敏是慢性疾病的最根本原因**。還了解到，麩質和自體免疫性疾病，尤其是甲狀腺之間的關聯性。

我徹底迷上了功能醫學。於是開始進入功能醫學協會的訓練，過去直覺告訴我有這種方式，但從來沒有能夠知道它的名字，這正是這些年來一直在尋找的答案。

對我來說，以功能醫學治療，對病人才具有意義，不是在於使用藥物治療疾病，而是使用人體自身的資源來打造健康。終於，我成為一直夢想成為的醫師，以無比的感激之情，建立了自己的行醫之道。

我也渴望看到這種新方法，是否真的能夠幫助自己。當我開始發展 Myers Way 的第一步時，將幾種促發炎的食物從飲食中移除，並熱切地等待結果，果然，三十天後，我感覺好多了。

我繼續將這些發炎食物從飲食中排除，與此同時治癒了腸道感染，優化體內排毒能力，並學會了如何更好地應對壓力。

經過這麼多年的不適感，這種新的飲食型態，似乎造就出一個醫學奇蹟——我沒了多餘的焦慮，沒了恐慌，沒了腸燥症。此時突然感到滿滿的能量，我終於覺得自己很好。

我已經找到了我的自體免疫自救解方—— Myers Way，看到症狀被逆轉，並且幫助找回真正的健康。

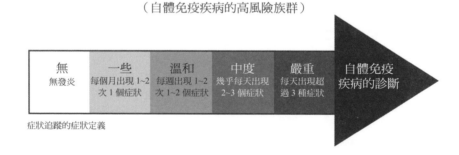

自體免疫光譜
（自體免疫疾病的高風險族群）

無 無發炎	一些 每個月出現 1~2 次 1 個症狀	溫和 每週出現 1~2 次 1~2 個症狀	中度 幾乎每天出現 2~3 個症狀	嚴重 每天出現超過 3 種症狀	自體免疫 疾病的診斷

症狀追蹤的症狀定義

θ 自體免疫光譜

一旦從功能醫學的角度來看，你將不會看到一個細分的類別，稱作「自體免疫」。取而代之的是，我所謂的「自體免疫光譜」。

在自體免疫光譜的頂端，代表著你已完全進入自體免疫疾病。

假設你有多發性硬化症，只要跟著 Myers Way，就可以健康生活，而且幾乎沒有症狀。當免疫系統不再攻擊你的脊髓，肌肉會變得強壯和健康。但是，免疫系統仍在蓄勢攻擊自己的組織，同時可能讓發炎變得嚴重，那是因為之後不良的飲食習慣，以及處在毒素的負擔下、壓力，或者其他因素——使得之前的症狀一再復發。

光譜的中間，是已存有的發炎狀況，但尚未進入自體免疫疾病，諸如氣喘、過敏、關節疼痛、肌肉疼痛、疲勞，及消化相關問題，甚至肥胖也屬於這一類。因為體內多餘的脂肪，特別是圍在中間的那一圈，容易導致發炎。（發炎也使人更難減肥，成為一種惡性循環）這些顯著的發炎跡象表示，有著顯著風險會發展成自體免疫疾病。

最後，在光譜的尾巴代表著輕度發炎。或許你擁有不良的飲食習慣，但身體仍然暫時可以忍受。或許有一些存在於腸胃道的消化系統問題，如胃酸逆流或便秘，或是一些看似無關的症狀，像是痤瘡、疲勞或憂鬱（參見第七頁的警示徵象）。也許你正接觸到大量的毒素，像是地下室的黴菌，或是牙齒中的汞填充物，但未有徵兆。也或許正處於一個超級壓力之中，但到目前為止，還可以處理它。

在光譜的最底端，可能已經有輕微發炎症狀，如痤瘡、腸燥症、體重過重，或是輕微氣喘的症狀，一些偶而出現卻從未消失過的問題。然而，如果持續任由它發炎，會發現自己在光譜中持續上升，症狀有可能變得更糟，甚至可能進一步發展成自體免疫疾病。

家族史，是另一個評估處在光譜中哪個位置的重要因子。若有更多的親戚擁有自體免疫疾病，你得到的機率就會跟著上升，其中與直系親屬最有關聯（父母、兄弟姊妹）。即使有相對較少的症狀，但擁有一個或多個親屬帶有自體免疫疾病時，在光譜中會更往前一步。

想知道自己處於光譜中的哪個位置嗎？

填完以下問卷，就會得到想要的答案。

Myers Way 的症狀追蹤

以下症狀，評估過去七日內發生的嚴重程度作評分：

0= 沒有，1= 少許，2= 輕微，3= 中度，4= 嚴重

頭
___ 頭痛
___ 偏頭痛
___ 昏倒
___ 睡眠障礙
總分 ___

心智
___ 腦霧
___ 記憶力變差
___ 認知障礙
___ 難以下決定
___ 口齒不清
___ 學習 / 注意力不集中
總分 ___

眼睛
___ 腫脹發紅的眼瞼
___ 黑眼圈
___ 眼睛水腫
___ 視力模糊
___ 眼睛癢、分泌物
總分 ___

耳
___ 耳朵癢
___ 耳朵痛、感染
___ 耳朵分泌物
___ 嗡嗡響、聽力喪失
總分 ___

鼻
___ 鼻塞
___ 分泌物過多
___ 流鼻水 / 鼻涕
___ 鼻竇問題
___ 經常打噴嚏
總分 ___

嘴巴、喉嚨
___ 慢性咳嗽
___ 經常清喉嚨
___ 喉嚨痛
___ 嘴唇腫
___ 口腔潰瘍
總分 ___

心臟

___ 不規則心跳

___ 心搏過速

___ 胸痛

總分 ___

肺臟

___ 胸悶

___ 氣喘、支氣管炎

___ 呼吸急促

___ 呼吸困難

總分 ___

皮膚

___ 痤瘡

___ 蕁麻疹、濕疹、皮膚乾燥

___ 掉髮

___ 熱潮紅

___ 過度冒汗

總分 ___

體重

___ 減重困難

___ 對食物渴望

___ 體重超重

___ 體重不足

___ 衝動進食

___ 水分滯留、水腫

總分 ___

消化

___ 噁心、嘔吐

___ 腹瀉

___ 便祕

___ 腹脹

___ 打嗝、排氣

___ 心灼熱、消化不良

___ 腸痛、胃痛、胃痙攣

總分 ___

情緒

___ 焦慮

___ 憂鬱

___ 掉髮

___ 熱潮紅

___ 過度冒汗

總分 ___

能量活動

___ 疲勞

___ 昏睡

___ 過動

___ 不安

總分 ___

關節肌肉   其它
___ 關節疼痛 / 痠痛   ___ 經常感冒 / 感染
___ 關節炎   ___ 頻尿 / 尿急
___ 肌肉僵硬   ___ 生殖器癢 / 分泌物
___ 肌肉痠痛 / 疼痛   ___ 肛門癢
___ 虛弱 / 疲勞   總分 ___
總分 ___

各項加總 ___

◆ 現在回答以下問題，再將分數加上加總的分數，為整體分數：

1、是否有自體免疫疾病？假如有，請加 80 分。

2、是否有兩種以上自體免疫疾病？假如有，請加 100 分。

3、是否有高於正常值的發炎指數，例如紅血球沉降率（ESR）、
  C 反應蛋白（CRP）或是同半胱胺酸？假如有，請加 10 分。

4、是否有任何疾病其結尾為「炎」？例如關節炎、腸炎、胰
  臟炎、鼻竇炎或是憩室炎，假如有，請加 10 分。

5、是否有第一直系親屬(父母、兄弟姊妹)患有自體免疫疾病？
  假如有，請加 10 分。超過一位時，每位再加 2 分。

6、是否有第二直系親屬 (祖父母、叔叔、阿姨) 患有自體免
  疫疾病？假如有，請加 5 分。

7、是否為女性。是請加 5 分。

整體分數：_____

| <5 | 5~9 | 10~19 | 20~39 | 40~79 | >80 |

無危險性　些許危險　輕度危險　中度危險　高度危險

整體分數小於 5 分

恭喜！你體內發炎程度相當低，比較不可能得到自體免疫疾病。為了在長久的人生中持續保持，請遵循 Myers Way 將發炎控制在健康的程度。

整體分數 5~9 分

雖然你在自體免疫光譜的底端——但仍是處於自體免疫光譜上，擁有發炎造成的明顯症狀，促使得到自體免疫疾病的機率跟著上升。請遵循 Myers Way 降低發炎的程度。

整體分數 10~30 分

你處於自體免疫光譜的中段，擁有許多因發炎而帶來的明顯症狀，並且有得到自體免疫疾病的中高度風險。遵循 Myers Way，可以扭轉情況、治療症狀，避免得到自體免疫疾病。

整體分數大於 30 分

你有得到自體免疫疾病的高度危險，或許因為至少有一位家中成員擁有自體免疫疾病，導致你位在免疫光譜的頂端。或許你已經被診斷為自體免疫疾病，或尚未被診斷出來。假使目前沒有自體免疫疾病，但高度發炎的家族史，導致你暴露在風險之中。請遵循 Myers Way 扭轉病程，重現完美健康。

θ 往健康邁進一步

附錄 G 同步收錄這份問卷，請一次準備五份，在 Myers Way 開始的第一天填第一份，之後於每週的同一天再填一份，如此就能追蹤疾病進展，並觀察出疾病變化。

三十天結束後，如果仍然有一些症狀，再多複印幾份問卷，接著一個月填一次。如果依然不滿意結果，請找尋功能醫學醫師（www.functionalmedicine.org），諮詢一些在第六及第七章所討論到的問題。

θ 自體免疫流行病學

如果熟悉傳統醫學就會知道，傳統醫學的觀念認為，自體免疫疾病完全是遺傳性疾病。由此觀點來看，自體免疫是由基因完全控制身體，且無法透過自己的意識加以改變。

所以，你可能想知道，怎麼說有一種「自體免疫流行病學」。

人類基因的進化非常緩慢，尤其僅僅經歷幾代人口，因此，自體免疫疾病的發生率照理說應該保持穩定才對。

然而，美國過去的五十年間，自體免疫疾病的發病率已經上升三倍。自體免疫疾病正如同過敏和氣喘的發病率，已在這幾年逐步上升。由於人類的基因庫不可能改變得如此迅速，所以一定有什麼東西，在環境之中促使免疫疾病的發生。

自體免疫疾病急速增加的發病人口，僅次於心血管疾病及癌症，目前已經是美國第三大慢性疾病。

與自體免疫光譜相關之發炎反應

以下是美國對發炎疾病人口的統計數字：

痤瘡—— 85% 的美國人，在一生中都曾經歷過	過敏—— 5000 萬
	關節炎—— 5000 萬
	氣喘—— 2500 萬
肥胖—— 9000 萬	濕疹—— 750 萬
體重過重—— 8800 萬	腸躁症—— 140 萬
心血管疾病—— 8000 萬	

此外，許多案例中的自體免疫疾病，與家族遺傳並沒有相關聯。反過來也是如此，在我治療中的上千名患者，我始終相信，大多數甚至全部，如果他們可以先接觸並實踐 Myers Way，其實就可以避免免疫系統失去控制。

到底是什麼引發自體免疫疾病的驚人增長？以下歸納為四個關鍵因素：

◆ 過度的麩質飲食

在今日，麩質到處都是，可說統治了人們的飲食習慣，這是我們的祖先所無法想像到的。此外，我們所接觸的麩質類型，和以前祖先們接觸的並不太相同，而是一種會危害健康的新物種。（第五章會有更詳盡的解釋。）

◆ 腸漏症

飲食、毒素、壓力，以及藥物，皆會導致腸漏症。腸漏是一種腸壁滲透力過度增加的疾病，僅被部份消化後的食物會穿透腸壁，造成免疫系統的龐大壓力，危害健康。你將會在第四章及第五章讀到更多關於腸漏症的知識，並且發現它是得到自體免疫疾病的重要因素。

所以，腸漏症在自體免疫流行病學中扮演著關鍵角色，治療腸漏症更是 Myers Way 的重要基石。

◆ 毒素負荷

進入第六章，我們會討論到毒素負荷。同樣的，舖天蓋地的化學物質散布在空氣中、水，以及食物當中，還不停地散佈在住家、工作環境，以及生活環境裡，遠遠超過祖先時代所能承受的量，這將使免疫系統的壓力，達到前所未有的程度。

◆ 高度壓力的生活

事實上，很難比較不同世代的壓力，因為壓力是一種主觀經驗，但壓力的程度與疾病屬於正相關，而且壓力已被證實會激發並加重自體免疫疾病，所以壓力也是重大關鍵之一。（更多關於壓力和自體免疫，請見第七章。）

θ 衛生假說

另一個關於自體免疫疾病暴增的關鍵理論：「衛生假說」。

通常認為細菌對人有害，但**大多數中性或友好的細菌，對人體的健康維繫至關重要。**

根據衛生假說，這些友好細菌正在減少，導致免疫系統受到巨大打擊。你將在第四章發現，剖腹產和奶粉，剝奪了嬰兒從母親產道及母乳所能得到的重要細菌，因此減弱了免疫系統。（奶粉通常也減少嬰兒從母乳得到的免疫因子）醫師經常給予小朋友抗生素，消滅友好細菌，同時也削弱了免疫系統。

此外，因為孩子們接種疫苗，使得免疫系統的作戰機會減少，降低免疫系統的防禦機能。但是免疫弱化過程並不止於此，小朋友們減少在泥土中玩耍的機會，比較少與農場動物接觸，這兩者進一步剝奪免疫系統與細菌作戰的機會，而抗菌皂和消毒劑也會殺死許多友好細菌。同時精煉麵粉、不健康的脂肪、太多的糖和基因改造食品，提供壞的細菌生長的條件，卻破壞好的細菌。

現代衛生觀念、抗生素和疫苗的接種，無疑拯救了許多人的生命，但它們也「消費」了我們的免疫系統。因此，建議該尋找一個中間地帶，讓孩子們可以在污垢中玩耍，遠離抗菌皂，並服用後面推薦的益生菌。

在你認同醫生為孩子開立抗生素之前，請先確保這樣的治療真的有其必要──他們的免疫系統，會因此而感謝你！

θ 尋找希望

傳統醫學治療自體免疫疾病，幾乎是相同的方式，他們只是「管理」你的狀況，而不是「解決」這個問題。

原因很簡單，在於他們不相信自體免疫疾病可以得到解決。這也是我們之間的不同之處，因為我確信──可以治療自體免疫疾病。

雖然還沒有可以永久的治癒，讓人完全無視疾病的存在，但有一種治療能夠解決症狀，使人擺脫藥物、恢復活力，邁向既充實又美好的人生。

因此，Myers Way，不只是一個療程，而是一種生活方式。

一開始，經常只有一名家庭成員走進我的診間，慢慢地，這個人尋求到的答案，將改變整個家庭，每個成員開始避免有毒食物，因而找到治癒的答案。

我注意到，有害健康和有益身心的食物，都具備能量。

Myers Way 已經證明能驅走壞的能量，在醫學迷宮中航向正確的道路，向飲食限制作出妥協，無疑具有相當挑戰性。但我知道如何幫助人們，因為過去指導數以千計的患者通過這個考驗，並且每天有十個案例在我的生活裡獲得成功。

所以，可以把我當成你的大姐、導師、樣版人物、研究員，或是專屬醫生、科學老師。

在這本書當中，我是你的所有。

直到你讀完全書，就會知道這是一本教你治癒免疫系統症狀的解方，可以從中獲得任何需要的幫助。

無論你處在自體免疫病症或是光譜中的某一段，很高興地歡迎你加入 Myers Way。這種方法，可以立即和長期改善健康，緩解不適症狀，找回生命的活力與能量。

當你知道不會再受到疾病困擾，能夠重新掌握健康的權利，生命將充滿無限希望。

正如第十二章將會看到，堅持遵循 Myers Way 的患者都獲得了美好的轉變，他們減輕了症狀，遠離藥物，甩開疼痛、恐懼、無止境的看診陰影，「感覺很好」成為生活的常態。

現在起，這也可以是你的故事。

歐醫師相談室

功能醫學（Functional Medicine）始於美國，於 1991 年成立美國功能醫學協會（Institute of Functional Medicine），臺灣則於 1994 年開始萌芽。

功能醫學以人為中心，七大系統（腸胃道系統、心血管系統、排毒系統、能量系統、內分泌系統、免疫系統及身心靈）之間的不平衡，導致症狀出現，進而發生疾病。功能醫學強調治療疾病的根本原因，而不只是症狀緩解。

功能醫學以詳細的病史詢問，加上功能醫學檢測，了解各系統的交互作用所產生之交互作用，而不是針對單一器官。目前功能醫學在美國是許多醫院家庭醫學科醫師的必修項目，美國克里夫蘭醫學中心更於 2015 年正式成立功能醫學中心。

自體免疫的
迷思與事實

傳統醫學的醫生總是告訴患者和飲食無關,其實不然。我已看到無數病人僅僅透過飲食的力量,就能扭轉狀況。

遺憾地,多數常規醫生都忽略營養是健康的重要因素。多數人並不知道麩質(gluten)會破壞腸胃道,摧毀免疫系統,並觸發自體免疫反應的惡勢力。

唯有透過飲食、治療腸道和排毒,引導問題基因再次關閉,從而恢復免疫系統的健康。

一個悲傷的事實：當傳統醫學面對自體免疫疾病時，往往束手無策。

數千名患者服用醫生所開的強力藥物，卻面臨破壞性的副作用，生活品質連帶受到極大影響。最可悲的是，這些病人被告知別無選擇，只能接受命運的安排——面對這種可怕、無法治癒的疾病，卻不能停止和減緩惡化。

然而，相同病人進行 Myers Way 三十天之後，就能遠離痛苦，使身體活力充沛，恢復健康生活。

為什麼傳統醫學不知道有自體免疫疾病的解方？

多年來我一直在思考這個問題，而且總會想到塞梅爾韋斯（Ignaz Semmelweis）。你可能沒聽過這個名字，但是從醫學院畢業的人都知道這位匈牙利醫學先驅。

十九世紀中葉，一個數以千計的婦女喪命於產褥熱（puerperal fever）的時代，產房接生的醫生，沒有洗手就繼續接生下一位產婦，導致產褥熱的發生率將近一成。

當時的醫學史，路易斯・巴斯德（Louis Pasteur）還未發表細菌理論，然而，在維也納一家婦產科工作的塞梅爾韋斯，認為是醫師缺乏正確的衛生觀念，導致疾病的傳播。因此，他建議如果醫師們在每次接生之間洗手，孕婦就會降低罹病率。

時至今日，我們已經知道塞梅爾韋斯是對的，實際證據也驗明了這個道理：當他要求實習醫師用漂白水清洗雙手，產褥熱的死亡率顯著降到 2% 以下。

你可能覺得塞梅爾韋斯的同事會驚訝他的成功，並迅速採納他的方法。然而，醫生卻認為那是針對他們衛生習慣不佳的嚴重指控，因此拒絕採用這個提議，更不會料到塞梅爾維斯的「洗手理論」，竟成為下個五十年的醫療準則！

對現在的人來說，維持完整的消毒、刷手，和確保無菌的手術區域，這只是一項基本常識，為何這些醫師無法接受？

我無法想像他們整天穿著遭血濺濕的手術服，還用未經消毒的手進行接生！

　　因此，讓我想起現今的傳統醫學醫師拒絕接受——飲食、腸道健康、毒素、感染和壓力，在治療自體免疫疾病上的關鍵作用，而且實際上，所有類型的疾病都有相關聯。相信在未來，這些醫生看起來就像十九世紀時的同事們一樣都是怪咖。

　　傳統醫學的醫生總是告訴患者和飲食無關，其實不然。我已看到**無數病人僅僅透過飲食的力量，就能扭轉狀況**。常規的醫生告訴你：「藥物是唯一的選擇。」我不想為此爭辯，但有實際的病例來證明。

　　有時事實勝於雄辯（黑是黑，白是白），傳統醫學醫師總是如皇帝般高高在上，卻束手無策，這時會需要功能醫學醫生幫忙找出解決之道。

　　我了解這對你來說，可能是個相當大的進展。當你坐在家中看電視，在一個小時的演出過程中，可能會看到多達三種商業廣告介紹各種自體免疫藥物，且每一種都伴隨著漂亮的鮮花和音樂作為背景，結束時還有一位帶著微笑、用誘人口吻說：「詳情請詢問醫師！」感到欣慰的你，或許是因為已經服用這種藥物，而且都照著廣告所說的做了，感覺同步在「治療」的軌道上。

　　事實上，你只是追隨著「大家都知道」的商業消息罷了！

自體免疫疾病的八大迷失

迷思一：自體免疫疾病無法逆轉。

迷思二：若沒有嚴格的服用藥物，症狀不會消失。

迷思三：採用藥物治療自體免疫疾病，副作用不會帶來太大影響。

迷思四：改善消化及腸道功能，不能延緩自體免疫疾病的進展。

迷思五：無麩質飲食，不會讓自體免疫疾病有所改變。

迷思六：自體免疫疾病是個厄運，生活品質必然變糟。

迷思七：自體免疫疾病完全與基因有關，與環境沒有關聯。

迷思八：免疫系統是天生的，沒有任何方法能夠支持或改變它。

假使詢問醫師是否要放棄麩質，甚至遠離米飯、藜麥和豆類，醫師可能會帶著憐憫的眼神對著你搖搖頭！或許還會警告遠離這些「荒謬理論」，或是迴避討論其他替代方法。

我有幾位病人被醫師列為拒絕往來戶，只因為他們敢於討論治療方針，並且不想服藥。由於醫生堅持「標準治療」（standard of care）是目前醫學界認可的最佳方法，因此，拒絕繼續治療這群「叛逆」患者。

有位年輕女性後來成為我的患者，因為原先的醫師對她說：「如果妳不能相信我，我就不能治療妳！」她住在只有一位專科醫師的德州農村小鎮，只因敢於提出問題、挑戰常規，最後落得無法接受任何治療。

我不想讓任何人困在這樣的窘境。

於是，我閱讀科學證據，審視研究文獻，治療了數千名患者。身兼一名醫生和病人，我對 Myers Way 深具信心，希望你也是，讓我們用智慧，消除各種誤解，並用真理替代它。

θ 迷思一：自體免疫疾病無法逆轉

如果你像大多數自體免疫疾病患者一樣（記住，我曾作為患者好多年了），這是坐在醫師的診間可能聽到的內容：

「我很抱歉，你患有自體免疫疾病。一旦開啟發病的基因，它們就不會被關閉。我們無法治癒這種疾病，現在唯一能做的就是控制症狀，唯一的辦法就是服用藥物。」

傳統醫學裡有很多的真話，但他們同時被那些話誤解了。沒錯，遺傳在自體免疫疾病當中，確實佔了一部份。然而，在雙胞胎的研究中發現，自體免疫疾病只有 25％ 是遺傳的，意味著環境是另一個更重要的因素，準確的來說，它佔了 75％。

此外，從全新的表觀基因學（epigenetics）領域得知，我們可以修改基因表現。當然不能改變你的基因，但是，卻可以開啟一些基因，而關閉其他的，從而改變基因表現程度。

　　基因在疾病中是個重要因素，但擁有基因不代表全部，要得到自體免疫疾病，還需透過環境、飲食或個人生活型態，開啟導致自體免疫疾病的一組基因。

　　一旦這些基因被開啟，還能努力設法關閉它們，或至少使它們減緩下來，**透過飲食、治療腸道和排毒，可以引導問題基因再次關閉，從而恢復免疫系統的健康。**如果處在自體免疫光譜上，可以藉由飲食和生活方式預防自體免疫疾病。

誰導致自體免疫？

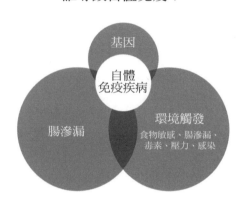

θ 迷思二：沒有嚴格服藥，症狀不會消失

　　遺憾地，多數常規醫生都忽略營養是健康的重要因素。

　　多數人並不知道麩質（gluten）會破壞腸胃道，摧毀免疫系統，並觸發自體免疫反應的惡勢力。

　　傳統醫學也忽略消除毒素的重要性，毒素不僅在食物、空氣和水中潛伏，同時存在於洗髮精、除臭劑、化妝品和家用清潔產品，包括家具、地毯、床墊、電視和電腦之中。對大多數健康從業人員而言，排除毒素的概念是陌生的，他們更不清楚從自體免疫疾病患者中排出毒素是何等重要的一件事。

　　因此，當涉及對抗自體免疫疾病時，傳統醫學確實只有一種武器：藥品。

其中一種被用於治療自體免疫疾病的危險藥物，稱為「免疫抑制劑」（immunosuppressants），會抑制免疫系統，因為過度活躍的免疫系統導致自體免疫疾病，所以乾脆就把免疫系統抑制下來，視為解決問題的方式。

不過，人體通常需要免疫系統對抗每日接觸的細菌、病毒、毒素，和其他有害威脅。你無法抑制免疫系統，使它無法正常運作，卻同時希望它能幫助抵抗外敵。因此，這種治療模式無疑是一種痛苦的冒險，結局往往是打亂正常生活。

再者，更嚴重的病患還被告知，不要理會副作用，服用藥物才是唯一的治療方式。

反觀來看，Myers Way 並非採用藥物抑制免疫系統，而是使用食物和營養補充劑，加強和支持免疫系統，確保能夠治療腸胃道、排除體內毒素和感染，有助於減輕壓力，讓身體回歸平衡。

所以治療自體免疫疾病，藥物不是唯一的選擇。

θ 迷思三：服用藥物，副作用不會帶來太大影響

傳統醫學醫師試圖援助病人，一再強調藥物不會導致副作用，或造成太大的影響。我很希望這個神話是真的，但它不是！

身為「前傳統醫學病患」，這一切真是受夠了。

事實上，最常被用於治療自體免疫疾病的藥物，副作用通常是常見、頻繁，且具有嚴重破壞性。有一些疾病，通常需要溫和的治療，如橋本氏甲狀腺炎（Hashimoto's thyroiditis）、乾燥症（Sjögren's）、白斑症（Vitiligo）和牛皮癬（Psoriasis），但患有自體免疫疾病的人往往沒那麼幸運。

看看以下的圖表，然後慶幸還有另一種療法，而唯一的副作用是──提升能量、改善大腦功能、心情愉悅，以及更好的健康狀態。

常見自體免疫疾病藥物所帶來的副作用

有三類最常見的自體免疫藥物：

第一類：類固醇（Steroids）——抑制免疫系統。

　　　　非類固醇類抗發炎藥物（NSAIDs）——抑制發炎。

第二類：疾病修飾藥物（Disease-Modifying antirheumatic drugs, DMARDs）——干擾 DNA 合成與細胞複製。

第三類：生物製劑（Biologics）——干擾免疫系統聯結。

◇類固醇（**Steroids**）

（用來治療關節炎、皮膚症狀、眼睛症狀，以及免疫問題。）

噁心、嘔吐、食慾不振、心灼熱、失眠、盜汗、痤瘡、肌肉疼痛抽蓄、心律不整、體重增加、發燒、憂鬱、心情不定、易怒、過敏症狀。

◇非類固醇類抗發炎藥物（**NSAIDs**）

（用於治療所有型態的疼痛及發炎，包括關節疼痛以及頭痛。）

胃痛、便祕、腹瀉、脹氣、心灼熱、噁心、嘔吐、暈眩。

◇疾病修飾藥物（**Disease-Modifying antirheumatic drugs, DMARDs**）

- 山喜多（Mycophenolic Acid）

  （治療自體免疫疾病。）

  感染、發燒、頭痛、嚴重感染之危險，和紅血球及白血球下降、易瘀青出血、疲勞、暈眩或昏倒、腹瀉、腹痛、腳踝腳掌腫脹、高血壓、淋巴癌、皮膚癌。

- 恩博（Etanercept）

  （治療類風濕性關節炎，以及其他自體免疫疾病。）

  結核菌感染、B 型肝炎、神經系統、多發性硬化症、癲癇、神經發炎、眼睛發炎、血液問題、心衰竭、乾燥症、類狼瘡。

- 移護寧（Imuran, Azathioprine）

  （治療類風溼性關節炎。）

  皮膚癌、淋巴癌或其它危險癌症、貧血、腺體腫脹、腹部腫脹疼痛、夜間盜汗、癢、發燒、喉嚨痛、易瘀青出血、疲勞。

- 氨甲喋呤（Methotrexate）

  （治療類風溼性關節炎及牛皮癬。）

  感染、發燒冷顫、疲勞、類流感、易瘀青出血、肝臟肺臟及腎臟損傷、嚴重腹痛、噁心、胃口喪失、口腔潰瘍、呼吸短促、排尿困難、頻尿、血尿、掉髮、腹瀉、新生兒畸形、嚴重喉嚨痛、鼻竇發炎及黃色分泌物、皰疹、不可逆之肝或肺損傷。

- 必賴克廔（Hydroxychloroquine）

  （治療狼瘡及類風溼性關節炎。）

  噁心、抽筋、食慾不振、腹瀉、暈眩、頭痛、焦慮、憂鬱。

◇生物製劑（**Biologics**）

- 復邁（Adalimumab）

  （治療類風溼性關節炎及克隆氏症。）

  結核病、B 型肝炎、細菌、真菌或病毒造成之全身性感染、癌症、心臟衰竭、免疫反應、痛、關節痛、呼吸短促、過敏反應；呼吸道問題：蕁麻疹、臉部、眼睛、嘴巴或嘴唇腫脹；神經系統問題：麻、刺痛；視力問題：四肢虛弱、暈眩、血液問題：持續發燒、易瘀青出血；肝臟問題：疲勞、食慾不振、嘔吐、腹痛、牛皮癬、鼻竇發炎、上呼吸道感染、噁心、頭痛。

- Kineret（Anakinra）

（治療類風溼性關節炎。）

身體對抗感染之能力降低：白血球低下（尤其是嗜中性球）。

增加淋巴癌之風險、嚴重紅疹、臉部腫脹、呼吸困難、接種處反應（包括腫、癢、瘀青及刺痛）、上呼吸道及鼻竇感染、關節疼痛、頭痛、噁心、腹瀉、腹痛、類流感、惡化類風溼性關節炎。

θ 迷思四：改善消化及腸道功能，不能延緩自體免疫疾病

「免疫系統和消化系統是兩條平行線，並沒有交集。」當我還是個病人時，醫生這樣告訴我，但現在的我是位功能醫學醫師，會這麼說：「事實上，你有『一個』身體，所有系統彼此間會『交談』，此外，**絕大多數的免疫系統位於腸道中**。因此消化系統和免疫系統怎會毫無關聯呢？」

如果找一位自體免疫疾病的專科醫生詢問腸胃問題，很有可能被轉診至腸胃科。可悲的是，大多數腸胃科醫生會直接安排胃鏡或是大腸鏡，而不是先詢問飲食狀況。

腸道問題向來被嚴重忽略，大多數的免疫系統位於腸道，所以消化系統才是必要調理的重點。**想要扭轉自體免疫性症狀，首先就要治癒腸漏症（leaky gut）**。為了自己的健康，就要擁有健康的腸道。我可以告訴你，看過的數千名病患在治療腸道後都能迅速好轉。

θ 迷思五：無麩質飲食，不會改變自體免疫疾病

「無麩質？這只是一些瘋狂的人在危言聳聽。人類幾千年來一直吃小麥，為何小麥會突然變得不健康？」許多人和傳統醫學醫師認為麩質並不影響健康。

當你與醫師討論有關麩質，他很可能會說兩件事：「可以驗血看看是否患

有乳糜瀉（Celiac disease）？」以及「你有消化的問題嗎？沒有？那就不必擔心麩質！」

本書第五章，將對此提供一個完整的解釋，說明為什麼麩質對自體免疫疾病有害。常見的麩質過敏，不同於罕見的乳糜瀉，臨床上並不會表現任何消化症狀。我能解釋為什麼，即使沒有乳糜瀉，仍然可能有麩質敏感（gluten- sensitive），以及麩質如何使自體免疫疾病變得更糟？

「麩質對於健康沒有任何真正的影響」，這是自體免疫疾病最危險的迷思之一。解開迷思，可能是我唯一可以為你做的一件事！

θ 迷思六：自體免疫疾病是個厄運，生活品質只會變糟

「醫生說，隨著時間過去，身體會越來越虛弱……」

「我不得不告訴兒子，不要帶孫子來看我，生病的我沒有選擇機會。」

「有時疼痛會變得嚴重，甚至不能和丈夫一起散步。」

以上是患有自體免疫疾病的人，可以預期會遇到的問題——但它們絕非不可避免。雖然傳統醫學建議接受較差的生活品質，以換取病情的控制，但我要告訴你，這是可以避免的！

如果依循著 Myers Way，將能預期一個無症狀、無疼痛、且充滿活力的生活型態。也許你可能需要提供支持（我會整理出所需的所有資源），最後，若是能慎選飲食，排除麩質、穀物和豆類，修補腸漏，並減輕體內毒素和壓力的感染及負擔，將可期待擁有良好的生活品質。

θ 迷思七：自體免疫疾病完全與基因有關，與環境沒有關聯

一個令人難以置信的統計數字：**自體免疫疾病的基因遺傳佔了約 25%，意味著剩餘的 75% 是由環境所造成，因此這種疾病完全可由自己掌控！**

無論基因是否已經啟動，或仍保持關閉，只要避免麩質、穀物和豆類，治療腸胃、制伏毒素，並減輕壓力負擔、預防感染，便能發揮巨大的作用。即使已

經得到自體免疫病症，藉由飲食、毒素、感染和壓力控制，就可以加以扭轉。

所以，不要被你的基因所管控！一旦人出生後，無論什麼基因，自己都有權力管理身體的反應，並創造一個快樂、健康的生活。

θ 迷思八：免疫系統是天生的，沒有任何方法可以改變

這項迷思可能是談論傳統醫學和 Myers Way 之間，最有說服力的差別。傳統醫學通過藥物治療自體免疫症狀，和抑制免疫系統。Myers Way 則透過清理和支持腸胃道，以加強免疫系統，治療自體免疫疾病。

由於常規醫學和功能醫學的觀念差距，因此產生兩種截然不同的作法。

傳統醫學常常著重於快速解決症狀，使用制酸劑，而非改善飲食來克服胃食道逆流，使用免疫抑制劑，而不是採取促進健康的飲食和生活方式來改善疾病。傳統醫學的方法經常導致更多副作用，然後需要更多的藥物，再造成更多的副作用——如此惡性循環，往往只會越變越糟。

相比之下，Myers Way 創造了一種「良性循環」，它通過飲食和排毒支持身體的免疫系統，創造更多的活力與健康，同步提高整體能量。隨著發炎的消解，皮膚會益發明亮，頭髮也會變得更烏黑，使人看起來神清氣爽。

所以，現在的你可以選擇創造積極的生活，而不是消極且令人難受的副作用。

當我走進辦公室，眼前都是感到希望的人，我多想和更多人分享這樣的美好，希望你可以拋開迷思，擁抱並依循 Myers Way。

你不必完全相信我說的話，只需要三十天，然後自己查看結果。

第 *03* 章　Your Enemy, Yourself: How Autoimmunity Works

敵人就是自己：
關於自體免疫的運作

在汙染的大雜燴中，正是體內的英雄——免疫系統保護著我們！

令人驚奇的是，這個無名的保安團隊每分每秒運作著，在幕後察覺危險，並且冷靜的抵抗威脅，默默消滅攻擊者。

自體免疫疾病，就是因為免疫系統失去耐受力，而開始對自我組織攻擊。只要免疫系統失去控制，就會導致無法治癒的自體免疫疾病。

自體免疫疾病讓人顫抖、疼痛、恐慌、虛弱、發炎、難以入睡，而且無法聚精會神，更別提排山倒海而來的疲勞、腦霧和肌肉無力，彷彿被外星人或一種神秘的力量所佔據。

除了葛瑞夫氏症（Graves' disease）的糾纏之外，我從來沒有面臨過如此失控的情況。許多病人第一次前來就診，也同樣陷入恐慌與混亂，感覺到虛弱、頭暈、疲憊。

這麼說吧，當你感冒，大概可以預估何時會康復，並重返正常生活。但是對於自體免疫疾病患者來說，當醫師只能給予傳統觀點的治療時，疾病就等於已經把所有力量給奪走，你無法決定自己的未來。

「還能和家人一起去旅行、度假嗎？」問問你的疾病吧！「還能在工作中接受一個具有挑戰性的新任務嗎？」問問你的疾病吧！「可以申請醫學院、研究所、法學院，休學一年在尼泊爾旅遊，或與配偶一起共組新家庭，訓練鐵人三項嗎？」去問問你的疾病吧！

因為患有這種神秘疾病，等於全盤交出身心靈的自主權。

如果服用這些藥物對你有效，可能會感到最近一兩個月狀態不錯，也可能感覺現在情況良好，但前提是：沒有發生意想不到的副作用、龐大的壓力沒有使免疫系統脫軌、沒有發生感染等。不過，這一切還是要問問你的疾病！

即使只是一種較溫和的疾病，例如牛皮癬（psoriasis）、橋本氏甲狀腺炎（Hashimoto's）或乾燥症（Sjögren's），但一想到身體正在自我破壞，還是令人隱隱不安。

免疫系統像是個流氓，會攻擊皮膚、甲狀腺、黏膜，或身體其他重要部份。或許你可以繼續與疾病共同生活、旅行、就讀研究所，或在工作上獲得晉升，也能繼續和孫子玩耍，或與配偶進行二次蜜月，但內心深處仍不免然想著，生活從來沒有真正被扭轉，疾病頂多只能算是被監控住。

正因為傳統觀點告訴你這是基因導致失序，無法阻止它，意思是無法預防下一次更糟的狀況再次襲擊而來。這種情況即便症狀輕微，實際上仍感覺自己喪失了自我管控的權力。

　　處於自體免疫光譜上的人，需要克服許多問題。首先，必須面對傳統醫學上無法解釋，卻又令人感到不安的失控症狀。但如果根本不知道將發生什麼事，又為何會發生，那要如何對自己的健康及生活負責？更不用說要如何採取行動，防止症狀變得更糟！

　　如果你問傳統醫學醫師：「有沒有藥物能治療我的症狀？」「必需服藥多久時間？」或是「如果藥效失去作用，還有其它辦法嗎？」總是無法得到滿意的答案。

　　或許你會問：「有什麼是我可以做，然後讓一切變好的嗎？」仍然得不到好的答覆。生病確實令人難受，更糟的是那種無以名狀的恐懼，已經奪走一個人的所有活力。

　　我想將力量還給你，來自於知識的力量，藉由一堂快速、簡化卻容易理解的自然科學課，讓你認識體內的免疫系統如何運作。課程內容是自體免疫病症解方的基礎，一旦了解本章內容，就能知道為什麼遵循建議將有助扭轉症狀，避免變得更糟，並引領你得到前所未有的健康和活力。

　　其中**關鍵就在於自己將身體視為朋友和盟友**，而非敵人和破壞者。

　　假使不明白身體在做什麼，為何如此反應，又該如何應對？閱讀完本章後，一切將迎刃而解。當了解生理運作之後，將有能力採取行動，加強和支持免疫系統，結束症狀、遠離藥物，並重拾健康。

θ 免疫系統，你的健康守護者

　　仔細想想，人體其實是個相當脆弱的有機體。細菌、病毒和寄生蟲潛伏在皮膚上，或漂浮在空氣中經由呼吸進入肺部，或是吞嚥食物和飲水，一起將肉眼看不見的危險吃下肚。人類能在這樣惡劣的環境中生存著，著實令人驚嘆！

　　在汙染的大雜燴中，正是體內的英雄——免疫系統，透過獨一無二、錯綜複雜的生化反應保護著我們！

令人驚奇的是，即使大部份時間沒有察覺，體內的免疫系統仍然每分每秒運作著。這個無名的保安團隊在幕後察覺危險，並且冷靜的抵抗威脅，默默消滅攻擊者。保安團隊精確地完成工作，真可謂人體中的偉大奇蹟之一。

當免疫系統無法正常運作時，混亂就會發生。傳統醫學使用藥物控制免疫系統——抑制、調控及補償，同時治療因混亂所造成的症狀。

舉例來說，許多自體免疫疾病的標準治療方式是類固醇，以類固醇抑制免疫系統，由此推論，將過度活化的免疫系統加以抑制，使其回到正常活性，並停止攻擊自己的組織。

這種治療方式有兩個問題。首先，類固醇會有許多副作用，當類固醇抑制免疫系統，不只會壓制免疫系統降到正常水準，更可能降到低於正常水準。此外，即使看似微小的威脅，例如感冒病毒、細菌，或清洗不乾淨的食物，都可能使身體變得脆弱而暴露於危機。這就是為什麼服用免疫抑制劑後，需避免與兒童接觸，以及暴露在人群中或搭飛機等情況，都將存在著感染風險。

另一種常見的治療方法為干擾免疫功能的藥物：氨甲喋呤（Methotrexate），同樣的藉由抑制過度活化的免疫系統來停止攻擊自己的組織。我們並不清楚氨甲喋呤如何在體內運作，它一開始是作為抗癌藥物而開發，因為是藉由抑制細胞利用葉酸去製造 DNA 及 RNA，對於阻止癌症細胞的散播相當有效，但同時也干擾正常、健康細胞的分化，尤其是快速分化的細胞，例如骨髓及腸道細胞。這裡需再次強調，**藥物抑制了免疫系統，將使身體變脆弱並且增加暴露在感染的危險之中。**

同時，還有許多比類固醇更為嚴重副作用。

另一種更強力的免疫抑制劑是山喜多（Mycophenolic Acid），最初是使用在器官移植的病患身上，以避免免疫系統攻擊外來的移植器官。後來研究人員發現，也可以用於抑制自體免疫疾病患者體內過度活躍的免疫系統。

但是存在同樣的問題——沒有辦法精準計算抑制程度，當過度壓制免疫系統，人體仍舊暴露在危險之中。

當然還有許多前面所提到的免疫抑制劑，有著更為嚴重的副作用。

不同於抑制免疫系統，我們採取另一種方式——支持你的免疫系統，移除干擾免疫系統的障礙，並以高品質的營養補充劑滋養免疫系統，還要藉由治療腸胃道、減輕毒素負擔、降低壓力負荷及治療感染，確保免疫系統的正常運作。

免疫系統將因此變得強壯健康，症狀消失，「感覺很好！」將成為你的常態。

θ 對抗危險的屏障

免疫系統在身體內外開始運作，當細菌接觸皮膚，表皮物理結構會抵禦細菌入侵。此時，免疫系統也在皮膚表面運作，隨時準備與任何試圖進入毛孔的侵入性微生物進行近距離戰鬥。

當呼吸時，細菌或病毒會通過鼻腔和肺部，鼻腔內的鼻毛及肺部的纖毛可作為物理屏障，防止入侵。同時，免疫系統會在鼻腔和肺部產生粘液，作為化學屏障，誘捕與壓制危險。

然而，免疫系統真正的貢獻是在吞嚥食物後，會產生化學物質消滅細菌、病毒及任何有潛在危險的物質。因為大多數威脅會透過吞嚥進入人體。此外，科學家估計身體 80% 的免疫系統都位於腸道。

這無疑意味著，當腸胃道無法正常運作時，免疫系統也會跟著受損。第四章及第五章中會提到，腸道內襯——腸道上皮只有一個細胞的厚度。大部份的免疫系統存在腸道上皮的另一邊，擁有健康的腸壁細胞，免疫系統就可以放鬆、正常的運作。當腸壁細胞受到損害，將迫使部份未消化的食物滲漏至另一邊腸壁，導致免疫系統受損，促使免疫系統過度活化，最終造成自體免疫疾病。

因此，擁有一個健康腸道，才能擁有健康的免疫系統。

θ 第一線防禦：非特異性免疫系統

免疫系統有兩大類：非特異性（innate）和特異性（adaptive）。

首先，最直接的防線是非特異性免疫系統。這是免疫系統最原始的部份，與植物、真菌、昆蟲和多細胞生物相同。

非特異性免疫系統被設定為快速、有效的行動，它沒有「記憶」，不提供永久的免疫。但另一種較慢，卻「更聰明」、「有記憶」的特異性免疫系統，像是接種疫苗一般能建立防護網，讓人防止再次得到相同的疾病。

特異性免疫在一分鐘之內就會啟動防禦，但非特異性免疫系統的速度則更快，它不會保留過去經歷的病史，必須重新啟動，每當入侵者一進入，就會率先衝向前防禦與戰鬥，有如一種反射動作，不需要花時間查看情報檔案，或像電腦般先運作背景程式進行檢查。

特異性免疫系統經常透過一種稱為「急性發炎」（acute inflammation）的機制運作。「發炎」如同熱火（fire）般的反應，代表身體正努力對抗感染。「急性」是種短期，暫時性的反應作用；相對來說，「慢性發炎」（Chronic inflammation）則是一種長時間持續性的反應作用。（這裡較為擔心慢性發炎，後面將持續談論。）

假設你的手指被生鏽的門所割傷，骯髒的門充滿有害的細菌，被劃傷的手指如同敞開的大門，恭迎細菌侵入身體。如果保護系統沒有啟動，有害的細菌會感染手指，甚至入侵身體的其它部份。

非特異性免疫系統首先啟動救援，它傳送整個化學殺手團隊到達感染部位，以急性發炎作為主要武器。急性發炎實際上是種治癒感染的方式，但此種治療往往伴隨著不舒服，甚至是一個痛苦的過程，根據其定義包括紅、腫、熱和痛：

◆ 紅（Redness）：

血球細胞帶著免疫化學物質衝向感染部位，皮膚下方增加的血球，使得皮膚呈現紅色。

◆ 腫（Swelling）：

體液往感染部位流動。一部份體液載著化學殺手物質，另一部份將死掉的細胞運送走，增加的體液流動，造成「戰場」（battleground）腫脹。

◆ 熱（Heat）：

血液在體內帶來溫暖，增加血流量，使得局部溫度上升。

◆ 痛（Pain）：

免疫反應所製造的產物刺激了神經末梢，刺激神經系統反應，造成疼痛。疼痛警告身體正處於一場嚴重的戰鬥，並不是單純叫囂或是威脅，而是遭割傷、打傷或感染。疼痛警告身體撤退，並去尋求支援。

θ 第二線防禦：特異性免疫系統

非特異性免疫系統不會「學習」，可將它視為入門等級的安全團隊，針對沒有記錄或非特定入侵者的保護措施。一旦有入侵者進入，就會快速的衝至現場戰鬥。但非特異性免疫系統沒有太多的武器，發炎就是它唯一的武器。

相較之下，特異性免疫系統通常需要一段時間才會啟動。事實上，隨著時間發展，特異性免疫系統會收集大量入侵者的信息，並且分析攻擊的最佳方式。此種免疫系統只能在高階演化的脊索動物（among vertebrates）上被發現（具有脊椎的動物）。

之所以會有特異性免疫系統的演化，是因為有活動力、長期移動的物種，較容易遇到環境中各式各樣的潛在威脅。特異性免疫系統能夠識別部份威脅，並產生永久性的保護。

當手指被割傷，容易受到許多非特定的有害細菌感染。這就是為什麼開放性傷口屬於非特異性免疫系統的工作。然而當遇到特定疾病，例如麻疹，因為特異性免疫系統的關係，就不必擔心再次遭受感染。這是因為特異性免疫系統在首次遇到麻疹病毒後，系統便發展出長期的免疫力——利用一種有針對性的武器，一旦病毒試圖再次入侵身體，就可將病毒在萌芽階段先行消滅。

這就是疫苗的原理，當接種小兒麻痺疫苗後，身體會暴露在少量的小兒麻痺病毒裡。特異性免疫系統開始認識病毒，並且發展出專門對抗它的長期抵禦力。由於長期抵禦力的發展，接下來的人生將對小兒麻痺病毒有所免疫。

當然，某些特異性免疫只能持續較短的時間，一週、一月或是一年，而非永久性。這也就是為何某些疫苗必須多次接種。

θ 特異性免疫系統的武器：抗體

特異性免疫系統藉由「抗體（antibody）」的生物機制，進行識別，並攻擊入侵者。

抗體是由免疫系統中的「B 細胞」（B cell）所產生的 Y 形蛋白質（Y-shaped protein）。有時需要「T 輔助細胞」（T-helper cell）幫助激化 B 細胞。

所有不同類型的細胞必需是健康狀態，才能使特異性免疫系統正常運作。你不用記住每種細胞類型的名稱，只需要記住抗體。

抗體是體內安全團隊「特殊武器」的一部份。基本上，特異性免疫系統辨識特定的威脅，設計針對某種威脅的保護策略。此策略包括免疫細胞的移動，並產生發炎以摧毀入侵者。但這種反應具有特異性，只有當抗體監測到在資料庫中的特定威脅，才會產生發炎。

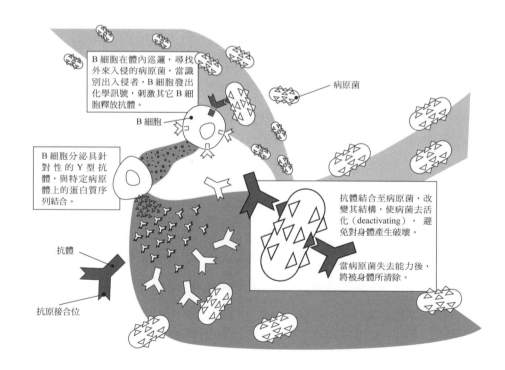

B 細胞在體內巡邏，尋找外來入侵的病原菌，當識別出入侵者，B 細胞發出化學訊號，刺激其它 B 細胞釋放抗體。

病原菌

B 細胞

B 細胞分泌具針對性的 Y 型抗體，與特定病原體上的蛋白質序列結合。

抗體結合至病原菌，改變其結構，使病菌去活化（deactivating），避免對身體產生破壞。

當病原菌失去能力後，將被身體所清除。

抗體

抗原接合位

與免疫小隊相見歡

免疫系統是個複雜的隊伍，其中包含幾位重要成員。你不必記住所有成員的名字，但要知道每位成員都會盡忠職守。

- 抗體（Antibodies）

  辨識入侵者，之後產生發炎反應。

- 淋巴球（Lymphocytes）

  免疫系統所製造，包含 B 細胞及 T 細胞。

- B 細胞（B Cell）

  製造抗體及發炎，另外還製造傳訊（messenger）的化學物質，稱作細胞激素（cytokines），功能是傳送訊息到其它免疫系統，以產生發炎，並招募更多的 B 細胞及 T 細胞移至感染現場。

- 殺手 T 細胞（Killer T Cell）

  殺死入侵者，為發炎反應的一部份。

- 輔助 T 細胞（Helper T Cell）

  引導 B 細胞及殺手 T 細胞發揮作用

- 調節 T 細胞（Regulatory T Cell）

  引導發炎反應開啟與關閉，因此免疫系統不會永久處於高度警戒，身體不會持續發炎。

　　這就是為什麼有這麼多種疫苗，對抗小兒麻痺的抗體不會在麻疹病毒入侵時，提供保護，如同對抗麻疹的抗體，不會對小兒麻痺病毒產生任何對抗作用。每組抗體只針對某種細菌、病毒、微生物，僅攻擊一個特定的目標。

　　特異性免疫系統讓地球上的生物，在遷徙時可以應對不同的環境狀況。絕大多數生物對於我們無害，甚至有益處。假使免疫系統持續高度警戒，那麼每當遇見新的生物，身體便會處於持續發炎的狀態：紅、腫、熱和痛。

　　由於發炎是個痛苦的過程，所以免疫系統會保留到真正遇到威脅和攻擊時，才會啟動。

　　免疫系統最大的矛盾，在於同時會使身體脆弱與堅強。麻疹病毒第一次入侵時，即擁有一張免費通行證，由於免疫系統遇到陌生的生物，不會處在高度警戒。然而，當特異性免疫系統發現麻疹病毒實際會對身體不利，便開始產生抗體。之後抗體會在免疫系統指揮中心張貼一張告示，警告大家：「小心這個傢伙！」「如果再次遇見他，通知我們啟動發炎攻擊！」同時，其他生物也擁有免費通行證，或許是從未嘗試過的食物，或許是在從未造訪過的國家所碰到的細菌。

　　當然也有存在著交叉保護（crossover）作用的抗體。抗體協助身體對抗某種疾病，同時對其他疾病產生抵抗效果。事實上，疫苗是由十八世紀的醫師愛德華・詹納（Edward Jenner）所發明，當時他發現那些患有牛痘（cowpox）的病人（一種不愉快但非致命的疾病）對於天花（smallpox）（通常是致命的）似乎免疫。這讓詹納猜想，如果能夠讓病人得到輕微的牛痘，他們將不會被天花襲擊。

　　詹納並不明白這是如何運作，但如今的我們已然知道。一個患者有牛痘抗體，抗體會觸發發炎反應，同時攻擊牛痘病毒，以及結構類似的天花病毒，就好像免疫系統指揮團隊發現了天花病毒，並想：「嘿，那個看起來很像我們照片中的傢伙，讓我們去攻擊他！」抗體除了追逐特定的目標，也攻擊結構類似的入侵者。

　　這就是流感疫苗產生作用的方式，就算在實際接種的流感疫苗中，以三株病毒感染身體，如果今年流行異株的病毒，疫苗仍會產生保護作用。

　　特異性免疫系統學習辨識特定的威脅，並產生抗體，當抗體偵測到威脅，便引導免疫系統產生一系列發炎化學物質與之對抗。即使每種抗體是設計來針對特定的威脅，但抗體有時也會「搞混」，並進一步攻擊長相類似的入侵者。

θ 不同種類的抗體，如何導致過敏（Allergy）及敏感（Sensitivity）

每一個抗體有著不同類型，功能和速度皆有差異，讓身體面對威脅時，有較多的靈活性。

以下是涉及自體免疫和腸道健康的主要類型抗體，每個抗體被命名為「Ig」，也就是「免疫球蛋白」（Immunoglobulin）的簡稱。每種類型的免疫球蛋白被隨機分配到一個字母：A、E 或 G，這些字母並沒有特殊意義，只是科學家的命名。

◆ 免疫球蛋白 A（IgA）

絕大多數的 IgA 存在腸道的黏膜裡，是免疫系統中最多及最常見的抗體類型。IgA 也存在於呼吸道（鼻腔、口腔和肺部）和泌尿生殖道（泌尿道和陰道），以避免有害細菌、病毒和寄生蟲在此處增生。IgA 抗體還存在唾液、眼淚和母乳中。

有酵母菌過度生長（Yeast Overgrowth）的人，其 IgA 在糞便檢查中的數值通常偏低，這是免疫系統無法正常運作的臨床指標，如此將會拉長身體與感染菌奮戰的時間。

◆ 免疫球蛋白 E（IgE）

IgE 抗體在過敏中扮演重要的角色。此種抗體作用快速，當偵測到入侵者時，會促使非特異性免疫系統分泌大量的保護性發炎物質。不幸的是，**發炎帶來的後續效應，往往比入侵者的攻擊更嚴重。**

舉例來說，假使你有花生過敏，當吃下花生後，會誘發強力的發炎反應，帶來像是肺部水腫的副作用，使得呼吸困難。所以事實上是發炎反應，使得呼吸道關閉，而非花生本身。

◆ 免疫球蛋白 G（IgG）

IgG 抗體會誘發較慢且強度較 IgE 弱的免疫反應，造成比較像敏感（Sensitivity），而非典型的過敏（Allergy）反應。

IgG 的作用較晚發生，甚至在接觸七十二小時之後才開始，因此通常很難查出症狀如何被誘發。因此，體內可能同時受到不同威脅攻擊而發炎，但因為 IgG

的作用較為延遲，所以很難找出及避開威脅。麩質（Gluten）及乳製品（dairy）敏感，經常導致 IgG 反應。**避免 IgG 反應是 Myers Way 的關鍵之一**，將在第四章及第五章深入探討。

θ 避免發炎：健康 強壯的免疫系統

Myers Way 的設計是幫助進入無發炎狀態，也是我們努力前進的目標。

當體內不再發炎，意味著免疫系統正在休息、蓄勢待發，準備好完成適當而非過度的工作。

假使你正搭乘國內線航班，坐在身旁的旅客患有流感，當他咳嗽時，流感病毒會飄浮在空氣中，然後你從鼻腔將流感病毒吸入，最後卻沒有得到流感。這是因為非特異性免疫系統中附著在鼻腔，以及肺部的巨噬細胞（Macrophage）吞噬外來的病毒，悍衛我們的健康。

IgG 防禦帶來的可能反應

以下種種症狀，是當 IgG 抗體遇到威脅後數小時，甚至是數天後所發生的：

- 腦部問題：
  頭痛、焦慮、憂鬱、心情不定、癲癇、注意力不足過動症（ADD / ADHD）、腦霧、注意力不集中、記憶問題、睡眠問題、嗜睡、疲勞。
- 消化問題：
  排氣、脹氣、消化不良、噁心、便祕、腹瀉。
- 荷爾蒙問題：
  經期不規律、荷爾蒙不平衡、熱潮紅。
- 代謝問題：
  體重增加、難以減重。
- 肌肉骨骼問題：
  關節痛、關節腫脹、肌肉痛、背痛。
- 皮膚問題：
  痤瘡、蕁麻疹、發癢、紅疹、潮紅。

諷刺的是，以上症狀並非因外來威脅所造成，而是免疫系統試著保護我們而帶來的副作用。

當一切運作正常，我們並不會意識到體內護衛隊的糟糕演出。相對的，坐在前方的乘客因免疫力較差，則會在短短兩小時的飛行裡得到流感，隔天悲慘的躺在床上，發高燒並全身痠痛。感謝強壯的免疫系統，讓我們躲過災難！

或是當你前往超市購買花椰菜，回家後沒洗乾淨。花椰菜從土壤中採收，又剛好土壤中有牛的糞便，裡面佈滿不健康的蟲卵，你在不知情下吃下了大量的細菌卻沒有生病，這是因為非特異性免疫系統在一旁待命，在細菌造成腹瀉或感染之前，就將他們消滅。

這一切要感謝強壯的免疫系統，因此保持免疫系統的健康是必須努力的目標。

θ 急性發炎：快速且暫時的反應

有時即使擁有強壯的免疫系統，但面對過於強大的威脅，免疫系統就會使用第一種武器迎敵：發炎。

這次換作搭乘國際線航班，坐在身旁仍是流感病人。國內線航班的時間相當短，可是國際航班得暴露在病毒環境下好幾個小時。最終流感病毒還是逃開了巨噬細胞的襲擊，並成功的闖入身體，接下來呢？

非特異性免疫系統再度前來救援，快速的招集大量的殺手細胞，以及發炎物質對抗入侵者。流感症狀並非來自入侵者，而是免疫系統的武器——發炎。

發炎帶來了鼻腔紅腫（紅及腫）、發燒（熱），及肌肉痠痛（痛）。由於這是急性發炎，當入侵者被擊退後，免疫系統便會冷靜下來。待發炎緩解後，就能繼續快樂的生活。

相同的，當手指被生鏽的門所割傷，非特異性免疫系統派送發炎物質抵達傷口，以避免感染，這同樣會經歷紅、腫、熱、痛。這些不適症狀是免疫系統試著藉由急性發炎攻擊入侵者，保護身體的證據。同樣不久後，感染被擊退，發炎便會緩解。

重點在於，急性發炎是由特定原因所引起，並在問題消除後獲得緩解。急性發炎的疼痛或不舒服，相信所有曾經歷過感冒症狀的人都能理解。當週期結束後，一切都將恢復正常，並重返健康。

θ 慢性發炎：免疫系統從不停歇

不同於急性發炎，慢性發炎會持續很長一段時間，甚至永久存在。今日我們面對許多健康風險的議題，都與慢性發炎有很大的關係。

慢性發炎是造成許多疾病的根本原因；從青春痘到心血管疾病，甚至是癌症，都與之息息相關。第一章（自體免疫光譜）提到，慢性發炎在自體免疫疾病當中扮演著關鍵角色。

如同你所見，發炎反應是由特定威脅而爆發，威脅清除後，身體會回歸正常。當威脅一個接一個侵入，身體沒時間完全恢復，或是威脅從來沒有被完全清除，使免疫系統持續在警戒狀態，就會轉變成慢性發炎，就像生鏽的門不斷的割傷手指，感染持續猛攻，身體就持續發炎。

當發炎變成慢性，免疫系統就如同連續超時工作卻從未休息的警衛。疲勞狀況下，出錯是可以想像的，最壞的結果是影響健康。

與慢性發炎相關的疾病

- **骨骼關節疾病：**
  背痛、肌痛、關節炎。
- **癌症：**
  所有種類。
- **消化系統疾病：**
  胃食道逆流、腸躁症，潰瘍，膽結石、脂肪肝、憩室炎、食物過敏、食物敏感。
- **情緒及認知疾病：**
  焦慮、憂鬱、注意力不足過動症、阿茲海默症、癡呆症。
- **荷爾蒙疾病：**
  乳房纖維囊腫、子宮內膜異位、子宮肌瘤。
- **代謝性疾病：**
  肥胖、糖尿病。
- **呼吸道疾病：**
  鼻竇炎、季節性過敏、氣喘。
- **皮膚疾病**
  痤瘡、濕疹、玫瑰疹。

當然慢性發炎與所有種類的自體免疫疾病，及相關疾病皆有關聯，例如：慢性疲勞症候群。

免疫複合體（Immune Complexes）：關節疼痛的隱因

當免疫系統被過度誘發，會分泌一群發炎物質，稱作免疫複合體。免疫複合體藉由血液運送到關節，在關節產生紅、腫、熱、痛。這就是為何關節發炎是個警訊：你可能患有類風濕性關節炎，或者已經深受其苦了。

你可以藉由降低體內發炎來治療症狀。再強調一次，遵循 Myers Way 能夠減緩發炎，並且扭轉與預防自體免疫疾病的解方。

θ 長時間且持續的慢性發炎：自體免疫大風險

從第四章至第七章的內容，可以找出促使免疫系統長時間緊繃的因子，造成體內慢性發炎，增加自體免疫疾病的風險。摘錄重點如下：腸漏症（第四章），麩質、穀類、豆類及飲食（第五章），環境毒素（第六章），壓力（第七章）。

這也是為何 Myers Way 強調改善飲食、治療腸胃道、減輕毒素負荷、治療感染以及減輕壓力。總體來說，終結慢性發炎使免疫系統獲得休息，並使免疫系統恢復過去的效能。

請務必當心，慢性發炎會誘發自體免疫疾病。如果你正與自體免疫疾病奮戰，慢性發炎會使得狀況變得更糟。因此 **Myers Way 的目標總是在減輕、終結，以及預防慢性發炎。**

請查看前面章節描述慢性發炎所發生的症狀，由於慢性發炎會將人推向自體免疫光譜，同時也是自體免疫疾病的警訊徵兆。當更多的發炎反應產生，慢性發炎持續，得到自體免疫疾病的風險將直線上升。

沒有人知道為何慢性發炎會導致自體免疫疾病，我們所知的僅是兩者的高度關聯。慢性發炎帶給免疫系統壓力，當壓力過大，免疫系統就可能失控！

回到保安小隊的想像情境：五到六名警衛坐在指揮中心，外面圍繞著帶有敵意的入侵者——感染、毒素、壓力、有害細菌和其他，不斷無情地攻擊建築；由於攻擊不斷持續著，警衛們累壞了，整天無法離開崗位休息，無法吃飯，甚至無法好好睡上一覺，唯一能做的是喝咖啡，吃著甜甜圈，然後繼續熬夜工作。

防衛者該如何守護？首先可能選擇特定目標，集中火力攻擊，可是當攻擊一直持續，大家逐漸累壞了，便開始將所有火力布置在指揮中心外頭。他們只想讓攻擊停止，無法思考如何去分辨敵人的強弱或真假，只能端出最強的武器，絕望的堅守崗位。

這就是當吃到錯誤食物、接觸環境毒素、危險感染，以及過多壓力時，體內免疫系統遭受不斷騷擾的反應。

一開始，或許還可以處理一到兩個威脅。但是當威脅持續，發炎反應不斷攀升；最終，深陷其中的免疫系統可能發瘋，轉而開始攻擊自身的組織，最後讓人陷入險境，並得到自體免疫疾病。在找到停止攻擊的方法，並撤下武器之前，無辜的身體將繼續遭砲火無情攻擊，症狀變得益加嚴重，健康狀況持續下滑。

如同之前所提到，傳統醫學醫師的對策是開立強力的免疫抑制劑，來抑制免疫系統。事實上，傳統醫學醫師所做的是——把指揮中心解除武裝，使保安小隊無法對錯的目標開火。不幸的是，藥物將指揮中心完全停擺，身體將變得更脆弱，無力對抗外來闖入的敵人。這就是為什麼當服用免疫抑制劑後，為了避免遭受感染，就要時常洗手，避免接觸生病者，而且不能和自己的孫子玩。

身為一名功能醫學醫師，我的對策不會是如此。我同情指揮中心裡的警衛，希望使他們強壯，而不是解除武裝，目標是讓他們休息、放鬆，能夠準確判斷後再回來上班。

我的策略是飲食大掃除、治療腸胃道、減輕毒素負擔、治療感染、減少壓力，以減輕免疫系統的工作項目。當外在攻擊減少後，免疫系統趨於冷靜，停止自我攻擊，就能保留武力，對抗真正的敵人。

不要再吃咖啡與甜甜圈！

記得保安小隊藉著咖啡及甜甜圈堅守崗位嗎？咖啡因和糖，看似能快速使人遠離疲勞及壓力，但事實上，兩者皆會抑制免疫系統，讓問題更糟。

當首次進行三十天 Myers Way 的時候，我會要求拋棄咖啡因及糖分，讓受困可憐的保安小隊休息。當身體的免疫系統變得較為強壯之後，可以淺嚐少許，但基本上，我和病人除了在特定節日之外，都應完全避免！

θ 自我耐受力（TOLERANCE OF SELF）

如果我說必須要能「自我耐受」才能健康，指的並非心理學上的自我認同（Self-acceptance）（當然這也很重要！），而是指免疫系統能夠容忍自己體內的元素。

自體免疫疾病，就是因為免疫系統失去耐受力，而開始對自我組織攻擊。假使患有橋本氏甲狀腺炎，就是因為免疫系統攻擊自己的甲狀腺組織；如果有多發性硬化症，代表免疫系統會攻擊自己的腦部和脊椎的髓鞘（spinal cord）；或是有多發性肌炎（polymyositis），因為免疫系統正攻擊自己的肌肉組織。只要免疫系統失去控制，就會導致無法治癒的自體免疫疾病。

幸運的是，目前有很好的治療方針，可以運用多種方式減輕免疫系統的負擔，阻止持續性的慢性發炎。當免疫系統解除部份壓力後，就能重拾對自身的耐受性，並停止攻擊。（以醫學術語解釋：胸腺可以產生、調節，與平衡 T 細胞）

假使發炎嚴重程度再次攀升，免疫系統將再次失去控制，抗體也會變成入侵者，攻擊自己的組織。自我耐受力將會消失，症狀再度復發。

這就是為什麼不論身在自體免疫光譜的哪個階段，都必須遵循 Myers Way，因為**唯一保護自己的方法，就是控制發炎的程度**。當腸胃道被治癒，遠離藥物，且毫無症狀時，有些食物還是可以再被允許：雞蛋、茄科植物、少量酒精及咖啡因飲料、少量的糖，甚至是無麩質及奶類的馬芬蛋糕。由於麩質及奶類容易造成發炎，其中又以麩質造成的問題更多，還是會希望能夠百分之百避免食用。

我最近和一個正遠離過去熟悉食物而奮戰的病人解釋，即使為了健康，她能接受新的飲食，但是仍然會感到沮喪和擔心：「是不是日後所有熟悉的食物都不能吃了？」

「聽好，」我告訴她：「妳的腸道正在滲漏（leaky），而我們正在一磚一瓦的修補它，如果妳再吃一些馬芬蛋糕或炒蛋，修補的磚瓦將會被打掉幾塊，一切又將回到過去！」

「很快的，又或許經過幾個月，腸胃道修補好了，所有的症狀都獲得緩解，所有藥物都不需要使用，這時腸道已經恢復強壯，如果想吃一些蛋捲、無麩質馬芬蛋糕，即使會使得少部份磚瓦脫落，但還能輕易的修補回來。可是目前這個時間點，只要吃點麩質類食物，就可能將所有的磚瓦毀掉，一切又得要再重來。但比起之前，對少部份食物的耐受度應該已經好轉。」

當她知道，只要自己持續接受更多的挑戰，就可以讓腸道恢復健壯，就能夠理解容忍是可以沒有上限。同時，她會樂於持續眼前的「修補工作」，因為她已經知道，這是繼續向前的必經過程。

好消息是，你將可以征服慢性發炎，並重新享受無限的健康。

在嚴格執行 Myers Way 三十天後，當腸胃道被完全修補，以及免疫系統回復平衡狀態，你可以稍微放縱自己。

只有百分之百配合療程，才能得到這個令人興奮的結果！

PART ────────────────────

02

找到疾病根源

功能醫學的中心思想是——了解許多看似不相關的因子,其實可以相互作用。身為一名功能醫學醫師,我必須化身偵探,尋找病人失去健康的開端,與疾病進展的線索。

許多尚未得到自體免疫疾病的人,其實已經走在自體免疫光譜上(autoimmune spectrum)。當遇到自體免疫病患時,我試著找出為何他們在光譜中持續上升,以及造成症狀惡化的原因。藉由處方個人化(personalize),可以將人們自上升中拉回,減少發炎,創造健康。

治療腸道

許多看似不相關的因子，其實會相互作用。
吃了什麼、睡得如何、暴露的毒素，以及
生活中所面臨的壓力，都在健康裡扮演重
要關鍵。

「腸道是通往健康之門！」當你開始治療
腸道，意味著通往扭轉及預防自體免疫疾
病的道路上。治好腸道就是治好自己。事
實上，大部份的健康問題，將會輕易消失。

我的病人雪娜（Shenna）第一次前來就診時，滿心期待有天能夠擺脫所有的症狀，並且遠離藥物。

大約六年前，她被診斷出紅斑性狼瘡（lupus），一種慢性發炎疾病，免疫系統會攻擊體內許多器官及組織，包括關節、腎臟、皮膚、心臟、肺臟、腦部和血球。

雪娜來我門診之前，已在傳統醫學醫師的門診看病，醫師開立了治療紅斑性狼瘡的第一線用藥：奎寧（Plaquenil）。這六年當中，除了頭痛、疲勞和憂鬱之外，她過著相對正常的生活。醫師告訴雪娜，這三種症狀是生理及生活壓力下常見的心理副作用。後來，還開立抗憂鬱藥 Lexapro 給她服用。

儘管對目前面對的問題感到不悅，但仍像其他與自體免疫奮戰的人一樣，認為自己別無選擇。

雪娜不久後再度「燃燒」（Flare，意謂急性發作），醫學上對許多自體免疫疾病，以及狼瘡症狀突然變糟的專有名詞，現在的她正與胸痛、呼吸短促、關節疼痛，和不定時的記憶喪失奮戰。她無法記住曾見過的人的名字，忘記許多曾經熟悉的電話號碼，甚至忘了自己車子停在哪邊。因此，醫生開立強力藥物——樂兒爽（Prednisolone），一種當狼瘡病程進展時，所使用的類固醇。

雪娜將希望寄託在類固醇上頭，期許急性發作能得到控制。可是三個月過去了，不但症狀沒有受到控制，還遭遇了醫師擔心的副作用襲擊——體重增加、容易瘀青、憂鬱加重，並使血壓上升。

夾在狼瘡症狀與藥物副作用之間，雪娜的「日常生活」盤旋在無法工作、取消晚餐約會，和帶著焦慮就診的循環當中。因此，她開始尋求其他協助，朋友寄給她一篇我的網路文章，進而瀏覽我的網站，並且被其中傳達的希望訊息所啟發：一個沒有症狀、藥物、副作用，充滿活力與健康的生活。

所以，她前來就診。

雪娜輕柔地說著：「我真的希望妳能幫助我！但我不確定是否有人能夠辦到。我的祖母有狼瘡，我媽媽也有類風濕性關節炎（rheumatoid arthritis）。我知道自體免疫疾病是遺傳的，感覺基因把厄運帶到身邊。」

她垂頭喪氣的說：「最糟的是，我還有個二十一歲的女兒，很難想像她也被詛咒束縛，是否有方法讓我們家的女兒逃離這一切？」

我堅定說著，直到她抬起頭來：「雪娜，我接下來要講的事相當重要。是的，基因或許使妳有自體免疫疾病，可是只佔了整個因果的 25%，剩下的 75% 是由妳決定。這意味著自己能夠扭轉疾病，妳可以保護女兒免於遭受相同的痛苦！」

我要求所有病人必須完成──三十頁關於許多生活細節的飲食問卷。

我告訴她：「我們將找出造成自體免疫病發生的原因，這份問卷裡面包含了許多幫助找出原因的資訊！」

雪娜說：「是的，這份問卷有相當多問題，並且有許多是過去醫生不曾問過的，像是喝母乳、或是喝奶粉長大，及剖腹產。我相當好奇，這些和自體免疫有什麼關係？」

θ 功能醫學偵探

功能醫學最好的方法之一，是讓我能將處方個人化（personalize），每個人都擁有屬於自己充滿價值的資訊，以及重要線索的故事，這也是為何總要求病人留意生活細節，填寫所有相關領域的內容，之後再詢問他們個人的故事。

畢竟，功能醫學的中心思想是──了解許多看似不相關的因子，其實可以相互作用。**吃了什麼、睡得如何、暴露的毒素，以及生活中所面臨的壓力，都在健康裡扮演重要關鍵。**身為一名功能醫學醫師，我必須化身偵探，尋找病人失去健康的開端，與疾病進展的線索。

回想第一章，許多尚未得到自體免疫疾病的人，其實已經走在自體免疫光譜上（autoimmune spectrum）。當遇到自體免疫病患時，我試著找出為何他們在光譜中持續上升，以及造成症狀惡化的原因。藉由這個方法，可以將他們自上升中拉回，減少發炎，創造健康。

如同在第三章所說，80% 的免疫系統位於腸道，意味著腸道不健康，免疫系統就不健全。這就是為何腸道健康是必須闡述的重點，當發現病人的腸道功能衰弱，就知道這是造成自體免疫疾病的原因，也是為何治療腸道是 Myers Way 的基石。

然而，大部份的病人並非找尋腸道問題的解答，他們關注的是眼前問題。相同的，雪娜認為她的問題，是從六年前當她被診斷為狼瘡後開始，但我要她回想到更久之前。

我指出：「妳不會在一夜之間就得到狼瘡！妳的發炎已經持續了好一段時間，事實上，從剖腹產以及喝奶粉的問題當中，可以找到許多針對改善健康可以做的事！」

所以，我們開始將她的故事一一拼湊完全，如同過去，專注在兩個問題上：

1、腸道功能是如何開始衰弱的？

2、衰弱的腸道，又是如何使免疫系統開始產生問題？

等等再回到雪娜的故事，在開始之前，為了讓你真正了解雪娜的故事，必須先知道一些腸道知識。

θ 腸道：通往健康之門

人們總是問我：「為何腸道如此重要？」答案很簡單，我告訴他們：「腸道是通往健康之門！」（The gut is the gateway to your health）

腸道是包含身體參與消化每一部份的複雜系統：

- 口腔
- 食道
- 胃
- 小腸
- 大腸（結腸）
- 肛門

- 膽囊
- 肝臟
- 胰臟
- 神經系統
- 免疫系統
- 住在腸道及身體各處數以兆計的細菌

消化系統中任何一個部份失控，整個腸胃道都會牽涉其中，進而產生症狀。

如果你有自體免疫疾病或是正位於光譜上，可憐的腸道將非常容易遭到不良飲食（即使是看似健康的食物）、藥物、毒素、感染，以及過多壓力的襲擊。我們都曾經歷過，但這是該做改變的時刻了。

好消息是，當你開始治療腸道，意味著通往扭轉及預防自體免疫疾病的道路上。許多議題相當複雜，但其實非常簡單：治好腸道就是治好自己。事實上，更不用說其他看似跟腸胃道毫無關聯的症狀，大部份其他健康問題，將會輕易消失。

腸道健康的象徵

- 用餐後感覺良好。
- 每天排便一到三次（成形便）。
- 從未經歷過過度產氣，腹脹，絞痛，餐後腹痛。
- 從未發現糞便中有未消化的食物。
- 不需要消化系統藥物幫助。
- 從未有胃食道逆流或是反酸症狀。

腸道不健康的徵兆

- 痤瘡
- 注意力不足過動症（ADD/ADHD）
- 焦慮
- 關節炎
- 氣喘
- 自體免疫疾病
- 打嗝
- 脹氣
- 血糖失衡
- 癌症
- 慢性咳嗽
- 慢性疲勞症
- 便秘（一天少於一次）
- 憂鬱
- 腹瀉、糞便不成形
- 注意力無法集中
- 暈眩
- 疲勞
- 纖維肌肉痛
- 經常感冒
- 頭痛
- 心灼熱
- 荷爾蒙不平衡
- 不孕症
- 失眠
- 腸絞痛
- 經期不規律
- 關節疼痛
- 白血球低下
- 心情搖擺
- 噁心或嘔吐

- 放屁
- 季節性過敏
- 皮膚紅疹、濕疹、蕁麻疹、玫瑰疹

- 胃痛
- 流鼻水
- 甲狀腺不平衡
- 體重增加，減重困難

食物如何消化

- 用餐後感覺良好。

- 每天排便一到三次（成形便）。

- 從未經歷過過度產氣，腹脹，絞痛，餐後腹痛。

- 從未發現糞便中有未消化的食物。

- 不需要消化系統藥物幫助。

- 從未有胃食道逆流或是反酸症狀。

θ 健康腸道 V.S. 滲漏腸道

小腸是消化系統的中心，更是擁有健康腸道的關鍵之一。

小腸是個驚人的器官，只是名字「小」，整齊的躺在肚子裡，但它的長度有二十英呎長，表面積更相當於一個網球場。

小腸上有許多微小的突起物稱之為「絨毛」（villi），當營養素流經小腸，會被絨毛上如毛髮般的指狀突起物捕捉，這些更微小的毛髮稱之為」微絨毛（microvilli）」，因為絨毛在腸道上看起來就像個巨大的髮梳，所以將整個部份稱作「刷狀緣」（Brush border）。

刷上的毛髮──絨毛及微絨毛，將消化後食物中的營養素掃進來，營養素前進到了「緊密連接」（tight junction），也就是一種將上皮細胞（epithelial wall）緊密結合在一起的特殊通道，這些細胞被稱作腸道細胞（enterocytes）。通過這個細胞間隙後，營養素便進入到血液中，傳送到全身。

當消化功能良好，正常的細胞間隙會讓分子最小的食物通過，其餘擋在外頭。然而當腸道功能衰弱時，就會發展成腸漏症（leaky gut）。

腸漏會影響小腸吸收營養素的能力，小腸令人驚奇的是皺褶與絨毛的表面積，當表面積越大，能吸收的營養素越多。試想浴巾跟餐巾紙能夠吸收的水分差異便可得知。

然而，如果絨毛及微絨毛被破壞，便減少了小腸的表面積，吸收營養素的能力也就跟著下降。傳統醫學認為腸漏現象只出現在乳糜瀉（Celiac Disease），但我的臨床經驗告訴我，許多病人身處於光譜上受損害的部份，腸漏使得他們無法從食物中獲得營養。

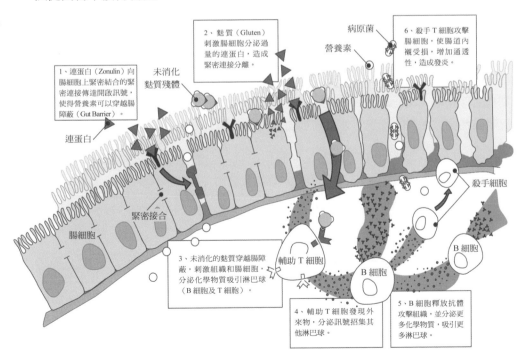

　　腸漏不只限制了營養吸收，更造成腸道滲漏，以及緊密連接分離。所有被禁止的物質，透過縫隙鑽入腸道並進入血液中，包括毒素、不友善的微生物、未消化完全的食物等。**最近研究更指出：腸漏是癌症的預發症狀之一。**

　　當腸漏時，會有什麼事情發生？

　　首先，毒素和有害微生物——本來應該在腸道內，隨著排泄物出去的物質開始進入血液。突然間，安全中心必須處理大量的入侵者，對發炎物質開火，身體便開始承受副作用——痤瘡、感冒、頭痛的襲擊，免疫系統將承受極大壓力。

　　甚至情況變得更糟，除了毒素及有害微生物外，未消化完全的食物開始滲漏。取代胺基酸和葡萄醣分子，更大更怪的食物分子開始進入血液中。

　　如今免疫系統當真會錯亂了，免疫系統開始製造新的抗體，來對抗新的入侵者——麩質、乳製品蛋白、蛋類蛋白，和其它對你來說應該是健康的食物。當你吃下這些食物，抗體會警告免疫系統，安全中心的警衛立即拿出大量的發炎物質加以對抗。當你發展成慢性發炎，伴隨著許多副作用，同時免疫系統將持續處在相當大的壓力之下。當下已牢牢的陷在自體免疫光譜中，時間拖得越長，越可能爆發自體免疫疾病。

　　麻州總醫院乳糜瀉研究中心創辦者暨主任、哈佛醫學院教授——法沙諾‧艾利希優醫師（Alessio Fasano, M.D.）已經完成了麩質與腸漏的領先研究。他相信，**必然要有腸漏的狀況，才會得到自體免疫疾病。**

　　這意味著，當你患有腸漏時，便將自己推向自體免疫疾病的風險之中。我可以從行醫經驗中確認：腸漏使你牢牢地陷入自體免疫光譜中，所以當你想扭轉及避免自體免疫疾病時，務必先治療腸漏。

如何知道是否有腸漏？

如果已被診斷為自體免疫疾病，一定存在有腸漏，並且是現在進行式，除非曾經或正在依循與本書類似的方法治療。

事實上，不論是否有自體免疫疾病，或像一般人一樣吃著美式飲食（standard American diet），或者是高壓的生活形態下，都會有一定程度的腸漏，因此某些症狀可以當作腸道健康的線索。

如果你有任何以下的症狀，若發覺這些症狀經常出現或是很嚴重，幾乎可以確定患有腸漏症。（可以參考第九章闡述的飲食計畫）

- 骨頭：
  骨質流失（Osteopenia）、骨質疏鬆（Osteoporosis）。
- 腦部：
  焦慮、憂鬱、腦霧。
- 消化系統：
  脹氣、便秘、腹瀉、體重下降、脂肪吸收不良。
- 荷爾蒙：
  經期不規律、經前症候群或是停經症狀。

- 免疫系統：
  經常感冒、感染、關節痛、肌肉痛、自體免疫疾病。
- 腸道感染：
  寄生蟲、小腸細菌不正常增生（SIBO）、念珠菌感染。
- 代謝：
  體重過重、肥胖、糖尿病。
- 營養：
  鐵缺乏、貧血、Omega-3脂肪酸缺乏、維他命缺乏。
- 皮膚：
  濕疹、痤瘡、紅疹。

是什麼導致腸漏？

如果已被診斷為自體免疫疾病，腸漏一定存在，並且是現在進行式，除非曾經或正在依循與本書類似的方法治療。

事實上，不論是否有自體免疫疾病，或像一般人一樣吃著美式飲食（Standard American Diet），或者是高壓的生活形態下，都會有一定程度的腸漏，因此某些症狀可以當作腸道健康的線索。

如果你有任何以下的症狀，若發覺這些症狀經常出現或是很嚴重，幾乎可以確定患有腸漏症。（可以參考第九章闡述的飲食計畫）

- 刺激性食物及食物敏感
  - ∨ 酒精　　　　　　∨ 麩質　　　　　　　∨ 豆類
  - ∨ 乳製品　　　　　∨ 基因改造食品　　　∨ 茄科蔬菜
  - ∨ 蛋　　　　　　　∨ 穀類及準穀類　　　∨ 糖類

- 化療

- 腸道感染及失衡
  - ∨ 寄生蟲　　　∨ 小腸細菌不正常增生　　∨ 真菌過度增生
  　　　　　　　　　　（SIBO）

- 藥物
  - ∨ 制酸劑　　　∨ 避孕藥　　　　　　　∨ 樂兒爽
  - ∨ 抗生素　　　∨ 非類固醇抗發炎藥物
  　　　　　　　　　（阿斯匹靈，布洛芬）

- 放射線

- 壓力
  - ∨ 生理壓力（生病，睡眠缺乏）
  - ∨ 心理壓力（家庭，個人，工作壓力）

- 開刀

θ 雪娜的故事：童年線索

雪娜和我坐下來一同拼湊她的故事，我們由最初開始：誕生。

雪娜是剖腹出生的孩子，由醫師直接從母體子宮中產出，沒有經過產道。

為什麼產程很關鍵？因為腸胃道的正常運作，需要依賴消化道和身體裡無所不在的上兆細菌。事實上，這些微生物細胞數量是人體細胞的十倍以上。

體內友善細菌並非與生俱來，必須由經過母親產道時才能獲得。剖腹產的嬰兒經常缺少某些重要的細菌，而且是對腸胃道健康有益的好菌。

對很多人來說，很難想像細菌之於健康有多麼重要？我們以往認為細菌是危險的入侵者，當然有些是很危險沒錯。但地球上廣泛的菌種中，大部份是無害且有益的。

住在腸胃道中的友善細菌，具有令人難以想像的益處。它們可能讓食物完全消化，同時也維護（滋養）著腸道壁內襯——上皮細胞。

強韌的上皮細胞，是避免腸漏症的關鍵。 這是為什麼維持消化道健康需要一大群友善的細菌，同時免疫系統也會需要。

然而，雪娜從出生之初，就缺少關鍵的友善細菌，這是關於她身體出錯的第一個線索。

◆ 線索一：缺乏由產道獲得的益菌。

雪娜同時告訴我，她母親在餵母乳上有障礙，因此她是喝奶粉長大的。母乳是嬰幼兒第二個益菌的重要來源，並且含有一些重要免疫因子。由於沒喝母乳的關係，錯失兩項關鍵支援，讓她向自體免疫的光譜又邁近一步。

◆ 線索二：缺乏母奶中的益菌和免疫因子。

這些早期缺失，幾乎完全影響雪娜孩提時期的健康，很可能也是造成她頻繁的耳道感染的因素。她另外分享了童年時最愛的食物——幾乎都是乳製品：早餐吃甜滋滋的優格加上水果；午餐是濃郁烤起司三明治；晚間點心又是一碗甜滋滋的冰淇淋；睡前再來一杯溫牛奶。

內心的警鈴迅速轉動，耳道感染是對食物敏感的徵兆——那些在第三章提過的延遲性食物過敏反應（delayed IgG reactions）——特別是乳製品。如果有食物敏感，也就是腸漏症，由於雪娜的出生方式，及用奶粉替代母乳的後果，因此，我推測是因為缺少益菌。

讓我們來談談這個部份，雪娜的免疫系統應該在很早期就決定把乳製品當成危險有毒的入侵物質，並且製造抗體與其對抗，並帶來可能的三種影響：

- 每當雪娜吃進任何含有牛奶成份的食物——包含烘焙食物、鬆餅、法式吐司——體內的抗體隨即喚起免疫系統，使身體充滿發炎物質。這些物質衍生出許多副作用，其中包含耳道感染。

- 雪娜體內現在充滿了酪嗎啡（casomorphins），一種乳製品中可找到的物質。許多人體內有一種能讓嗎啡受體（morphine receptors）結合酪嗎啡的基因，因此乳製品的作用有點類似嗎啡：享用乳製品時，彷彿置身天堂，於是每次決定戒除乳製品，皆以失敗告終。她的體內看起來似乎存在這種嗎啡受體，只要幾天沒有喝牛奶、吃起司、優格、冰淇淋，就開始感到焦慮、疲憊、以及「渴望來點乳製品」。於是持續吃這些東西，身體發炎也同時轉趨向慢性。（順帶一提，麩質也含有「麩嗎啡」（gluteomorphins），與酪嗎啡有相同作用，因此很多人對麩質狂熱難以戒除。）

- 慢性發炎更進一步造成腸漏症，使她的免疫系統遭受更大的壓力，將她往自體免疫光譜上更推進一步。

◆ 線索三：頻繁耳道感染＝可能源自於乳製品敏感。

雪娜的耳道感染帶來另外一個重要的影響：使用抗生素治療。

抗生素雖然有很多重要的功能，但也有一個非常頭疼的副作用：同樣殺死益菌。就像你也看到的，造成腸漏症、慢性發炎，並為免疫系統帶來更大壓力。

除了引起腸漏症，抗生素也間接影響腦部功能。腸胃道與腦部之間的連結，是大多數傳統醫生不在意之處，卻是功能醫學最基本的前提。

使用抗生素，同樣殺光腸胃道中的益菌，造成酵母菌增生（yeast overgrowth）。酵母菌喜歡散佈在腸胃道中，腸胃道製造身體 95％的血清素（serotonin）——一種為大腦帶來愉悅感，確保一夜好眠、維持情緒水平、製造樂觀、穩定、自信，能對抗憂鬱焦慮的有益物質。然而厚厚一層酵母菌，會影響神經傳導物質製造，因此持續使用抗生素會將免疫系統和大腦搞得一團糟，使人變得脆弱，容易產生腦霧、焦慮、憂鬱和記憶力障礙。

◆ 線索四：更多益菌被抗生素摧毀。

酵母菌增生，是最常見的腸胃道問題之一。我最常治療的是念珠菌（Candida）增生，酵母增生同樣會壓迫免疫系統。

當病人來找我，我會進行例行性的抽血及糞便，做全面性的分析檢查，以尋找感染和酵母增生的可能。當我看到過低的白血球數量，或是糞便檢查顯示低IgA 濃度時，酵母增生會是我第一個猜測，無論其他檢測是否指出這樣的趨勢。

低 IgA 和白血球量，是患者免疫系統受到壓迫的明顯證據。幫助患者治療酵母菌增生，並看著數據恢復正常，一向讓人感到成就感。我喜歡看到患者感覺變好，同時看到檢測中顯示他們的免疫系統一併被改善。

隨著我們持續對談，雪娜目前的問題漸漸進入核心。也許，她的焦慮、記憶力喪失、腦霧，不僅是狼瘡或類固醇的副作用，非常可能也是長時間酵母菌增生感染的結果。

θ 青少年期的線索

正值青春期的雪娜被青春痘所擾，直到二十多歲仍揮之不去。

由於青春痘也是對乳製品敏感的副作用之一，我們又得到一條線索。（關於慢性發炎和免疫系統問題相關症狀，請參閱第一章）

雪娜為了解決青春痘問題，而持續使用抗生素，此舉更加催毀體內的益菌——也讓酵母增生的問題惡化。

同時，青少年時期，雪娜的高甜份澱粉飲食——充斥糖類烘焙食物、甜點

——滋養著潛伏在腸胃道內的壞菌。不意外的，逐漸發展出 SIBO（小腸細菌過度繁殖），造成她放屁、脹氣等問題。

這時候請把雪娜的腸胃道想像成一座雨林，一個適者生存的世界，有一場史詩級的戰役正上演著，一方是友善的益菌，另一方則是過度繁殖的酵母菌及壞菌。多虧了雪娜從出生開始，一路到青春期所提供的（有害）條件，友善的一方輸了這場戰爭，邪惡的一方接管整座（腸道）雨林。

最終，她把自己設定成了充滿問題的身體狀態，包括腸漏症、憂鬱、沮喪、腦霧、記憶力喪失。

◆ 線索五：青春痘＝乳製品敏感。

◆ 線索六：抗生素→更多的益菌被摧毀→酵母增生。

◆ 線索七：高糖飲食→SIBO。

θ 大學時期的線索

大學時的她，深受胃酸逆流所苦，尤其在學期末被期末考追著跑的時候。

很多人——包含大多數傳統醫學醫師——都相信胃酸逆流是由於胃酸過多。事實上，**更多時候的胃酸逆流，是因為胃酸不足所造成**。壓力大、飲食習慣不良，以及再一次被提及的益菌缺乏，都會造成胃酸不足。

胃酸不足，就無法完全消化蛋白質，這些未消化的食物，沒有從胃移動到小腸，而是一直待在胃裡面。有時候這些未消化的食物，累積堆疊到食道，伴隨少量胃酸，造成胃酸逆流。如果體內的胃酸充足，就不會造成這種情況。

胃酸能將吃進肚子裡的蛋白質分解成小分子，也就是有機酸，一種體內進行細胞反應時，需要的化學物質，同時也能組成肌肉、提供能量、製造神經傳導物質，和大腦中重要的化學物質。

因此，我告訴她，過低的胃酸將帶來以下四個麻煩影響：

· 胃酸逆流。

· 蛋白質消化不完全、有機酸不足，造成疲勞和免疫問題。

- 神經傳導物質不足，惡化腦霧、憂鬱、記憶力喪失症狀。

- 無法保護身體免於食物中的壞菌和寄生蟲的侵襲，造成酵母菌增生及 SIBO。

◆ 線索八：胃酸逆流＝胃酸過少→憂鬱、腦霧、疲憊、記憶力喪失

如同很多人處理胃酸逆流的方式，雪娜也服用胃酸抑制劑，如此一來，摧毀更多消化食物需要的胃酸及酵素。

想處理胃酸逆流的問題，卻無意間讓情況更加惡化。

◆ 線索九：胃酸抑制劑＝加劇消化問題、腦部問題、酵母菌增生、對寄生蟲失去防禦力。

她十分訝異，竟然在還不到十八歲的時候，就已經往自體免疫光譜前進那麼多！但我們還沒結束，她同時告訴我，大學時已經開始使用避孕藥，直到現在仍持續服用，另外也經常受到陰道細菌感染所苦。

這兩個看來不相關的事實當中，我看到明確的連結。長年使用避孕藥，讓雪娜的雌激素升高，雌激素將胃裡增生的細菌餵得飽飽的，進而表現在陰道細菌中。

此外，系統性酵母菌增生，削弱雪娜製造神經傳導物質的能力（造成憂鬱、腦霧、疲憊、記憶力問題），引發腸漏症，壓迫免疫系統。

無獨有偶，另外一個惡性循環……，這些增生的細菌嗜甜，雪娜也跟著對甜食十分狂熱，**過多的甜食和澱粉造成 SIBO 也餵養體內的細菌，更茂盛的細菌讓人對甜食更加無法自拔。**

雪娜胖了，她身上多餘脂肪是發炎的來源之一！發炎造成體重增加，體重增加又造成發炎，這些惡性循環隨著時間推移，每一年都越發嚴重。

◆ 線索十：頻繁細菌感染＝酵母菌增生，避孕藥可能是原因。

◆ 線索十一：酵母菌增生→嗜甜→體重增加→更多發炎反應、更嚴重的消化及免疫問題。

我的患者之中，有三大常見腸胃道感染：SIBO、酵母菌增生、寄生蟲。

光從雪娜的故事，就能推測她至少有其中兩項問題，而且還沒請她做任何檢測。這些腸胃道感染造成腸漏症，把雪娜更往自體免疫光譜推進，還醞釀了無數生理心理症狀。

最後，對雪娜來說，她的發炎症狀實在造成太大負擔了。過度壓迫的免疫系統變得難以掌控，第三章曾提到過，緊接著她果然發展出狼瘡症狀。

這時候你不禁也會思考：自己到底有沒有 SIBO、酵母菌增生、寄生蟲的問題？如果有，又該怎麼辦呢？別擔心，只要查看第九章中提到的測驗，看看自己是否被腸胃道感染纏身，也可以在本書找到全天然的營養品解方。

胃酸：腸道好朋友之一

你的胃酸可以……

- 分解蛋白質（從紅肉、雞肉、魚肉，及其它食物）變成胺基酸，之後被小腸吸收。
- 胺基酸參與體內幾乎所有的功能，包括骨骼肌肉生成，保持心情穩定，給人能量，以及支持免疫系統。
- 保護人們對抗附著在食物上任何不友善的細菌、真菌和寄生蟲，支持消化及吸收功能，可以完整得到所有吃進的營養素。

θ 解開謎團

現在我們擁有所有線索，是時候來抽絲剝繭了！

- 嬰兒時期：錯失關鍵的友善細菌。
- 孩童時期：耳朵感染（乳製品敏感），殺死友善菌（抗生素），真菌過度增生（抗生素）。
- 青少年時期：痤瘡（乳製品敏感），殺死更多友善菌（抗生素），更多酵母菌增生（抗生素），小腸細菌不正常增生（高糖飲食）。

- 大學時期：高雌激素，真菌感染，細菌過度增生（避孕藥），胃酸減少及消化酵素的減少（制酸劑）。

◆ 全部因子→腸漏→憂鬱、腦霧、自體免疫光譜→狼瘡。

雪娜得知她的飲食、生活型態及病史，導致了自體免疫疾病而感到震驚。她問：「妳的意思是，如果我對於這些問題因子有不同的處置，就可以預防狼瘡嗎？」

我完全能夠理解她的感受，因為當我發現功能醫學，並得知我的甲狀腺燒灼術其實是不需要時，亦有相同反應。發現新方法治療我的葛瑞夫氏症，讓人覺得無比興奮，但隨之而來的是相見恨晚的感受。

我告訴她：「聽好，如果當時知道這個方法，妳一定能夠扭轉這些病程，並且從自體免疫光譜上離開，但我不希望妳因此責備自己。妳一直遵從著其他醫師的指示，並不知道有其他方式，妳已經努力做到當時能力所及之處了！」

她慢慢的點頭，同時接受了我的說法：

我繼續說著：「好消息是，當我們這次會面之後，妳將知道該如何繼續做下去。Myers Way 將帶來扭轉病況，以及預防其它自體免疫疾病的能量，並獲得知識幫助保護女兒，讓她在接下來的人生中，避免得到自體免疫疾病。」

當治療比疾病更糟

- 雪娜服用抗生素，治療耳朵感染及痤瘡：

  抗生素破壞友善細菌→慢性發炎→腸漏及免疫問題→真菌過度增生，小腸細菌不正常增生，造成更多痤瘡。

- 雪娜服用制酸劑，治療胃食道逆流：

  制酸劑破壞胃酸及消化酵素→腸道問題，真菌過度增生及免疫問題→無法吸收胺基酸→疲勞、憂鬱及腦霧。

θ 4Rs：腸道修補四部曲

雪娜：「好，我現在已經知道──腸道問題導致狼瘡，但解決方法是什麼？」

我告訴她，很幸運的，功能醫學發展了一套很有效的方法：**4Rs**，**四個關鍵步驟的縮寫：移除（Remove），重建（Rebuild），再殖（Reinoculate）及修補（Repair）。**

雖然我分成四步驟，幫助想像整個過程，事實上四個步驟是同時進行。

這裡的解釋，讓人理解體內所發生的事情，你不需要擔心如何遵循這些步驟。這全部都包含在三十天 Myers Way 裡面，所以只需遵循第九章中的計畫，就可以得到所有修補腸胃道所需。

◆ **第一步：移除（Remove）壞的**

第一步，將任何破壞腸道環境，或導致腸漏的因子移除。

如同在 Myers Way 第三部的要求，移除發炎性的食物，包括麩質、全穀類、豆類、奶製品、茄科蔬菜，以及蛋類、加工食品、食品添加物和醃漬食品等。

此外，會刺激和造成腸道壓力的酒精、咖啡因，和其它藥物也必須避免。最後，必須移除腸道感染，像是真菌感染和小腸不正常細菌增生，都是肆虐腸道的原因。

首先必須移除的食物，將在下一章節提到。

麩質，一種在小麥、黑麥及穀類中，可以發現的蛋白質。麩質出現在義大利麵、麵包、鬆餅和烘焙食物。我認為，**麩質是造成美國健康危害物質的第一名。**

如果看完這本書，而只能下定決心做一件事情來改善健康，那麼將麩質從飲食中遠遠拋開，就是你所必須做的！

對於雪娜來說，移除奶製品非常重要，她的耳朵感染及痤瘡都因此而來。斬斷麩質，和其它發炎食品，可以幫助她修復腸道，並改善狼瘡。

她還需要清除過度增生的腸道細菌，以及真菌感染。使用天然的補充品和益生菌，內含益菌的膠囊和粉末，幫助移除不友善的細菌，並補充益菌。由於避孕藥物導致腸菌失衡，我替她找尋其它避孕方法。

◆ 第二步：重建（**Restore**）好的

當壞的移除後，將好的迎回。

這一步驟當中，將重建良好的消化和吸收功能的必須因子，彌補過去因飲食、藥物、疾病，或是老化所導致的缺失。

消化酵素輔助品，是此步驟的關鍵之一。當酵素缺乏時，食物無法充分消化，造成消化系統壓力，甚至營養不良。我總是和病人說：「吃什麼像什麼！」（You are what you eat.）並不完全正確，事實上應該要說：「**消化吸收什麼，你才像什麼！**」（You are what you digest and absorb.）

當有需要時，補充消化酵素也重建了胃酸，畢竟這是良好消化的必要因子（可以在後面章節找到增加胃酸的完整指南）。雪娜了解這對她而言相當重要，可以減輕腸胃道負擔，進一步改善胃食道逆流。重建胃酸，意味著可以好好的消化食物，吸收營養素，並且利用營養素製造所需的神經傳導物質。良好的消化吸收功能，更可以支持免疫系統。

◆ 第三步：重殖健康細菌（**Reinoculate**）

如你所見，身體需要健康的腸道細菌來平衡。好的細菌經常被抗生素、類固醇、制酸劑、不好的飲食、壓力，和許多其它原因耗損掉。

因為剖腹產以及缺少母乳哺餵，雪娜從人生的初始便缺少友善細菌。她所服用的抗生素，殺死了僅存的友善細菌，造成經常性的耳朵感染，並造成之後的痤瘡。

解決方法是什麼？益生菌膠囊及粉末，可以重整防禦軍隊，避免外在及內在環境的襲擊。即使是自然產並以母乳哺育，許多的外在因素還是會導致友善菌的耗損，包括毒素、不好的飲食和壓力。所以我要求一定要補充益生菌。

順道一提，可能聽過一些建議，發酵食品像是優格、克菲爾奶（一種發酵奶）、泡菜、酸菜，和其它的醃漬蔬菜，是補充健康細菌的好選擇。事實上，發酵食品就是天然的益生菌，充滿著健康的細菌。此外，滿滿的纖維質和醣類，可以給予細菌營養，是天然的益菌生（prebiotics），用來補充及支持腸道細菌營養。

這雖是事實，不過有個警告。如果你尚未平衡腸道菌，或是擁有真菌感染或小腸細菌不正常增生，發酵食品也會餵食到壞菌。這樣的情況下，發酵食品不會支持腸道健康，反而使其更加惡化。

當腸道修復了，強烈建議開始吃非奶類發酵性食品：酸菜、泡菜和醃漬蔬菜。先確認腸道是否完全修復，不然可能弊大於利。當你能夠擺脫藥物，症狀便會戲劇性的改善，這才能夠說腸道已經修復了。

◆ 第四步：修補腸道（Repair）

大部份的人就像雪娜擁有腸漏症。我們必須藉由補充品修補腸壁內襯，我最喜歡的補充品正是左旋麩醯胺酸（L-glutamine），一種幫助腸壁上皮再生的胺基酸。

Omega 3 魚油，可以幫助降低發炎。此外，甘草根（Licorice root）和蘆薈可以減輕腸道發炎，幫助腸道迅速復元。（後面會有 Myers Way 中建議服用的補充品）

θ 為何 Myers Way 的作用如此迅速？

雪娜很興奮地開始啟動 4Rs，但她疑惑的是，看似簡單的步驟，為何作用如此迅速。

我告訴她，這其中有兩個原因。第一是**許多症狀並不是因為自體免疫疾病所造成，而是腸道不健康導致**。治療腸道，使得症狀迅速緩解，甚至逆轉自體免疫疾病所造成的長久症狀。

再來，腸道細胞新生的速度，令人無法置信的快速。每個身體細胞在體內都有生命週期，死亡後會被新細胞取代。腸道細胞的週期只有數天，換句話說，你必須以健康的食物，特別是好的脂肪持續的支持腸道重生細胞。反過來說，如此快速的細胞汰換，舊的不健康細胞被健康的新細胞取代，便能夠幫助人們在短時間內有極大的改變。

雪娜喜歡腸道是個「動態環境」的說法，就是一個活的系統，必須給予營養以及照顧。她在第二次就診時對我說：「我每次都會想像，如果我吃下不是在 Myers Way 上面的食物，它會如何在腸道裡作用。因此，便驅使著我堅持下去！」

θ 從腸道健康到全人健康

當雪娜理解腸道健康有多重要後，她開始擁有強烈動機遵從所有 Myers Way 中的觀點，並有勇氣觀察進行一週的新飲食型態後，症狀開始減輕，一個月後，可以不需要藥物，免疫指標開始正常，健康狀態持續進步。

雪娜極為興奮地讓女兒也參與 Myers Way。她擁有著成功逆轉症狀的經驗，所以她懷抱巨大的信念，即使女兒得到自體免疫疾病的遺傳，確信著相同的方法可以保護她的家人。

雪娜最後一次就診時說：「我多希望能及早知道全部有關於腸道的壓力來源！但好消息是，我現在可以幫助女兒邁向健康的道路，以及保護她免受自體免疫疾病的襲擊。」

歐醫師 相談室

事實上，腸胃道如同皮膚一般，是暴露在體外的器官。俗話說病從口入，除了外在的威脅之外，吃入的食物更是造成疾病的主要原因。

麩質、豆類以及奶製品造成的腸漏症，除了造成自體免疫疾病之外，許多疾病，甚至是情緒問題都與腸漏症有關聯。目前研究的發現腸胃道和腦部有連接，稱作腦腸軸（Brain-Gut Axis）。

腸道的菌叢，腸道細胞的完整性與情緒有直接的關聯。對於腸胃道的功能醫學評估，包括小腸滲透力分析、腸菌叢平衡與肝毒素代謝、糞便檢驗、SIBO 的呼氣檢測等，更可以讓我們了解到腸道內是否壞菌過度增生、腸壁損傷，造成菌相失衡，可作為進行 4R 計畫前的完整評估。

戒除麩質、
穀類及豆類

人們所要面對事實──麩質已經無所不在，
你可能不知道──幾乎所有加工食品，都藏
有麩質！麩質、穀類和豆類都是高發炎食
物。而發炎是自體免疫最大的危險因子。
作為一名醫生，我必須誠實的說──全素者
或奶蛋素，對於患有自體免疫疾病的患者
而言，可能是不適合的飲食方式。穀物、
豆類和乳製品，會使身體發炎，使處於光
譜上的人或疾病變得更糟。

　　五十多歲的馬修（Marshall），被潰瘍性大腸炎（Ulcerative Colitis）困擾二十多年了，大腸和結腸發炎伴隨腸壁潰瘍傷口，令人相當疼痛。過去幾年，馬修的醫師用氨基水楊酸（Mesalamine）為他治療，這是種強效的藥物，但容易出現腹瀉、噁心、腹絞痛，和脹氣等副作用。

　　這已經讓人夠難受了，每當病情加重時，馬修的醫師還會開立類固醇藥物，如同雪娜的醫師替她治療狼瘡的方式。

　　儘管兩人有著不同的副作用，但結果同樣令人挫折，包括體重增加、焦慮，甚至出現感覺、情緒和思想抽離，自己變得不像自己。

　　就像雪娜一樣，馬修心中已萌生厭倦感，認為自己輸了這場戰爭。當他告訴我，家中有兩個小孩，卻必須暫停國中自然科學老師的工作，並試著維持與太太的親密關係，看到他抿著嘴巴，透露出心中那股無奈。

　　他終於還是爆發了：「我受夠人生被這種疾病控制，受夠老是腹瀉、腹絞痛和發燒！」

　　馬修搖搖頭：「醫師，我已經筋疲力盡，真希望妳能夠幫助我！自從狀況開始惡化以來，過去三年總共看了五位醫師，他們只是加重藥物。有時藥物起了一些作用，但有時根本沒有改善，最後全部都沒效了。而且使用過最後一輪類固醇，我又多胖了二十磅。」

　　突然間，馬修停止說話，直視我的雙眼：「邁爾斯醫師，我對這一切感到厭煩了，妳能幫助我嗎？我真的能變好嗎？」

　　我向馬修保證希望就在眼前：「我們可以一起努力遠離藥物，沒有症狀，沒有疼痛，沒有任何不適，讓疾病完全獲得緩解。你可以重新找回自己，並且減去多餘的體重。」

　　馬修如釋重負般的吐了口氣：「好的，謝謝醫師，那接下來該怎麼做？」

θ 飲食妄想

　　就像所有病人一樣，馬修來門診之前已經完成飲食日記（food diary）。我立刻注意到，他的飲食中沒有紅肉、雞肉或魚肉，只有麩質、穀類和豆類，還有奶製品、蛋、蔬菜。

我問馬修是否吃素，然後發現他和我一樣，十四歲時已經開始吃素。他告訴我，早餐都吃一碗希臘優格，裡面加了有機穀麥和手作全麥吐司，有時換換口味改放麥片。午餐是炒蔬菜豆腐（大豆製成）及麵筋（麥麩製成），或是一大碗味噌湯（大豆製成）。晚餐則是糙米和黑豆，或是藜麥、玉蜀黍燉菜。每隔一段時間，會吃蛋類或全麥起司漢堡當作特別點心。

馬修以有機全穀類、低脂飲食感到相當自傲，並且全家都遵循這套飲食方法。當他描述與太太的優格製作方法時，我想到過去與媽媽一起做優格的幸福時光——小時候多麼堅信的美好飲食，並想起因此得到葛瑞夫氏症。

必須排除的食物：麩質、穀類和豆類

麩質是在許多穀類，包括小麥、黑麥及大麥中發現的一群蛋白質。麩質並不存於稻米、玉蜀黍、玉米或藜麥，而不含麩質的燕麥，實際上卻會因為栽種及儲存時的交叉汙染，已不被認為是無麩質食物。

穀類是澱粉類植物的種子，提供人類及動物作為食物。穀類包括小麥、黑麥、大麥、稻米、玉蜀黍及燕麥。然而，玉米及藜麥並不屬穀類，但所含的蛋白質與穀類相似。

豆類是可食用的植物種子，例如扁豆、鷹嘴豆、碗豆、綠豆，以及其他豆類：紅、白、黑和蠶豆。

我尊重馬修的選擇，同時希望他能理解牽涉其中的健康問題。

Myers Way 第二個基石是將麩質、穀類、豆類，和造成慢性發炎的食物全數剔除，因為這些食物會對自體免疫疾病患者帶來問題。所以，如同我對雪娜所做的，我將和馬修一起努力找出導致目前健康問題的線索。我向他解釋豆類中的凝

集素（Lectin）會刺激體內免疫系統，並干擾腸道吸收營養素的能力。我告訴他飲食如何造成症狀，**麩質是導致渾渾噩噩、焦慮及憂鬱的原因之一**，黑豆和大豆製品則造成腹脹、產氣及腹瀉。

真正說到馬修心坎裡的是，當我提到所有人都暴露在大量麩質當中，而且量大到足以讓我們的祖父母為之震驚。**人們所要面對事實——麩質已經無所不在**，甚至是想了一千年都不會去找的地方也有。你或許知道可以在穀片、麵包和烘焙食品中找到麩質，但超乎預期之外的，你可能不知道——幾乎所有加工食品，例如番茄醬、罐頭濃湯、醬油和冷盤肉片，都藏有麩質嗎？

我還有更大的驚喜告訴你：牙膏、洗髮精、潤髮乳，和許多廠牌的乳液、保濕液及個人用品中，都有麩質的存在。如果沒有特別注意，人們可能每分每秒都透過嘴巴和皮膚吸收麩質。如果使用夜間保濕霜，那麼連睡覺時也在持續吸收麩質！

我對馬修說，基本上**麩質、穀類和豆類都是高發炎食物**。由於發炎是自體免疫最大的危險因子，理所當然要排除這些食物。對於每位病人，我都試圖找出發炎來源，而馬修的飲食習慣顯然對此火上添油。

但是馬修的腦袋仍然轉不過來，為何他的「健康」飲食會如此危險，相信許多讀者也不相信。

所以讓我們從基礎開始，認識到底什麼是麩質？它又是如何使腸道紊亂，破壞免疫系統，進而影響健康？

θ 麩質是什麼？

麩質是由穀膠蛋白（Gliadin）和麥穀蛋白（Glutenin）形成的蛋白質，可在許多穀物中發現，例如小麥（wheat）、杜蘭小麥（Semolina）、斯佩爾特小麥（Spelt）、高拉山小麥（Kamut）、裸麥（Rye）及大麥（Barley）。

燕麥本身並沒有麩質，除非有無麩質認證標記，否則在加工過程中的交叉感染，仍需意識到燕麥含有麩質的事實。（稍後會分享即使是無麩質的食品，仍會在自體免疫疾病患者和自體免疫光譜上的人造成問題的幾個原因。）

英文的麩質（Gluten）源自於拉丁文的膠（Glue），因為麩質使麵糰具有黏性，讓麵包蓬鬆。麩質被認為是黏性蛋白，因為它可將植物中的營養素結合在一起，這也是為何糕餅業者經常使用麩質，作為接合劑及過濾器。

麩質在哪兒？

◇ **單純食物來源：**

小麥、大麥或黑麥的所有形式食物：

- 麵包
- 蛋糕
- 穀片
- 餅乾
- 鹹餅
- 馬芬蛋糕
- 鬆餅
- 義大利麵
- 派
- 蝴蝶脆餅
- 斯佩爾特小麥（Spelt）、高拉山小麥（Kamut）及小黑麥（Triticale）
- 燕麥

◇ **某些不太明顯的食物來源：**

以下所有食物，並非總是含有麩質，但仍建議避免。

- 酒精
- 糖果
- 玉米片
- 冷盤肉片和午餐肉
- 乾烤堅果
- 濃湯塊
- 餐廳或即食馬鈴薯泥
- 紅肉，雞肉及蔬菜湯塊
- 加工螃蟹
- 番茄醬、烤肉醬和其它醬料
- 餐廳的蛋捲（許多餐廳會加入少許鬆餅粉）
- 素肉
- 維他命

◇ 食品添加物及防腐劑：

小麥、大麥或黑麥的所有形式食物：

- 人工色素
- 烘焙粉
- 焦糖風味
- 檸檬酸（可從小麥、玉米、糖蜜或甜菜發酵而來）
- 著色劑
- 糊精
- 甘油二酯
- 乳化劑
- 酵素
- 脂肪替代物
- 風味劑
- 食物澱粉
- 葡萄糖漿
- 麥芽糊精
- 自然風味劑
- 穩定劑
- 澱粉
- 小麥澱粉

◇ 食物之外的來源：

以下所有食物，並非總是含有麩質，但仍建議避免。

- 化妝品和美體用品
- 藥物、補充品和草藥處方
- 玩具娃娃和油漆
- 郵票及信封

（請詳見網站的完整名單：AmyMyersMD.com）

如同我們所討論，最大的問題在於麩質，而麩質無所不在。它是種常見的添加物，政府並沒有規範需要在包裝上標示，所以常常以「水解蔬菜蛋白」、「食物澱粉」、「蔬菜蛋白」或「自然風味劑」等名稱潛藏其中。

假如你打算依循 Myers Way，必須化身「麩質偵探」，小心警覺生活中隨時出現的危險蛋白。在開始之前，請先閱讀上述「麩質在哪兒？」清單，了解麩質會出沒在哪些地方。

但是，假使自己沒有乳糜瀉，又是什麼原因？

這時的你或許會想：為何沒有乳糜瀉，卻不能接觸麩質？讓我來告訴你。

> ### 麩質的駭人事實
>
> - 超過 55 種疾病與麩質有關。
> - 估計 99% 患有乳糜瀉及麩質敏感的人，尚未被診斷出來。
> - 高達 30% 的歐洲後裔帶有乳糜瀉的基因，使其暴露在麩質帶來的危害中。
> - 近來發表在腸胃科權威期刊中的研究指出，比較 50 年前與現代一萬人的血液檢體之後發現，乳糜瀉發生率上升 400%。
> - 一篇研究自 1969 至 2008 年的論文，追蹤已確診乳糜瀉者，未經診斷乳糜瀉者（在研究過程中得到）及麩質敏感的 3 萬名病患，其死亡率比起未被麩質影響的族群高出許多。

本章最後將披露，麩質藉由許多方式促使腸漏發生。如果你很健康，或許可以很快復原，但是何苦將自己逼入困境？接下來的兩個章節中，將認識到環境充滿著不可避免的壓力及毒素，所以為何還要讓自己陷入更無可避免的窘境呢？

不論是否患有自體免疫疾病，或處於光譜中的任何位置，或是有前述症狀，都無法阻止繼續往腸漏前進。

麩質引起最嚴重的自體免疫疾病——乳糜瀉，麩質刺激身體攻擊自身小腸細胞，如前一章提到，增加表面積吸收營養素的小腸微絨毛會被鈍化。沒有健康的微絨毛，便無法吸收食物中的營養素。你可能攝入大量健康的食物，卻因為小腸無法吸收營養素，最後仍然營養不良。再次強調，消化吸收什麼，你才像什麼。

大約每一百三十三人當中，只會有一名乳糜瀉患者，但由於無所不在的麩質，以及農場商業化和製造商改變了麩質的結構，所以這個數字正持續上升。同時間，儘管乳糜瀉影響不到 1% 的人口，而且僅剩下另一半人口患有小麥過敏，如果這些都不是你，那麼問題到底出在哪裡？

我將這個問題稱之為「麩質敏感光譜」（Gluten-Sensitivity Spectrum）——

大多數的人擁有麩質敏感，有些統計數據指出大約佔了 30% 的人口，許多專家甚至認為數字被低估。根據臨床經驗，如果你患有自體免疫疾病，也處於麩質敏感光譜上，那麼就必須像預防黑死病一樣避開麩質。

第三章說明過敏是由 IgE 抗體所誘發，動員快速但可能致命的反應來對抗入侵者，例如當呼吸道發炎的免疫反應越強，甚至會使呼吸道關閉。食物敏感由 IgG 所激發，動員較延遲的反應，短期內的強度較弱，但長期將帶來不可置信的傷害。

記住，IgG 抗體引發的反應，可能在七十二小時內都不會出現。假使週一吃了格蘭諾拉麥片或醬油煎魚，你不會注意到週三的偏頭痛、青春痘、脹氣或關節痛，是因為這些幾乎回想不起來、當下看似健康的食物。

如果患有自體免疫疾病，或是正處於自體免疫光譜上，這將是個壞消息，如前兩章所見，你正涉入與發炎的苦戰之中。如果患有自體免疫疾病，發炎會使症狀更糟；若沒有自體免疫疾病，發炎會將你推向自體免疫光譜的高點，促使暴露在罹患疾病的高風險。**降低發炎是扭轉和預防自體免疫疾病的最大武器，但麩質會讓身體的系統發炎，讓一切走向錯誤的道路。**

不論相信與否，壞消息會接踵而來。事實上還將變得更糟，那就是——「分子模仿效應」（Molecular Mimicry）。

分子模仿效應，是指免疫系統可能將體內組織錯認為外來侵入者的效應。還記得牛痘的抗體，也會對抗天花病毒嗎？同樣的，對抗麩質的抗體，會鎖定甲狀腺，造成一種常見的自體免疫疾病——橋本氏甲狀腺炎（Hashimoto's thyroiditis）。

基本上，當麩質分子從腸道滲漏至血循環時，免疫系統會視為如細菌和病毒般的危險入侵者，並分泌抗體攻擊。然而，當患有橋本氏甲狀腺炎，會使這些相同的抗體產生混淆，不單只有麩質，連同甲狀腺組織都被視為入侵者。最終，免疫系統便開始破壞甲狀腺。

這就是為何，我希望患有自體免疫疾病，或是處在光譜上任何位置的你，需要避免麩質的原因之一——我不希望待在指揮中心的警衛將甲狀腺的相片，掛在麩質分子旁邊的狀況發生。

分子模仿效應

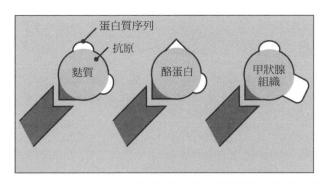

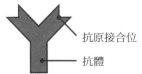

抗原接合位
抗體

抗體結合到抗原的特定蛋白質序列。
雖然麩質、酪蛋白和身體組織不同，
卻擁有部份相同的蛋白質序列。當免
疫系統無法分辨這些分子時，交叉反
應便會產生。

分子模仿效應在其他自體免疫疾病也會產生，這也是為何對抗麥膠蛋白
（Gliadin）——一種在麩質中發現的關鍵蛋白，會將體內組織與麩質分子混淆。

因此，當任何時候攝入含有麩質的東西，抗體都將聯同免疫組織會攻擊自身
組織。慶幸的是，我見過無數病人只要將免疫系統冷靜下來，配合本書詳細描述
的四大基石，分子模仿效應便會減緩，甚至完全停止。當你專注於正確的飲食、
治療腸道，以及維持健康的生活型態，將可避免分子模仿效應。

你必須警惕自己，近來研究發現，即使只吃少量麩質，存在體內的抗體即
可維持長達三個月。所以當我要求患者百分之百避免麩質，就是百分百，而不是
百分之九十九，或是九十九點五。即使微量的麩質，就能夠引發和刺激免疫系統
攻擊自身組織。

我知道這有悖常理。你可能會說：「嘿，我減少攝取麩質了！過去一天吃
了好幾次，現在一年只吃四次——在感恩節、情人節的巧克力蛋糕、紀念日野餐
的胡桃蛋糕，以及我兒子上學第一天的甜捲麵包。一年才四份，怎麼可能會傷害
身體？」

但假使你有對麩質反應的自體免疫疾病，四小份的麩質，就會讓抗體在一整年內都上升。攝取麩質，讓人的發炎程度上升，並置身於疾病惡化的風險。

θ 關於檢測二三事

很多患者仍對麩質感到一頭霧水，儘管之前受檢且被告知沒有問題，但我深信並非如此，因為許多人依然受到麩質相關疾病所苦。就讓我透過不同的方式闡述，關於麩質檢測和檢測的限制。

首先，麩質測試是用來診斷乳糜瀉。乳糜瀉的黃金診斷標準，是採小腸切片檢查（intestinal biopsy），但在某些情況下，血液檢測可以發現特定的指標上升。然而，每一百三十三人只有一人是乳糜瀉，這種檢測並不能反應大多數的狀況。

過敏專家提供小麥及麩質過敏的檢測，這是種 IgE 反應的測試。只有大約 1% 的人口，有這種麩質過敏，結果還是一樣，這種檢測並不能反應大多數的狀況。

最常見的麩質問題是麩質敏感（Gluten Sensitivity）── IgG 反應──接近三分之一，甚至更多的人深受其害。食物敏感測試，可以找出這個問題，可是麩質含有許多不同種類的麥膠蛋白或其他蛋白質，然而你可能對全部或只對其中一種敏感。最常見的食物敏感測試，卻只測驗 33-mer（一種最常見的麥膠蛋白）。你或許對 33-mer 不敏感，但對其他蛋白產生反應，因此容易有**偽陰性**（false negative）的產生。

我們現在有更好的測試，Cyrex Lab 檢測可以測出更多種類的麥膠蛋白。如果真的想知道對於哪類的麩質敏感，可以請功能醫學醫師開立此種測試。

然而，我總是對病人說，你的身體比任何測試都還準確。有疑問時，將麩質拿掉，自己會感到更舒服。如果真是這樣，就可以確信麩質正是問題來源，應該持續避免。另一個好線索是，假使不吃麩質六週後，又開始吃，卻感覺狀況變糟，即代表麩質對自己並不合適。

我常見到類風濕性關節炎及橋本氏甲狀腺炎的病人，排除飲食麩質之後，在數週甚至數天內開始感到改善。類風濕性關節炎的病人，他們的關節疼痛及腫脹消失，橋本氏炎的病人抗體下降。他們的傳統醫學醫師可能會說：「嗯，看起來麩質可能是個問題，妳要不要再開始吃個幾週，再來做乳糜瀉的檢查？」

我確信有一天，這會被認定是個錯誤的處置方法。如果將麩質從飲食中排除後，發覺健康改善了，代表身體已經說了一切真相。

θ 麩質與腸漏

現在，讓我清楚的告訴你，為何即使沒有乳糜瀉、麩質過敏，或是麩質敏感，我仍然不希望你攝取麩質，正因為——麩質會導致腸漏。即使做了任何能夠支持免疫系統的事情——健康的飲食、體內排毒、治療感染，和減輕壓力負擔——一口麩質，就會破壞這些努力的成果。

第四章提到的醫學先鋒——艾利西歐・法沙諾醫師（Dr. Alessio Fasano），讓我們清楚知道麩質是如何對腸胃道造成影響，他發現麩質會誘發「連蛋白」（Zonulin）的產生，造成上皮細胞的緊密連接鬆動。理想且健康的狀態下，緊密連接快速的癒合，使消化系統保持完整。

但是，當身體過度暴露在麩質之下，如你所見，幾乎所有人都過度暴露在麩質下，連蛋白持續分泌，緊密連接就持續敞開大門。你可能有滲漏的屏障，使得未消化完全的食物穿越過去，進入體內。免疫系統無法辨識這些細碎的食物，平常用在殲滅有害細菌和病毒的免疫物質，將全部開始啟動攻擊。你的免疫系統瞬間處於高警覺狀態，在指揮中心的警衛們從體內四處散播發炎之火——這就是自體免疫疾病的完美序曲。

θ 但我們總是吃麵包！

對於圍繞生活中的麵包及義大利麵等不健康食物，儘管會誘發症狀，並造成衰弱和疼痛，許多患者仍難以下定決心將之戒除。

「人類吃這些食物上百年了！」是最常聽到的論述，或是「這些是我奶奶時代就在吃的食物，哪有危險？」

讓我來告訴你，為何今日麵包、義大利麵和烘焙食品，與過去老祖宗所認知的不同？

　　首先，為了做出更輕薄、蓬鬆的麵包，和其他烘焙食品，同時創造出更堅強的小麥品種，所以農夫及廠商發展出新的混種。就像農產業者由桃子與梅子混栽後，創造出油桃（nectarine），使番茄硬度上升，或是新品種的玫瑰，他們也創造出新品種的小麥。

　　但許多進步是有代價，將小麥與其他穀物混種後，更是個大問題。混種創造了新的麩質——身體無法辨識的全新蛋白質。將兩種不同的小麥雜交後，創造了許多在原種中沒有發現的全新小麥蛋白。我們的身體沒有如新品種小麥一般的進化，所以不知道該如何應付這些蛋白質。

　　再來，科學家發展出了「脫胺」（Deamination）的作業程序，將麩質中一種胺基酸去除。由於這道程序，使得麩質擁有水溶性，讓食品製造商可以創造大尺寸的肉桂棒，以及巨大蓬鬆的貝果，**製造商運用「脫胺」這項特性，在所有生產的保存劑（preservative）或增厚劑（thickener）都加入麩質，這就是麩質無所不在的原因。**

　　麩質早在法國土司或義大利麵中存在，但是脫胺作用，使得麩質出現在醬油和火腿片當中。這代表著當你到亞洲餐廳點了炒菜及炒飯，買了有火腿和火雞肉的主廚沙拉當晚餐，或是在薯條上淋上番茄醬，就已經吃入麩質，更不用提隨處可見的麵包、義大利麵和烘焙食品。

　　如上所知，除非你有特別注意個人用品，否則可能在刷牙、洗頭，或是擦乳液的時候，就使麩質滲入體內。

　　此外，脫胺過程使得無所不在的麩質，變得更加危險。首先，身體正面臨無法處理的新品種麩質；再來因為大量的過度暴露，使得腸道和免疫系統過度負荷。我的看法是，合併新蛋白質的產生與麩質過度累積，真可謂禍不單行，並且這就是自體免疫人口急遽爆發的主要原因。

　　另一個使麩質更加危險的原因，是每個人體內的毒素負荷增加，這都要感謝數以百計的化學合成物排放到空氣、水，以及土壤中。免疫系統疲於對抗工業毒素的累積，使得麩質的問題再次放大。最後，人體的腸道變得比以往更為虛弱。（請參看第四章造成腸漏的因子）

　　或許，老祖宗可以安心享用麵包及義大利麵，不必擔心產生任何不適。畢竟，那時的小麥並沒有變種，或經過脫胺程序，麩質也不會存在於所有產品當中，**他們享用真實的食物，並非包裝過的垃圾。**

　　在所有狀況下，過去人們的毒素累積較少，也沒有服用許多藥物，雖然生活艱辛，但或許生活壓力比我們少。因為不必面對現代致命的麩質，最終，他們的腸道並不如我們容易滲漏——尤其是容易患上自體免疫疾病的族群。也可能老祖宗曾因穀類為主的飲食感到不適，但沒有將偏頭痛、疲勞、憂鬱，與麵包、義大利麵和烘焙食品劃上連結。

　　撇開老祖宗的經驗不說，我們的食物供應鏈，在過去五十年中已經發生如此深刻的變化，即使看似一樣的食物，但其實已經和過去完全不同。相比之下，那時的包裝、加工和快餐食品更為安全、清潔且健康，正因**過去的麵包是長期熟知的小麥品種所製成，生長在相對乾淨的土壤；而現在卻是由雜交、脫胺的小麥，在有毒土壤中生長，澆灌著受到汞或鉛所汙染的水源，並用農藥和除草劑浸漬。**他們的豆類由天然植物製成，我們的豆類是被基因所修飾，並同樣被毒素所浸潤。

　　我們不像老祖宗一樣浸泡豆子，使其萌芽；不吃慢食和公餐；不吃自栽自作的食物。即使你從未吃過加工食品，但在任何時候吃的非有機紅肉、雞肉或養殖魚類，都會接觸到基因改造的玉米和大豆製成的動物飼料。事實上，我們所有人都大量過度暴露於麩質、玉米和大豆之中，因為**動物飼料、防腐劑、調味劑中含有許多**——更不用說，前面討論過非食品的東西，也充斥著麩質。

　　所以，即使祖父母可以消化麩質、穀物和豆類，然而現在的我們吃的已非當初環境或當時的食物了！

　　我們不能以過去的觀點來看待現代飲食，必須重新審視身處何處，了解食物供應鏈所能提供，以及身體所能掌控。

　　不論在自體免疫光譜上的何處，根除麩質，會是明智且安全的選擇。

θ「無麩質」（Gluten Free）的高成本

　　當無麩質飲食開始流行後，許多廠商跳出來製造可口的無麩質鬆餅、麵包，或是馬芬蛋糕。這些看似健康的食品，事實上並不健康。他們通常加入過多的糖、鹽、防腐劑、添加物，以及色素。

現在，假使有個熱愛麩質的家庭——特別是家庭中的小孩——無麩質食品只是幫助大家在轉換飲食習慣中的替代品。如果小孩原本喜歡吃披薩、大麥克或起司，讓他吃無麩質甚至是無奶類的類似食品，那就太好了。

我讚揚如此的過渡期飲食，使全家接受健康的轉換。

但我還是要誠實的告訴你，垃圾還是垃圾。所有提到無麩質的食品，基本上都是……垃圾。讓我來替你解惑。

首先，小麥製作成麵粉，比起其他或種子類更能膨脹。所以，如果無麩質的產品是由米、玉米、木薯、馬鈴薯或杏仁粉製成，在沒有小麥的情況下，通常需要一些物質，使其膨脹成形，並且具有黏稠度。

這時，糖就來救援啦！糖，除了增加卡路里之外，還可以增加膨脹度，更不用提還能使血糖值產生波動。大部份的非小麥麵粉，比起傳統麵粉來得更為精緻，這意味將使血糖值快速上升並急速下降。

這將導致人們暴露在體重增加，以及糖尿病的風險之中。不要被這些產品中標示「全天然」的增甜劑，例如蔗糖、糙米糖漿或龍舌蘭糖漿給矇騙了；這些都是葡萄糖（在蔗糖及糖用甜菜中）、果糖（在玉米與水果中），或是兩者組合而成。迷人的名字，並不會使它們更健康。

即使無麩質產品標示著「有機」（organic）或是「全天然」（all natural），其實很可能添加了許多防腐劑。此外，除非有特別標示「非基因改造」（non-GMO），不然很可能是由玉米或大豆製成，而在美國 80% 的玉米和大豆是基因改造生長。（對於基因改造品種和其製造的食品，請參閱「附錄 A：基因改造食品」）

此外，免疫系統可能將無麩質的穀類視為麩質，製造抗體並引起發炎反應。更糟的是，無麩質穀類（及豆類）含有凝集素（lectins），一種發炎物質，且會抑制礦物質和其它營養素的吸收。

所以，請不要理會包裝漂亮的標誌寫著——「健康、有機、無麩質」，它們不是三十天的 Myers Way 會碰到的食物！

θ 當無麩質不是無麩質

當我告訴馬歇爾關於避免麩質的重要性時，他起先拒絕。最終，他決定避免麩質，因為對他而言，這算是一個較小的犧牲，但為此能夠治療並遠離痛苦和虛弱的掌控。

然而，使他更難以理解的是，為何要求放棄所有穀類，尤其是被大眾視為健康選擇的糙米、燕麥及藜麥。（即使藜麥不算是穀類，但含有與穀類相似的蛋白質。）

這裡有許多理由，需要避免無麩質穀類。第一個較有說服性，許多穀類並非真的無麩質。2010 年，美國糖尿病協會醫學雜誌（Journal of the American Dietetic Association）發表文獻指出，採樣二十二種無麩質的自然穀類，結果其中有一半含有麩質。

這到底怎麼發生的？是藉由交叉汙染的過程造成。原因相當單純，這並非生物學上的神祕事件。除非穀類能生長在獨立的農田，並且在完全無麩質的設施中加工，否則有很大的可能接觸到有麩質的穀類，且在高度工業化的食品系統中，有無數的機會接觸到麩質。

因此，無麩質並非真的無麩質。**交叉汙染發生在生長、生產、運輸過程，或是在雜貨店的儲存廂裡**。即使運送到家裡之前，沒有發生汙染，仍然有許多機會在家中廚房、冰箱，或秤器上遭到污染。

當然，你總是可以做出明智的食物選擇和選擇項目，盡可能減少接觸，但永遠無法完全控制食物在到達商店，或是餐盤之前，還會發生什麼事情。即使是少量的麩質，也可以對腸道和免疫系統產生嚴重的影響。

如同本章前述，如果患有自體免疫性疾病，分子模仿很可能愚弄對麩質敏感的免疫系統，轉而攻擊自己的身體。即使是幾個交叉汙染的分子，也能激發抗麩質抗體給予免疫系統信號，分泌發炎性物質，最後攻擊身體組織。

此外，本章稍後會揭示，**即使少量的麩質也會造成腸漏**，這對免疫系統將是個災難。

交叉污染，正是建議避免所有穀物的一個重大原因。想想麩質如何悲慘的影響自體免疫疾病，或可能將自己推向光譜頂端，變成一個完全爆發的疾病。請按照我的座右銘：一旦存有懷疑時，就說不！

θ 模仿麩質的食物

第八章，我會列出一份避免的食物清單，一部份是穀物和豆類，但很多屬於完全不同的食物類別。這些問題食物有一個重要共同點：他們都是與麩質容易被混淆的食物。因此，每種都有誘發強大發炎反應的潛力，使得慢性發炎程度變得棘手。如果患有自體免疫疾病，這些食物會使症狀永存。假使處在自體免疫光譜上，這些食物可能將你推向自體免疫疾病的邊緣。

交叉反應

以下是會讓身體混淆的類麩質食物：

· 玉米	· 奶製品	· 燕麥
· 小米	包括乳清蛋白	· 酵母
· 米		

第三章曾帶你認識這是如何運作，指揮中心的警衛對於潛在危險看來類似而感到疑惑。記住，適應性免疫系統製造抗體對抗特定的壞人——學術上稱為「抗原」（Antigen）——之後，讓免疫系統決定攻擊他。

當麩質被視為抗原後，免疫適應性免疫系統分泌抗體找尋抗原，並且警鈴大響——但這些抗體容易被混淆，並且當遇到與麩質類似的物質，警鈴也會大作。

學理上，稱這種現象叫「交叉反應」（cross-reactivity）。基本上，當適應性免疫系統搞混無麩質穀類和麩質穀類，不論是攝取小麥、稻米或是玉米，身體都會被免疫化學物質所淹沒。

事實上，免疫系統也會將其他食物與麩質搞混，包括奶製品、玉米、稻米、酵母和大麥。這也是為何，要患者避免所有可能引發交叉反應的物質，尤其是在 Myers Way 的起始三十天中，試著使指揮中心的警衛冷靜下來，要他們不要時時處於高度緊張。只要給這些可憐的傢伙休息一下，或許可以在飲食中添加適量的無麩質食物。

θ 但我們總是在吃豆類！

我總是相當驚訝，許多人可以正視麩質問題，然而一談到豆類，卻停了下來。如果你也在想：「我們總是喝碗豆湯，吃豆卷餅或其他豆類製品！」我會很遺憾地回答相同的答案。

麩質的過度暴露，影響了其他穀類，導致交叉反應。食物、水及空氣中的毒性累積，使消化及免疫系統疲於奔命，這是過去老祖宗們所無法想像。這些悲慘的現代生活中的新元素，超越過去所能容忍，如今的我們已經無法適應，尤其對於自體免疫疾病患者來說。

另一個事實是，過去祖先食用豆類的準備方式與我們不同。傳統上，這些食物在烹煮之前，先浸泡了數小時，使得凝集素被浸泡出來，讓豆類能夠安心的食用。老祖先並不吃雜貨店的鷹嘴豆泥或包裝飯，所以不能與過去的飲食習慣相比較。

再強調一次，農業科學僅僅發展了數千年，數百萬年前的祖先從不吃穀類及豆類，所以我必須告訴你：將這些食物從飲食中踢除，就能看著症狀從眼前消失。

嘿！我曾經是個素食主義者，記得嗎？我知道好的穀類和豆類，嘗起來如何，我了解填飽的滿足感，是如何和看起來多麼得具有營養。我也知道，當你的飲食大部份或完全依賴這些食品，如今卻要尋求替代品，會是一件多大的挑戰！

我不只是個前素食主義者，同時也是名自體免疫疾病患者。我知道素食辛香料，和香氣撲鼻的鷹嘴豆泥捲，會帶來多大的危害，一如裹著糖衣的毒藥。我在這裡告訴你我所經歷的——用意是要改變你的飲食。

即使大多數避免麩質的人，也沒有意識到這些食物也會造成傷害。我總是說，知識就是力量，所以讓我給你一些重要信息——為什麼你不該吃穀物和豆類。

θ 聚焦在凝集素

凝集素是澱粉結合蛋白——也就是說，一種幫助兩個澱粉分子結合一起的蛋白質。凝集素隨處可見——在動物、植物以及微生物——但目前讓我們最在意的是存在穀類（含量非常豐富），以及豆類（含量較少，但還是顯而易見）之中。

凝集素帶來最多問題的是「醇溶蛋白」（Prolamin）。醇溶蛋白在藜麥、玉米和燕麥中可見，尤其是對於乳糜瀉病患來說，這無疑是個壞消息。即使理論上，乳糜瀉患者能夠食用非麩質穀類（以及偽穀類，例如藜麥），但醇溶蛋白在這些被認為安全的食物中，會破壞腸道，並刺激免疫系統。如果其他人患有自體免疫疾病或處於光譜上，醇溶蛋白也會造成影響。

首先，醇溶蛋白與刷狀緣有不良的交互作用——這是小腸相當重要的部位，充滿著絨毛及微絨毛。希望你能保護消化道珍貴的地方，別讓醇溶蛋白造成壓力。

此外，醇溶蛋白就像麩質中的蛋白質。如果患有自體免疫疾病或處於發炎狀態，免疫系統已經準備在麩質旁邊蠢蠢欲動。一個過壓的免疫系統——不論是自體免疫疾病或處於光譜之上——將無法辨識麩質或是相似物時，最好能完全避免。

θ 具有侵略性的聚集素（Agglutinins）

另一種在穀類及豆類中，帶來問題的蛋白質稱作——「聚集素」（Agglutinins）。它們並不真的與麩質有關，而是擁有如麩質其名的黏性。它們可以造成紅血球凝結成一團，一部份甚至帶有毒性（雖然不是在食物中的那一部份）。

聚集素已被證實藉由許多方式造成腸漏，以及破壞免疫系統。他們刺激先天性和適應性免疫系統，與免疫細胞結合，干擾細胞功能。有些聚集素會在烹煮時，失去活性——但有些不會。

聚集素為種子的自然防禦系統之一——保護種子免於被消化。如果將種子各種的消化障礙排除掉，這就會有助消化系統，是嗎？下一章節當中，我將揭露更多事實和細節，但我的自然科學簡短教學是：在醇溶蛋白和聚集素影響之下，**當**

你吃進穀物或豆科植物後，會受到大量的毒性和發炎的影響。一個完全健康的人，能夠忍受這種消化刺激，但如果患有自體免疫疾病，或處於自體免疫光譜的任一處，最好的動作就是——遠離它們！

θ 種子的消化

馬修仍然無法接受「健康」穀物和豆類，到底是多麼糟糕。但我想，真正使他想打包回家的是，我開始向他解釋：基本上，種子不想被消化。

它們的完整目標，是在消化道內完全地存活，所以當你排泄後，它們仍有機會找到一些肥沃的土壤，生產另一種植物，並使它們的基因永久存在。（顯然地，當人類沒有地下水道時，它們會更有機會實現這個目標。）

所以，進化賦予種子許多保護機制，以免腸道將它們分解。然而，當你分解種子後，勢將付出代價。種子——也包括種子植物，如穀物和豆類——含有「澱粉酶抑制劑」（Amylase inhibitor），阻斷體內用於分解碳水化合物的酵素，和「蛋白酶抑制劑」（Protease inhibitor），阻斷體內用於分解蛋白質的酵素。此外，蛋白酶抑制劑也會引起發炎。

這些酵素抑制劑，甚至在烹飪後仍然存在。它們阻止身體消化大部份的穀物和豆類，腸道無法吸收食物，最終反而供給壞菌——豐富的營養成分。這將導致腸道生態失調，不友好細菌的過度生長，促使如小腸細菌過度生長（SIBO），和酵母菌過度生長的狀況發生。

這些酵素抑制劑，如同抗體一般，還會刺激先天性免疫系統。因此，藉由如同抗體般的行動，除了間接地透過腸道壓力刺激免疫系統，也直接對免疫系統產生壓力。同樣的，對於一個完全健康的人，這可能是可以忍受，但對於患有自體免疫疾病的人，無疑是火上加油。

凝集素的專業術語是——「抗營養素」（antinutrients），因為它們積極干擾身體吸收營養素的能力。還有另個問題存在：凝集素刺激胰臟，產生更多的酵素，作為酵素被抑制後的體內代價——你的胰臟正努力幫助胃和腸道完成他們的工作。

這產生兩個大問題。首先，胰臟在代償壓力下，無法正常工作，包括分泌胰島素。胰島素是將血糖或葡萄糖，從血液中移入細胞的化學物質。當胰島素分泌不平衡時，會遇到各種問題，包括體重增加和潛在的糖尿病。所以不應該給胰臟任何更多的工作，而且那也不是它應該做的。

再來，胰臟酵素本身對腸道並非特別有益。它們傾向溶解腸黏膜細胞的緊密結合，使未消化完全的食物，洩漏到血液中，食物會觸發免疫系統，將其視為入侵者。你已經看到麩質如何誘導腸道洩漏，但現在可以看到不健康的穀物和豆類，也同樣刺激腸漏的發生。

基本法則是，吃細小種子的植物，例如漿果類或香蕉，因為這些種子是如此的小，通過腸道能完好無損生存下來。你不需要咀嚼，它們就不會釋放有問題的化學物質，身體也能從中受益。

然而，大種子植物（即穀物和豆類）需要研磨或咀嚼，當裂開時釋放它們的酵素抑制劑。這會破壞腸道完整性，施壓於免疫系統，並阻止人體吸收所有攝入食物的營養素。沒有自體免疫疾病或是發炎的人，當吃下少量此類型的食物，是可以控制住，但如果患有自體免疫疾病或處在光譜上，就需要小心的避免它們，起碼等到腸道已經癒合，發炎緩合，至少要當前毫無症狀，並不再服用免疫抑制劑或生物製劑。

「這將是一個很大的改變！」馬修告訴我。他並非開心地學到這些資訊。「但是，」他繼續說著，「我真的不認為我可以背負著症狀和副作用繼續下去。如果擺脫這些食物，意味著再次正常的生活，我想這可能值得嘗試！」

θ 茄科蔬菜的黑暗面

茄科蔬菜也會對身體造成問題。例如，番茄具有特定的凝集素——聚集素，臨床上常用於疫苗中，因為它會刺激抗體的產生。這當然很好，你會希望身體製造小兒麻痺或是流感抗體，但不希望分泌抗番茄抗體，而且在每次吃沙拉時，就引起發炎反應吧！

```
┌─────────────────────────────────────────┐
│          需要避免的食物：茄科蔬菜          │
├─────────────────────────────────────────┤
│                                           │
│   ・ 茄子              ・ 馬鈴薯           │
│   ・ 椒類                （只要避免白馬鈴薯，│
│     （只有新鮮的要避免，   番薯是可以的。）  │
│      像黑胡椒粉就沒問題。）  ・ 番茄         │
│                                           │
└─────────────────────────────────────────┘
```

因此，我會要求避免具有發炎性的茄科蔬菜家族。記住，目標是消除發炎，因為發炎是所有症狀的源頭，並且能夠使人遠離藥物。如果身處光譜上，**減少發炎是保護免受自體免疫疾病侵害的最好方式**。

好消息是，完成 Myers Way 三十天之後，將可以再度享用茄科蔬菜。（想得到更多資訊，請上網站 AmyMyersMD.com.）

θ 鬼鬼祟祟的皂苷

壞消息還沒結束，植物中含有「皂苷」（saponins），有破壞腸道完整性的風險，並造成腸漏。

所有植物都含有皂苷，當然我不是要你完全不吃植物，所以只需避免具有高含量皂苷的食物，像是：豆類、偽穀物（如藜麥）和茄科蔬菜。茄科蔬菜含有皂苷中被稱為「糖生物鹼」（glycoalkanoids）的一類，一般份量就可能導致自體免疫問題。糖生物鹼還供給壞菌養分，導致腸道生態失調；也會進入血液，破壞紅血球細胞膜，導致「溶血」（hemolysis）。

最需記得的是：穀類、豆類、種子和茄科蔬菜，會以下列方式造成腸漏：

1、藉由破壞腸道細胞。

2、藉由將腸黏膜細胞的緊密連接打開。

3、藉由提供壞菌養分，造成腸道菌叢失衡。

θ 雞蛋，沒有你想得那麼優秀

另一種須在 Myers Way 頭三十天避免的發炎性食物是——雞蛋。這是因為體內經常把雞蛋和麩質混淆，也是出於討論過的交叉反應。

雞蛋也是發炎性物質，因含有「溶菌酶」（Lysozyme），主要在保護蛋黃，就像凝集素志在保護種子一樣。正如凝集素使腸道發炎、造成腸漏，和其他消化問題，溶菌酶也會產生類似的不良影響。

好消息是，在 Myers Way 三十天後，你可以知道是否能再次享用雞蛋。（請查看網站，AmyMyersMD.com，進一步閱讀雞蛋對你是否安全。）

θ 健康新挑戰：基因改造食品

我從來都不喜歡基因改造植物的想法。我崇尚自然，動植物經過數百萬年的演化，那些互動早就被安排好了。除非直到更多關於我們在做什麼——相信我，很多遺傳修飾是命中註定，或是擦身錯過——否則都不應該搞亂大自然。

所以我並不驚訝，基因改造產品對於有自體免疫疾病或身處光譜上的人來說，尤其造成更大問題。基因公司改造植物的主要原因，是幫助植物抵抗害蟲和感染，因此，所有植物通過遺傳修飾過程，增強了醇溶蛋白、凝集素、消化酵素抑制劑，和皂苷的作用。

這些「植物保護劑」在自然的狀態下，就會帶來問題。你不會真的想把在實驗室裡加強過的東西，吃到身體裡吧——更不用說，還有額外的農藥、除草劑，與許多基因改造生物。

基因改造產品，能順利發展的主要原因，是使農民能夠使用更多的農藥和除草劑，並讓工作量下降——更多的毒藥，卻擁有更好的產量。第一個基因改造作物，叫做「抗農達」（Roundup Ready）大豆。它是由跨國農業公司孟山都（Monsanto）所開發，當時製造了一種稱為「農達」（Roundup）的除草劑，但問題是，農達除了殺死雜草，連帶使其他作物都難逃毒手。所以，基因改造的抗農達大豆作物問世，使農民不需農藥，更能順利跳過除草的步驟。

但是，你會希望這些毒素進入身體嗎？我並不認為。

你的免疫系統，會喜歡基因改造食品，並且順利在體內通過嗎？（請參閱附錄 A，認識更多及避免基因改造食品的相關資訊。）

θ 麩質解決方案

我記得，當我第一次從素食者轉換成肉食者時，我深深體認到——基本上，穀物和豆類的飲食使我中毒，讓我不得不正視這個問題。對於沒能在毀掉我的甲狀腺之前，就發現這點，不免感到有些遺憾。然而，即使我有這個新的知識，卻發現很難實行它，至少在剛開始的階段。

調整版 Myers Way

作為一名醫生，我必須誠實的說——全素者或奶蛋素，對於患有自體免疫疾病的患者而言，可能是不適合的飲食方式。穀物、豆類和乳製品，會使身體發炎，使處於光譜上的人或疾病變得更糟。如果從飲食中剔除這些項目後，真的沒有一種完整的東西能吃，有個部份一定要記得，就是蛋白質，這點非常重要，它讓身體有足夠的胺基酸，因為需要建立肌肉，補充大腦化學物質，維持所有的身體功能，才能因此保持健康。

如果你能夠接受吃一些魚和其他海鮮，我已經為你準備了一個調整版的 Myers Way。它能比你的素食飲食，引起較少的發炎，但它的營養仍然不如 Myers Way 的常規膳食計畫，因此還需要搭配一些補充品，以彌補減少營養的攝取。

基於生態理由，我根本不喜歡吃肉的想法。我知道養殖傳統牲畜，比起飼養穀物需要更多的精力。作為一名長期的愛狗人士，我討厭吃動物的想法。

然而，我不得不接受食物是良藥。我們的**人體根本不是設計成只攝取穀物和豆類——它們需要肉食**——我的無肉、以穀物為主的飲食，使我嚴重生病。如果我想治癒自己，就必須吃肉。

最後，我意識到，吃肉可以用健康和對生態負責任的方式進行——如果我**只吃草飼養和牧草養殖的動物**——只有穀物飼養的動物會消耗地球生態。我和馬修分享了這個觀點。

我告訴他，反對意見不僅是原則。當我從素食者轉換為肉食者時，我擔心如果不能依靠米飯和豆類，或豆腐炒菜、鷹嘴豆泥和蔬菜，那麼要吃什麼？我想知道，是否可以享受用肉和魚做的菜，或者是否可以學會做飯。因為那時的我，已近三十年沒有吃過紅肉，也曾想過，吃肉是否會讓我生病？

坦白地說，我從來不喜歡肉的質地。所以，當我終於決心準備一個草飼漢堡當作晚餐時，在最後一分鐘，不由地將一個堅實的肉塊，轉向製成一塊油煎碎肉。

「妳只需要咬一口，」我答應了自己。「妳可以從吃一點點開始！」

我的叉子顫抖著，我咬了一口⋯⋯，然後另一口⋯⋯然後又一口。很好吃，我最終吃了整個食物。第二天，我渴望肉，所以我又吃了一份。

我也有大部份的動機，是因為感覺變更好而來。我的心情不再搖擺，大腦再次激活，精神變好，能量全回來了。最重要的是，終於感覺像自己——很久很久以來的第一次。

我仍然不喜歡肉的質地，經常需要淋上醬汁，或者找到其他方法來調配它。但感覺更好是一個強烈的動機，更不要說烹飪肉、魚或雞，比起準備所有穀物和豆類的時間還少得多了。

記得整個過程是如此的生動，馬修也通過考驗，他的症狀開始消退、緩解，已經可以離開藥物。看到他有多麼激動——減輕最後那些體重，精神變得煥發，能量飆升。

我聽到他說出那些我經常說的話：「真希望我可以更早知道這個方法，我就可以更早回復最佳狀態！」我再次提醒他，有關於飲食的療癒力量，可以帶來美妙與活力的感覺——只要我們放開麩質、穀物和豆類。

歐醫師相談室

　　麩質過敏、麩質不耐，以及乳糜瀉，過去都被認為是西方人的疾病。

　　最近研究統計發現，東方人的比例逐年上升，全球化以及飲食西化或許是主因。有別於傳統東方飲食，接觸到麩質的機率大大提升。面對麩質來勢洶洶，建立好腸道免疫系統，才能避免麩質帶來的人體危害。

第 *06* 章　Tame the Toxins

馴服毒素

事實上，我們所有人都被毒素包圍。採取以下四種馴服毒素的策略：淨化空氣、淨化水源、購買乾淨的食物、購買乾淨的衛浴用品，就能減輕免疫系統的巨大負擔。

然而，解毒是兩階段的過程，需要將毒素從脂溶性轉換成水溶性。如果身體只運作第一階段，不進行第二階段，麻煩會比沒有排毒來得更大。（因為第一階段會使體內暴露在毒素之下，否則毒素只會儲存在脂肪內。）

克萊兒（Claire）是位三十歲的平面設計師，最近深受纖維肌痛（fibromyalgia）之苦。如同許多纖維肌痛患者一樣，她花了幾個月尋求正確的診斷，在她的案例中，一共找了六位醫師。

最後，她終於找到一位醫生給了她除了「妳只是累了」、「也許是壓力太大」或「讓我們休息一段時間，看看情況是否會改善」之外的答案。克萊兒如釋重負的以為找到了謎底——解釋這持續不斷的虛弱和痛苦。你以為搜索就此結束了嗎？

當然沒有這麼幸運。克萊兒很快地發現，傳統醫學治療纖維肌痛，基本上僅止於止痛藥、抗抑鬱藥和抗癲癇藥。如你所見，這些都不是錯別字。由於對疾病無法完全了解，後面兩種類型的藥物，緩解些許疼痛。

然而，克萊兒並不滿意這樣的選擇，因為這些治療沒有處理根本的原因，只試圖治療症狀，最多帶來暫時的緩解，永遠無法深入問題的根源。她一生極力避免這些類型藥物，也不打算服用，於是重新找尋醫師和解答。

後來，克萊兒碰巧看了我寫的一篇關於纖維肌痛病因的文章。她非常興奮的預約了門診——確認有另一種方法後，相當亢奮。她告訴我，渴望開始進行 Myers Way 的前兩大基石：治癒腸道，和去除麩質、穀類、豆類，以及其他造成慢性發炎的食物。

然而，當我們提到 Myers Way 的第三大基石——馴服毒素，她卻感到困惑。

「我承認不明白，我住在一個優雅的郊區，在辦公大樓上班，附近沒有任何工廠。感謝老天！在我住的地方沒有太多污染，那麼還需要擔心什麼樣的毒素？」

事實上，我們所有人都被毒素包圍——在空氣、食物和水中、在家裡、在工作場所、在乾洗衣物和昂貴的古龍水、在枕頭和床墊……，這份名單不勝枚舉。

即使對於住在農場、小城鎮和田園詩般郊區的人來說，其實就如同生活在城市和工業區的人一樣。

毒素淹沒我們的水，飄蕩過我們的空氣，滲入我們的土壤。人們藉由吃、喝、呼吸攝入毒素；更可怕的是，還不斷透過家庭清潔用品、個人護理產品，和化妝品吸收毒素。**毒素潛伏在廚房、地毯和家具，成為現代生活的常態。**

θ 麩質解決方案

我記得，當我第一次從素食者轉換成肉食者時，我深深體認到——基本上，穀物和豆類的飲食使我中毒，讓我不得不正視這個問題。對於沒能在毀掉我的甲狀腺之前，就發現這點，不免感到有些遺憾。然而，即使我有這個新的知識，卻發現很難實行它，至少在剛開始的階段。

是的，毒素影響了所有人，即使是篤信自己生活在乾淨和優雅環境中的人們。「毒素」字面意思是毒藥，讓我告訴你確切的涵義——任何對人體具有相當危害的物質，不正常的大量進入身體（不一定真的要大量，少量也可以深具危險，取決於物質和人）。

毒素包括重金屬（如砷、鎘、鉛和汞）、真菌毒素（某些類型黴菌釋放的毒物，可在家庭、辦公室和學校中發現），以及數十萬種工業化學產品，也在冰箱中會擾亂荷爾蒙的塑膠容器裡、水中的致癌重金屬等，可說無所不在。

2003 年，環境工作小組（Environmental Working Group，EWG）與紐約市西奈山伊坎醫學院（Icahn School of Medicine at Mount Sinai）合作進行了一項令人深刻的研究。他們的任務是，統計美國人的平均「身體毒性負擔」（body burden）——不是統計生活在有毒廢物傾倒或煤礦區工作的美國人，而是像克萊兒這樣，在似乎相對「乾淨」下生活的美國人。

而在現今，測試人體內工業化學物質和重金屬的花費，可說相當高昂，所以乍看之下，這項看起來可能是個小樣本的研究——只有生活在美國不同地方的九個人。但這些人測試了兩百一十種不同的物質，坦白地說，結果相當令人震驚。每個人的身體中，平均有九十一種工業化學物質、重金屬或其他毒素，包括多氯聯苯（PCBs）、常用的殺蟲劑、戴奧辛（dioxin）、汞（mercury）、鎘（cadmium）和苯（benzene）。

試想一下：九十一種毒素，並不是在與化學物質工作為伍，或是居住在污染地區的人之中，而是一般美國人——像你這樣的人——大多數人認為自己相對安全。（當然，如果你正在讀這本書，生活在一個污染的地區，或從事化學物質工業或相關職業，你已經知道身處風險之中。）

多達九十一種毒素已經夠糟了，可是在這當中，我們已經知道其中至少有五十三種會抑制免疫系統。所以，如果還在疑惑為什麼第一章談到自體免疫疾病大流行，現在應該已能釐清謎團中的一大部份。

當然，很多挑剔者對於小樣本的研究不太能接受。所以 2004 年，美國疾病控制和預防中心（CDC）測試了一個更大的樣本：2,500 人，他們發現大約一百一十六種化學物質的證據。

最後，2005 年進行了第三個研究——該研究中，研究人員發現了二百八十七種化學物質的痕跡。

當我閱讀關於這些研究，同時也是我想知道的：如果這僅是目前所發現的化學物質，那我們的體內到底還有多少化學物質，還沒有被找到？

這些測試並非隨機的，不只是抽取某人的血液樣本，檢測儀器自己吐出所含有的工業化學物質，和重金屬的列表。測試的物質，代表著必須是具體的物質。這些研究只能讓每個受試者測試一兩百種，截至本書完成時，約有八萬種化學產品在美國註冊使用，並且每年還有 1,700 種化學物質被新添加到列表中。

其中，究竟有多少存在我們體內？

我曾經以為，已經被批准使用的工業化學用品，上面沒有警告標籤，代表它已經通過仔細測試，並且安全。大錯特錯！政府機關是先假設這些新的化學質是安全的，正因為他們不想告訴業者——花了時間和金錢開發這些化學物質——最終，只是浪費了時間和金錢。

我必須承認我氣炸了，環境保護局（EPA）和食品藥物管理局（FDA）沒有盡到保護之責。但我也知道，這不完全是他們的錯。EPA 每年都有大約兩千到兩千五百件申請使用新的化學工業用品許可證——每週平均四十到五十個申請文件。通常沒有任何實驗數據下，大約 80％ 的申請，在三週或更短的時間內會獲得批准。

然而，這意味著對於化學工業用品，例如**食品添加劑等，不是由僱用來保護我們的政府官員所決定，而是由職業說客**，他們的首要工作是幫助僱用他們的公司賺錢，其次才是保護我們——如果是他說了算的話。

即使 FDA 或 EPA 對於某種化學物質做了研究，重點通常為是否導致癌症，而不是它是否可能在其他方面有害人體。更糟糕的是，每種化學品都是單獨研究，而非研究產品中如何作用，更不用說研究是否與所有其他化學物質和毒素會相互作用。

正如你在本書看到的，這並非單一事件，而是持續累積的慢性傷害，漸漸造成慢性發炎和免疫系統的失控。這是一個需要進一步研究的課題：所有這些化學用品，幾十年來，對我們的身體和免疫系統有什麼影響？沒有人真的知道。

我將告訴你：慢性疾病的發病率急劇上升，癌症的發生率也是，我們有過敏流行病、氣喘流行病，自體免疫流行病。如同之前所說，第一次體內毒素研究發現，至少五十三種工業化學物質會抑制免疫系統，許多毒素也會，但這些初始研究缺少資源做進一步測試。

各位，以上是目前的真實情況。人類生存的環境有近十萬種化學物質，許多（大多數）是有毒的，大量的化學物質正進入身體，使人體成為它們的永久居所。對於每個人，這將是一個巨大的毒性負擔，對於那些自體免疫疾病患者或處在光譜上的人，無疑會充滿症狀、健康不佳，並帶著疼痛生活下去。

θ 毒素如何誘發自體免疫疾病

臨床經驗證明，減輕毒素負擔能阻止自體免疫疾病的進展、逆轉病症，和避免在光譜上的人走向自體免疫疾病。究竟這是如何運作的？沒有人可以肯定，但以下有幾個關鍵論點。

其中一個假設，重金屬會改變或損害身體各種組織中的細胞，免疫系統無法識別改變後的組織，而把它們當作外來侵略者進行攻擊。就像被重金屬偽裝過的細胞，突然成了貼在指揮中心牆上的壞人照。

另一個理論，重金屬刺激免疫系統，使其進入高警戒狀態。它開始無法分辨自我與外來入侵者；也就是說，它失去了「對自我的容忍」（詳參第三章）。無法分辨敵我，免疫系統將破壞自身組織，導致自體免疫疾病。就好比重金屬佔據指揮中心全力攻擊，可憐警衛隊只好對一切盲目的開火，其中包括壞人和自身組織。

如前所述，發炎將是最終結果。第一種情況下，被重金屬侵占的組織，免疫系統會分泌大量額外的發炎化學物質。第二種情況下，因為免疫系統被過度刺激，開始分泌大量的發炎化學物質進入組織。無論哪種方式，發炎程度都會上升⋯⋯這就是為何 Myers Way 企圖將發炎壓制下來。

是的，我想減少你身體暴露在重金屬之中，把它們從體內移除，但我還想減輕體內與重金屬接觸後，不可避免的發炎狀況。

第三個理論則是關於所有的毒素——不僅是重金屬——如何引發自體免疫，以及有關於免疫細胞被「教育」的方式。T 細胞在骨髓製造之後，很快移動到胸腺，一個在胸骨後的小器官。T 細胞在胸腺被「教導」識別外來入侵者——識別病毒、毒素和其他危險，辨別出友好的細菌和健康食物，歡迎它們進入體內。

部份 T 細胞得到更專業的訓練，成為「調節性 T 細胞」（Regulatory T Cells），用來保持其他 T 細胞井然有序的工作——確保它們不會把自己的身體誤認為外來入侵者。它們的角色是保持自我的耐受性。所以，當你沒有足夠的調節性 T 細胞，或當調節性 T 細胞沒有得到適當的訓練，其他 T 細胞會如脫韁野馬，不只攻擊外來的危險，還有自己的組織。

是什麼導致這個過程偏離軌道？一個重要因素，就是毒素導致胸腺萎縮退化，使其無法訓練優秀的調節性 T 細胞。這使得 T 細胞更容易失控，開始攻擊甲狀腺、脊髓，以及身體的其他重要部份。

現在，讓我將上述知識歸結為兩個關鍵重點：

・正如第三章讀到的，體內有越多發炎，免疫系統越有可能被過度刺激，失去控制後，便開始攻擊自己的組織。所以，讓我們盡可能保持免疫系統冷靜，這將有助抵消，甚至防止一些毒素造成不良影響。

・低濃度的慢性毒性暴露——例如含有農藥的食物，或有毒的護膚產品——比起單一大量的急性暴露更為嚴重，因為累積負擔更大，對免疫系統的長期壓力也就更大。

診間裡每天上演著——發炎程度升高，導致 T 細胞失控。只要能將 T 細胞的火焰（發炎）撲滅，使其保持冷靜，並專注於它們真正的工作——只攻擊外來入侵者。透過飲食和高品質的補充品治癒腸道，T 細胞將能準確執行自己的任務。減輕毒素負擔，T 細胞更可以「做正確的事情」，只攻擊外來入侵者，而不是自己的組織。

θ 找回自然排毒能力

我這樣告訴病人：你的身體像一個杯子，暴露的毒素如同一滴滴填滿杯子的液體。你把一個健康的烤雞肉，和一些新鮮的蔬菜裝在塑膠容器中，在微波爐中加熱——滴。從辦公室自動販賣機，買瓶塑膠瓶裝礦泉水——滴。穿上乾洗後的衣服，外出用餐——滴。在最喜歡的壽司店吃飯，叫了一份鮪魚捲——滴。睡前塗抹含有對羥基苯甲酸的保濕霜——滴。

滴、滴、滴——，整夜滴個不停。

污染的泉水、乾洗化學藥劑、含汞鮪魚、類雌激素效應的對羥基苯甲酸酯（paraben）等，滿滿的毒素……，一路持續下去，直到最後杯子溢出來自塑膠。你花了整整一天填滿杯子，然後是第二天、第三天。

當然，你會希望直到老年後，杯子仍然不會溢出，但對許多人來說，速度超乎我們想像。自體免疫疾病的人可能已經累積過多的毒素，因為杯子已經填得滿滿的——所以，我們必須更努力，試著清空杯子，防止再被填滿。

我現在並不是想嚇唬你，甚至不想帶來壓力，只是希望能夠讓你意識到，可以減輕毒素負擔，支持免疫系統。以下是我們可以做的：只要採取四大排毒策略，將可藉由減輕毒素負擔，而感到驚人且重大的改變。

如果你正遭受多重自體免疫疾病之苦，或是患病多年，或者自體免疫疾病令你感到憂鬱，如果你是我的病人，我將指出關心的兩個重點：重金屬和有毒黴菌。

最後，我會告訴你，如何支持身體的自然排毒能力，以便繼續釋放體內毒素。

我為此感到興奮，馴服生命中的毒素，將使自己重新充滿活力——正如我之前說的，知識就是力量。且讓我們開始吧！

θ 馴服毒素策略

提到毒素，有以下兩個主要目標：

・預防（Prevention）：盡量避免毒素累積——防止液體滴到杯子裡。

・排毒（Detoxification）：支持身體的排毒能力，透過吃正確的食物，並採取正確的高品質營養補充劑，這些可從 Myers Way 中獲得——從杯子裡倒出液體。

顯然的，預防是最好的朋友。身體避免的毒素越多，排毒工作就越少。然而，環境中有近十萬種工業化學物質，誠實的說，要將毒素完全排除在體外，可能具有一些挑戰性。所以，和你分享一則座右銘：「控制你可以做的，放棄你所不能做的！」

每個人都必須弄清楚自己的做法。我的個人策略是——保持家中和辦公室無毒（很幸運地可以控制辦公室），只吃有機食材，在我的廚房裡沒有塑料或有毒的炊具，而鐵氟龍（Teflon）和其他不沾鍋廚具有毒。控制家裡環境，意味著外出時，仍有一點空間可以承受外在的毒素。

是的，我寧願選擇一個健康的餐館，只提供有機蔬菜和放養畜產品，但這很難達成，且不是所有朋友都能接受，或至少不是每次都去同家餐廳。當然，我試過從冰箱裡拿出有機食材，準備自己的午餐，假使沒有時間，就必須找一家健康食品店購買午餐，只好允許自己吃他們提供的養殖魚，而不是在家烹煮野生鮭魚。但盡我所能的控制，同時保持自己的排毒途徑暢通，並在任何時候支持排毒系統，這讓我覺得，有空間做出一些妥協。（本章的最後將分享如何支持排毒系統。）

當然，我仍擔心壓力深植在免疫系統，但必須找到方法確認，否則永遠沒辦法去任何地方。下一章中將帶你看見，那種擔心和孤立所帶來的壓力，可能比毒素還糟。

我知道，並非每個人都相同，而且有自己的優先考慮。所以，這裡有四種減輕免疫系統巨大負擔的方式，並在環境中馴服毒素的策略。只要做好這四件事，就能在比賽中居於領先：

1、淨化空氣

在家中放台 HEPA（High-Efficiency Particulate Air，高效率空氣微粒子過濾網），空氣清淨機淨化空氣──覆蓋整個房子，或個人化的皆可。

2、淨化水源

在家中的水源處或每個水龍頭裝上過濾器，如此一來，喝水、泡澡及淋浴皆是無毒的水源。當然，要避免瓶裝水。

3、購買乾淨的食物

購買草飼、放養，以及有機的食材。以無毒的方式烹煮及儲存食材，更是絕佳方案。

4、購買乾淨的衛浴用品

在接下來的三個月內，用乾淨、無毒的產品，替換所有個人衛浴產品（包括洗髮精、除臭劑、牙膏、保濕霜，以及身上的其他東西）。要找出自己使用的化妝品和個人護理產品的安全性，請瀏覽 www.ewg.org/skindeep 的化妝品數據庫。要了解多少毒素存在於個人護理產品中，請瀏覽 www.TeensTurningGreen.org，查看它們的「Dirty Thirty」，網站會不定期更新，甚至可以直接輸入產品名，找出它們到底有多毒。

θ 策略一：淨化空氣

HEPA 是「高效微粒空氣」的縮寫，HEPA 過濾器確實是高效的，能去除99.97%的大於 0.3 微米的所有顆粒。

可以考慮購買整套的家庭過濾器，如果買的是個人式，根據家的大小，可能多添購幾個。如果只能買一台小的 HEPA 過濾器，把它放在臥室，因為這會待上八到十個小時睡覺的地方，可幫助睡覺時排毒。如果可能的話，在辦公室也放置一台 HEPA 過濾器。可以的話，告訴主管你有醫療需求，獲得許可擺在桌子旁邊。

我的患者驚訝於推薦 HEPA 過濾器，當然克萊爾是其中一個。「我能理解環境中有更多毒素，」她告訴我，「但我不明白，為什麼室內的問題比較大？」

實際上，正如我告訴過克萊兒，**家裡空氣可能比室外空氣毒性更糟**──任何地方都有一至兩百倍的毒性。辦公室的空氣可能更糟，辦公大樓往往比住家的空氣更不流通，所以毒素濃度更高，充滿著工業用清潔劑的煙霧，用於複印的化學物品，和其他健康危害。請查看 EPA 關於室內空氣的一般警告：

大多數的人都知道室外空氣污染可能損害健康，但可能不知道，室內空氣污染也會有重大影響。EPA 對人類暴露於空氣污染物的研究顯示，許多污染物的室內空氣濃度，可能是室外的二到五倍，有時甚至高於一百倍。這些室內空氣污染物需要特別注意，因為據估計大多數人待在室內花費多達 90% 的時間。近年來，美國環保局及其科學諮詢委員會（SAB）所做的風險比較研究，**室內空氣污染已被列入公共衛生的前五大環境因素。**

不再說了，就給自己一些 HEPA 過濾器（我在「參考資源」提供一些好的選擇），讓我們輕鬆呼吸吧！

θ 策略二： 淨化水源

減輕毒素累積的最有效方法之一，正是喝水、淋浴，和泡澡時使用過濾水。家中水龍頭裝置過濾器（請參閱「參考資源」），若是住在獨棟房子中，則需要全套過濾的系統。我也希望你能不計一切代價，避免使用塑膠水瓶。

這些塑膠瓶有三個問題。首先，水本身可能含有毒素或污染物，因為實際上自來水的管控規定，比起瓶裝水還嚴格！

第二，含有塑膠成分。許多塑膠含有稱為 BPA（雙酚胺）的有毒物質，或雙酚 A，一種類似雌激素的化學物質，被認為是內分泌系統的擾亂者。內分泌系統包含所有的荷爾蒙，也就是說 **BPA 會破壞甲狀腺、腎上腺，和產生性荷爾蒙的性腺，導致得到許多疾病的風險**。而且用於水瓶和許多其他塑膠容器的 BPA，會藉此滲透到食物或液體裡面。

這些塑料瓶傷害我們的第三種方式，當他們被傾倒到垃圾掩埋場。毒素滲入土壤，並蒸發盡進到空氣中，最終作為雨水，返回大地——有時靠近垃圾掩埋場，有時幾英里遠。

從有毒土壤中生長，或用有毒的雨水澆灌的食物吸收毒藥，以及在土壤或雨中生長的牛一樣。最終，這些毒素將回到我們身體，給予免疫系統壓力，造成其他健康問題。

最近有一些關於無 BPA 塑膠的商業炒作，但問題來了。你真的認為，毫無有害的化學物質在其中嗎？無 BPA（BPA free）並不意味著無毒。幫地球一個大忙，請使用不銹鋼保溫瓶或玻璃瓶，盛裝過濾後的水！

◆ 三氯乙烯的黑暗面

我只需告訴你三個字母，解釋為什麼濾水器很重要：TCE，三氯乙烯（TCE, Trichloroethylene）是一種相當致命和常見的污染物。它在工廠或是軍事基地，用於清洗水箱軟管、飛機、卡車和其他機器，之後滲透到地下水中。

由於 TCE 被廣泛的應用——皮革製造商、乾洗店，以及飛機和機器製造商使用——因此，它可以在家用產品中找到，包括膠水、黏合劑、塗料稀釋劑和剝離劑，暴露風險遠遠超過想像。

事實上，大約 10％的美國人可在血液中被檢測到 TCE，並且 TCE 常常在母乳中被發現。你可以從周圍的空氣吸入，或者飲水攝入——可能在淋浴時暴露其中，因為當水變成蒸汽時，它就會釋放出來。

這就是為什麼，連淋浴都需要濾水器，因為它是種雙重危害：**TCE 煙霧通過肺部，同時透過皮膚進入體內**。長期暴露是很糟糕的——特別是 TCE 被認為可能會抑制免疫系統。

感謝小岩城阿肯色兒童醫院（Arkansas Children's Hospital Research Institute）微生物學和免疫學系研究所——凱瑟琳‧吉爾伯特博士（Dr. Kathleen Gilbert）的發現。吉爾伯特博士已經對老鼠進行了幾項實驗，發現 TCE 會破壞免疫系統的訊息傳導，並觸發免疫系統產生攻擊自己組織的抗體。

高劑量的 TCE，差不多與使用 TCE 工廠的暴露量相似，會刺激老鼠的 T 細胞攻擊老鼠的自體組織。老鼠的發炎指數因此上升，尤其是與狼瘡和其他自體免疫病症相關的免疫指標。

低劑量，慢性的暴露於 TCE 之下，可能與藉由淋浴時所接觸的劑量相當——也會引起發炎反應，以及引發稱為自體免疫性肝炎（autoimmune hepatitis）的肝臟破壞性疾病。

還有許多不知道的 TCE 真相，以下是我從吉爾伯特博士的研究中下的結論：

無論是住在大城市、宜人郊區，或農村小鎮，都有可能暴露在 TCE 之下。

我們面臨的真正危險——特別是那些患有自體免疫疾病，或在光譜上的人——不僅僅是單一突發性事件，而是我們每天都正面臨慢性、低劑量的暴露。吉爾伯特博士是第一位真正做到這點的研究者，我們都相當感謝她。這些微小但不間斷的毒素，持續帶給身體及免疫系統壓力，造成慢性發炎。最終，就是自體免疫疾病。

所以，請檢查家中的清潔用品，並嘗試消除任何含有 TCE 的物品。請安裝濾水器，確保在洗澡時不會同時吸入毒素。

◆ 使人畏懼的氟化物

起初當含氟水用來預防蛀牙時，它是一種天然產物：氟化鈣（Calcium fluoride）。如今，如果在水中含有氟化物，它則是氟化鈉（Sodium fluoride），對於製鋁產業來說，正是有毒的廢棄物。

是的，你沒看錯！今日水中的氟化物，實際上來自有毒廢物的污泥所提煉。工廠將其轉換為氟化鈉，並將其出售給政府從中獲利，卻為我們帶來嚴重的健康危害。

更糟的是，除了氟化物之外，大多數公共用水含有氯和溴，並且溴也常常出現在烘焙食品中。這三種化學物質會在體內與碘競爭，並且往往取代碘的位置。由於人體甲狀腺依賴碘，這鍋化學燉湯——可能是甲狀腺疾病猖獗成長的背後原因。

很少濾水器能將有毒的氟化物濾出。我敦促你在當地社區採取行動，連署拒絕氟化物，以保護健康。

θ 策略三：買乾淨的食物

理想情況下，你可以完全吃有機食品，買草飼牧養的有機肉類，和有機水果蔬菜。理想情況下，理當支持當地小農——只要是在有機地種植。所以請確認他們是餵食怎樣的飼料——沒有基因改造玉米、大豆或苜蓿——以及如何種植蔬菜。（關於基因改造的更多信息，參見附錄 A）

然而，我知道有機食物相對昂貴。如果必須做出妥協，那麼就把重點擺在肉類上。動物是食物鏈的頂端，所以如果牠們吃進含有毒素和重金屬污染的飼料，會讓毒素放大許多倍。有機草飼牧養的肉類，應是優先選擇。（有關重金屬的相關資訊，請見附錄 B）

關於水果和蔬菜，如果不能買到全有機，請查看環境工作組的網站（www.ewg.org/foodnews），並查看名單：Dirty Dozen Plus 和 Clean Fifteen。Dirty Dozen Plus 是十二種特別有可能被農藥污染的食物；Clean Fifteen 則是在正常生長時，相對比較安全。這些名單上的食物會隨時改變，所以我將定期造訪網頁。EWG 還有用來挑選不易被汞污染的安全魚類清單。

◆ 殺蟲劑互聯網

現今農產製造業中，如果是食用農產品，那幾乎確定是暴露在農藥之下。更糟糕的是，現在有很多證據證實，殺蟲劑不僅僅有毒，更可能觸發自體免疫疾病。這裡有一些證據指出，每天使用殺蟲劑的農民，將發生什麼事情：

2007 年的一項研究中，過去十四年間的三十萬份死亡證明顯示，因種植農作物與農藥接觸的農民，可能是死於自體免疫疾病。

另一項研究中，終其一生接觸過有機氯農藥的農民，更有可能具有較高的

「抗核抗體」（ANA）——這是初發性狼瘡的徵兆。

第三項研究發現，使用混合農藥的農民更可能患有狼瘡。

「好吧！」你可能在想，「我會非常努力並仔細洗滌食物，洗掉所有的農藥。」

抱歉，那是不可能發生的事。許多農藥是系統性的，**這意味著農藥已經成為植物及其產品的一部份**。例如，已經在充滿農藥果園中種植的蘋果，農藥已滲入果實當中，味道是如此甜美；毒藥當然不只是停留在皮膚上。

這就是為什麼，我強調購買有機的重要性，希望你可以做到，不然自體免疫疾病或光譜上的症狀，不會消失得如你想要的那樣快！

◆ 跳過塑膠

「喔，我的天哪，什麼東西不含塑膠？」大部份食物包裝都有，這意味著——你正隨時都在攝取大量的有毒分子。

含有 BPA 的塑料，也存在收據上的塗層、罐子的內襯裡（更接近口中的食物！）和三明治袋（又是食物！）。所以，如果想要減輕毒素負荷，就需減少塑料。如果可以，請不要將食物儲存在任何種類的塑料中——包括塑膠袋——因為毒素會進入食物。請使用玻璃代替！

有一段時間，當人們警告塑料具有危險性，重點在於 BPA，但我總認為，即使不含 BPA 的塑料也具有危險性。2014 年 3 月，我的懷疑被證實，神經科學家喬治・比特拿（George Bittner）和他的同事們測試了四百五十五種產品——塑料包裝、泡沫塑料、食品加工和皮下注射器中使用的塑料，以及其他的品項，發現其中 72％釋放了大量的雌激素類似物，進入他們所包裝的食物、藥物或個人護理產品中。透過避免塑料，能保護免疫系統，特別是如果已患有自體免疫疾病，或身處免疫光譜上的人。

◆ 丟掉鐵氟龍

在美國，96％的居民可在血液檢測中發現全氟辛酸（Perfluoroctanoic acid, PFOA），一種潛在的免疫系統干擾劑。這並不奇怪，PFOA 為鐵氟龍中的關鍵成分，不沾鍋、便當盒和一次性咖啡杯，以及衣服、地毯、電腦芯片、電纜線、汽車零件和地板等，皆可見其蹤影。

不幸的是，我們並不清楚 PFOA 如何影響我們。然而，由斯德哥爾摩大學生化毒理學中心（Stockholm University's Unit for Biochemical Toxicology）發表的文獻指出，研究人員找不到最低的安全劑量。意思是，只要存在體內，PFOA 每分每秒都影響人們的免疫系統功能。

所以，不要在一個有毒的鍋子裡煮有機蔬菜和放牧畜產。避免使用不沾鍋炊具，確保免疫系統暴露在最低的威脅之下。

需要避免的塑膠

我們都知道要遠離 BPAs，它會破壞內分泌系統，並將類雌激素灌入體內，造成不孕、肥胖和兒童行為的異常變化。但是，許多標記為「不含 BPA」的塑料產品，其實已被證實還是會產生類似的化學物質。

以下是一份常見的塑料指南，它們潛伏在日常用品和材料之中。若是想要輕鬆識別每個塑料，請仔細查找包裝上所標記的數字。

包裝上的數字	常見來源	附註
1 聚乙烯 （Polyethylene） 氯乙烯 （Terephthalate, PET or PETE）	瓶裝汽水、瓶裝水、食用油、漱口水、番茄醬、沙拉醬、瓶裝花生醬。	材質輕，多功能形式，這是用於瓶裝汽水及水的主要塑膠。它有時含有銻，有模擬雌激素的效應。PET 對於單次使用是很好的，但是當暴露於熱和強力洗滌劑時，便會開始分解。

2 高密度聚乙烯 （High-densitypolyethylene, HDPE）	嬰兒奶瓶、洋芋片、餅乾和穀物的外包裝、玩具、砧板、冰塊盤、牛奶壺、水、果汁、洗滌劑和洗髮水的瓶子、優格桶。	HDPE 市場上是作為堅固耐熱的材料，但一些環保團體對兒童玩具，和瓶子中使用的鄰苯二甲酸酯滲出的潛在危害，表示質疑和擔心。
3 聚氯乙烯 （Polyvinyl chloride, V 或 PVC）	熟食容器、塑料包裝、浴簾和運動牙套。	PVC 會將鄰苯二甲酸酯/致癌物質釋放到食物和飲料中，特別是當容器開始磨損，使用洗碗機洗滌或被加熱（包括在微波爐中）。
4 低密度聚乙烯 （Low-densityPolyethylene, LDPE）	牛奶紙盒、塑料製品袋、冷熱飲料杯、冷凍食品容器。	
5 聚丙烯 （Polypropylene, PP）	嬰兒奶瓶、吸管杯、吸管、處方藥瓶、保鮮盒、熟食容器、瓶蓋、優酪乳瓶和外帶容器。	PP 作為耐熱產品銷售，但這只表示不會在加熱時熔化，並非保證是健康的，或是不會滲出化學物質。

6 聚苯乙烯 （Polystyrene, PS）	外賣容器、蛋盒、肉和魚包裝、餐具、包裝花生。	通常被稱為泡沫聚苯乙烯，PS 含有苯乙烯，其有模擬雌激素的效應，長期少量暴露下，會引起疲勞、睡眠困難和淋巴異常，並具有致癌作用。加熱時特別危險。PS:在一些城市被禁止，包括波特蘭、俄勒岡和舊金山。
7 其他，通常是指聚碳酸酯 （Polycarbonate, PC）	碗、盤子、杯子，可重複使用的水瓶、食品包裝、攪拌棒、針筒。	PC 源自 BPA。許多研究已經結論指出，微量的 BPA 會引起內分泌紊亂，造成發育不良和癌症。
聚乳酸 （Polylactic acid, PLA）	外賣容器、水果和蔬菜包裝、優格容器、餐具。	這是作為可生物降解和當作肥料的塑膠，但通常由基因改造的玉米製成，現在研究已顯示會釋出雌激素。

θ 策略四： 購買乾淨的沐浴用品

　　如果維持最低的衛生標準，很可能會暴露在各種各樣的工業化學物品中。我知道多數人不能下定決心走進浴室，然後丟掉眼前的一切，但如果受症狀之苦，或擔心在自體免疫光譜中上升，這會是偉大的一步。

　　如果覺得不太緊急，或者無法很快的下定決心也沒關係，但在接下來的三個月中，購買無毒產品來替換用完的產品。最終，你就能消除免疫系統的主要壓力來源。

　　我知道很難看到瓶瓶罐罐的香水，對身體造成的威脅，但相信我，它們絕對會！若是不相信的話，可以去查驗成分。以下是需要注意的成分，清單並非永遠不變，大約有三十項，被暱稱為「Dirty Thirty」：

- 鋁鋯和其他鋁化合物（aluminum zirconium and other aluminum compounds）
- 苯扎氯銨（benzalkonium chloride）和苄索氯銨（benzethonium chloride）
- 乙酸苄酯（benzyl acetate）
- 溴硝醇（bronopol）
- 乙酸丁酯（butyl acetate）
- 丁基化羥基甲苯（butylated hydroxytoluene, BHT）和丁基化羥基苯甲醚（butylated hydroxyanisole, BHA）
- 焦油（coal tar）
- 椰油醯胺（cocamide DEA）和月桂醯胺（lauramide DEA）
- 二乙醇胺（diethanolamine, DEA）
- 乙氧基化物（ethoxylate）
- 乙酸乙酯（ethyl acetate）
- 甲醛（formaldehyde）
- 釋放甲醛的防腐劑：quaternium-15、DMDM、乙內醯脲（hydantoin）、重氮烷基脲（diazolidinyl urea）和咪唑烷基脲（imidazolidinyl urea）
- 香水（fragrance/parfum）
- 氫醌（hydroquinone）
- 碘代丙炔丁基氨基甲酸酯（iodopropynyl butylcarbamate）
- 鉛和鉛化合物（lead and lead compounds）
- 甲基異噻唑啉酮（methylisothiazolinone, MI/MCI/MIT）和甲基氯異噻唑啉酮（methylchloroisothiazolinone）

- 對羥基苯甲酸酯（parabens）——甲基，乙基，丙基和丁基
- 凡士林（petrolatum）
- 鄰苯二甲酸酯（phthalates）——鄰苯二甲酸二丁酯、鄰苯二甲酸丁酯、苯甲酸酯、鄰苯二甲酸二甲酯

對羥基苯甲酸在體內會模仿雌激素的作用，但無論男女的體內都不需要更多的雌激素。看看成分表，在任何地方如果看到「對羥基苯甲酸」，即使只是在一個名詞的結尾（例如「甲基對羥基苯甲酸」），請趕快遠離吧！鄰苯二甲酸也會模仿雌激素的作用。

你也應該注意麩質、穀物、豆類和奶製品。是的！就在洗髮精、牙膏和保濕液裡。如果不相信我，只要花個十分鐘，在任何藥妝店查看洗髮精和保濕霜，甚至在最喜歡的「有機」雜貨店裡的「個人護理」專櫃都可見到。如果沒有看到麩質和小麥，肯定會看到一些其他引起體內發炎的成分，如燕麥、大豆和乳製品。

當你吃這些食物時，已經夠糟了，想想還把它們用在皮膚上——身體最大的器官——一天好幾次，以洗髮精、護髮素、沐浴乳，以及保濕霜的形式進入體內，更不用提從除臭劑、碳粉、磨砂膏，和化妝品所吸收的毒素。

不要被標籤上的「有機」或「全天然」所愚弄，記得看看成分表。幸運的，還是有一些安全的選擇。

θ 運用參考資源

好，現在你知道需要馴服毒素的前四名。如果想了解更多關於如何測試重金屬，對抗有毒黴菌的問題，探索牙科問題，或擺脫家庭環境中的毒素，請參考附錄 B，C，D 和 E。

我盡可能讓 Myers Way 容易上手，所以我在參考資源的部份放上有用的網站和產品。如果你正在尋找濾水器，有機清潔產品，更安全的化妝品或本章中提到的任何其他產品，請詳閱「參考資源」中的一些建議。

θ 減輕重金屬負擔

我的許多患者面臨額外的毒素負擔：重金屬。

以下是我認為使病患大量暴露在重金屬中的項目：銀牙填料、鮪魚、箭魚和其他大型含汞的魚類，或是其他類型的環境暴露。當飲食改變，無法使病患達到預期治療的效果時，重金屬會是考慮的因素之一。我會讓自體免疫和光譜上的病患，接受常規檢驗體內的鋁、砷、鎘、汞和鉛。

如果想要檢測重金屬，請找一位功能醫學醫師，有關檢測的更多資料，請參見附錄 B。

這時你可能會想：「重金屬？我怎麼可能會有呢？」好吧，讓我們來看看一些最常見的重金屬。

◆ 鉛

檢測鉛的濃度，正因為它太常見了。早在 70 年代開始，禁止鉛用於汽油之中，但花了二十年才被完全禁止。以前的**鉛用於油漆當中，現在仍可在舊管路中找到**。雖然自來水廠有作檢查，以確保他們的水是無鉛的，但如果通往你家的是老式管路，仍可能吸收相當大的劑量。（新管道內襯含有 PCB 的塑料，這會引起其他類型的健康問題，請查看「參考資源」，然後安裝淨水過濾器！）

還有一個有趣的地方含有重金屬：你的嘴唇。大約四百種的口紅，含有微量的鉛。自從 1990 以來，口紅含鉛的問題爭論不休。如果嘴唇上的毒藥，使你感到煩惱，請查看「參考資源」，以獲得更安全的選擇。

來自中國的陶瓷和玩具，會是另一個鉛的來源，因為那裡的有毒產品標準較低。我可以親自證明，鉛在美國人口中仍然廣泛存在，當我幫病人測試時，總是發現鉛濃度升高。順道一提，研究人員發現鉛和狼瘡之間有很多聯結，這使我懷疑鉛與其他自體免疫病症有關。

◆ 汞

許多人都暴露於汞之中，所以我也經常檢查。想想汞在多少地方出現：

- 化妝品
- 牙齒填料
- 魚
- 農藥
- 皮膚增白劑
- 疫苗

汞也存在於燃煤廠附近的空氣中（查看 www.epa.gov，了解所在地區是否有汞），然後它落在地面和水路，進入植物和水系統……，魚和小動物吃這些植物，喝水或在水中游泳，進入體內……，更大的魚和動物吃小的……再從那裡進入我們這些吃魚和肉的人體內（野生大鮭魚並不吃其他魚，所以牠們的汞含量，可能不像其他物種那麼多。）

◆ 砷

如果你是推理的粉絲，可能會認為砷只出現在英國謀殺之謎，舒適的英國村莊與茶店和公爵之中。可悲的是，砷在現代世界中仍然如此普遍，我也經常檢測（技術上，砷不是重金屬，而是重金屬合金：金屬和其他元素的混合物，但它仍然帶有毒性，可以觸發或惡化自體免疫疾病，這也是為何我將它包含其中。）

在某些地區，飲用水中可能含有砷，也存在土壤中，進入米、蔬菜和水果。最近甚至有報導蘋果汁中有砷。用於甲板的木材，在處理的過程也加入砷，在印度和中國則用於草藥。哦，對了，**工業化農場故意把砷加入雞飼料中，所以現在除了含汞魚，我們還有含砷雞。**

砷用於動物飼料，對我來說是個沉重且巨大的打擊，但它從四十年代以來，就一直在使用，顯然它可以用來保存飼料。作為一個強效毒物，砷抵抗一些常見的家禽疾病，支持組織和血管發育——我知道這聽起來怪怪的，卻千真萬確。

歷史上，根據 2013 年 Bloomberg.com 的報告，大約 70% 的美國家禽給予以砷為主的藥物。FDA 曾禁止三種含砷藥物使用在家禽和豬飼料中，但誰知道還有多少沒被發現。

順帶一提，稻米中的砷殘餘，來自於水稻的水源，但它也來用作肥料的家禽糞便。如果這還不夠讓你沮喪，許多嬰兒米穀物——許多兒童的主要食物——它的砷含量，比起燕麥所含的還要多五倍。

θ 電磁波危害

由電氣和電子設備（包括電腦、電視、手機、微波爐等）產生的帶電區域——電磁波領域（Electromagnetic fields, EMFs）逐漸被擔憂。雖然電子設備看似已有很長一段時間，事實上它們存在環境中僅僅幾十年，所以並沒有很多長期的相關研究。然而當少數問題開始浮現，特別是對於自體免疫病症，或處在光譜上的族群來說，則是相當可怕的問題。

現在，我要對你誠實：我從不給你連我自己都做不到的建議。體內一部份的聲音，在讀了一些文獻後，督促我永遠關閉家中的所有電子設備。但住在現實世界中的那部份說：「活著沒有電腦和手機？這怎麼可能！」

以下建議也許是最好的妥協，具有可行性，而且我也正在執行：

- 每天晚上關閉網路分享器。睡眠時並不需要使用，為何要在睡覺時，讓自己暴露更多電子輻射？
- 切勿在身上攜帶「開機」的手機。放在袋子裡，或保持在飛航模式，放在口袋或是手機套。
- 切勿直接接聽手機，使用擴音模式或連接上耳機。
- 如果睡覺時，想把手機放在身旁，轉換成飛航模式。這樣一來，仍可以把手機當作鬧鐘。

θ 口腔危機

重金屬和其他潛在的發炎來源，不只是「外在」於環境中，也潛伏在嘴裡，暴露在最需要關心的低程度慢性攻擊：

◆ 根管（**Root canals**）：這可能會受到感染，作為持續發炎的來源，給予免疫系統壓力。

◆ 智齒（Wisdom teeth）：如果將它拔掉了，空洞（骨頭上的洞）可能仍然存在，也可能發炎或被感染。

◆ 牙橋、牙柱和牙套（Bridges, posts, and porcelain crowns）：藉由各種方式，口中的牙齒添加物使人暴露在毒素、重金屬和發炎之中。

◆ 銀粉填充（Silver fillings）：這是混合銅、銀和汞的汞合金，會持續將毒素釋放到血液中，所以建議找整合牙醫用複合填充物替代。整合型牙醫（biological dentist）為一種瞭解重金屬危險的牙醫，並已學會如何安全地移除它們。

當然普通的牙醫師，在理論上也可以幫助你做轉換，但他可能不知道如何安全地移除，以避免汞蒸氣滲透血腦屏障（blood–brain barrier），進入大腦。有關如何找到整合型牙醫的建議，可參閱附錄 D 和「參考資源」。

θ 黴菌與黴菌毒素

行醫經歷中，我遇到最嚴重的問題之一是黴菌毒素——由特定種類黴菌所產生的揮發性有機化合物（Volatile organic compounds, VOC）。然而，多數人甚至沒有意識到黴菌毒素正在影響他們。

到目前為止，為何黴菌毒素能躲過雷達偵測？

首先，有四分之三的人口，擁有能夠承受黴菌毒素，而沒有症狀的基因。你可能受黴菌毒素之苦，而你的家人卻沒有受到影響，甚至患有自體免疫疾病的家庭成員也耐受良好。

然後，很難相信有看不見的東西一直在製造問題，而且大多數黴菌並不會在開放空間中暴露出來。它們潛伏在地板下、牆後、窗戶，或窗框之間的裂縫。如果在家裡，很難檢測到它們，假使它們躲在某個學校的某個地方、辦公室，或許永遠不能被發現。然而，每一天，釋放到空氣中的毒素，一直影響著你我。

最後，**黴菌成為被嚴重低估的一個問題，正因大多數醫生並不了解**。即使是功能醫學醫師，大多數也不清楚黴菌和黴菌毒素。我自己會熟悉，是因為之前租的辦公室在大雨後，黴菌長滿房間，這時才意識到，它正在影響我和另一名工作人員，所以不得不搬遷。

　　所以，如果是因為黴菌毒素問題，而到醫生的診間求診，很可能不會得到正確診斷。其實我不常和第一次來就診的病人，討論這個話題，因為絕大多數的人遵循 Myers Way，就能簡單的得到更好的治療——整理飲食、治療腸道，並支持免疫系統。然而，出現以下狀況，使我開始懷疑是黴菌毒素所造成：

- 單就改變飲食似乎不足。
- 患者出現不同的奇怪症狀。
- 患者突然自體免疫疾病爆發。
- 儘管保持 Myers Way 治療，但患者仍有反覆的真菌過度生長。

　　只要一個家庭成員生病了，人們常常懷疑是因為家裡的黴菌，但請記住，只有四分之一的人口具有易受傷害的基因。

　　然而，我看過黴菌造成很多家庭成員生病的案例。曾經有一對兩歲的雙胞胎男孩，他們有著我見過最嚴重的濕疹，手臂和腿因搔抓而紅腫。症狀反應如此激烈，以至於唯一能消化的食物只有肉和米飯。經過幾回酵母過度生長，進一步加劇濕疹後，終於釐清家中的黴菌才是問題根源，於是他們著手清理家園，很快地，男孩們獲得改善。

　　簡單扼要說明結果，男孩正因一開始就進行一整套的 Myers Way 飲食——認證可食用的肉類、水果和蔬菜。（我很高興讓他們離開米食，這對長期來說並不理想，還好他們在短期內可以容忍）看吧！當黴菌消失的時候，男孩的母親就能遠離抗抑鬱藥（當然，是在醫生的監督下）。過去，她從來沒有把「心理」問題，與黴菌毒素的物理效應聯繫起來，但顯然地，有毒黴菌是造成情緒和皮膚問題的主要源頭。

　　如果懷疑有毒性黴菌導致相關症狀，請參閱附錄 C，有更多資訊指引你下一步該怎麼做。這可能會是一個巨大的轉捩點，扭轉身體狀況，阻止往光譜更進一步前進。

θ 體內自然的排毒途徑

理想情況下，人們會想避免毒素進入體內。一旦進入後，需要藉由排尿、排便或流汗才能排出。

解毒是兩階段的過程，需要將毒素從脂溶性（溶解在脂肪，所以它們被儲存在身體裡）轉換成水溶性（溶解水中可被排出）。如果身體只運作第一階段，不進行第二階段，你的麻煩會比沒有排毒來得更大。因為第一階段會使體內完全暴露在毒素之下，否則毒素只會儲存在脂肪內。

大部份的過程發生在肝臟，這需要「輔酶」（Cofactor）——一種特定的化學物質，才能使體內進行到第二階段。我非常確定 Myers Way 能透過營養豐富的食物和高品質的補充劑，提供身體所需的輔酶。

正因為身體內需要花費許多精力，才能完成第二階段解毒。因此，Myers Way 則提供了大量的蛋白質。

我從來都不贊成長期禁食或果汁斷食。正如你所見，身體需要能量和其他重要的營養素來進行排毒。如果禁食，排毒過程可能會在第一階段停滯，使你比以前更糟。

小腸是體內排毒的另一個關鍵部份：許多毒素在腸道中處理，從來沒有進入身體的其他部份。你需要一個健康的流程，使排便順暢。幸運的是，Myers Way 也顧慮到了這一點。另外，我們還得確保你有正確的運動，喝大量過濾的水，並採用高品質的補充劑，以支持排毒途徑。

在桑拿中流汗排毒

紅外線桑拿，是一種絕佳的方式，能幫助排出每日的汗水，尤其是當你不能輕易運動的時候。許多公司現在有提供紅外線桑拿，甚至有可折疊的「單人桑拿」設計，可安裝在自己家中，適合小公寓裡使用。

θ 美好的穀胱甘肽（Glutathione）

穀胱甘肽是體內最大的解毒劑。體內每一個細胞都有這種重要的營養素，但它高度集中在主要排毒器官——肝臟。**穀胱甘肽藉由與損害體內組織的自由基結合，將毒素排出身體**，此外也會與汞結合。

如果沒有足夠的穀胱甘肽，毒素會滯留在體內更久，或者被儲存在脂肪細胞裡，很可能造成免疫系統的破壞。Myers Way 透過攝取大量的大蒜、洋蔥和十字花科蔬菜（西蘭花、羽衣甘藍、花椰菜、捲心菜），幫助身體合成穀胱甘肽，當然還是需要額外補充穀胱甘肽。

現在，這裡是必須謹慎小心的。大多數的穀胱甘肽在腸道中不能很好地被吸收，因為它可能在滲透到細胞之前，就被分解了。穀胱甘肽的「脂質體」（liposomal）形式，被認為能夠滲透到細胞中，但無論是我本身或是診所的病患，並不具效力。不過「乙醯化（acetylated）」的補充劑型不會被分解，所以服用穀胱甘肽補充劑時，我建議使用「參考資源」所推薦一種乙醯化和奈米技術生產，使其更容易被身體吸收。

是的，你可以買便宜版本的穀胱甘肽，但它們幾乎無效。當談到補充品，一分錢一分貨。

θ 基因的重要性

功能醫學是個人化醫學（personalized medicine）——每個病人都需要獨一無二的治療。當我查看病人的基因時，尤其是「單一核苷酸多形性」（single-nucleotidepolymorphism, SNP），從來沒看過比這更生動的事情。

SNP——讀音「snip」，是單一核苷酸多形性的縮寫，可說是一種「基因突變」（DNA 基因序列變異）。SNP 可以各種方式影響我們，其中包括排毒。

例如，MTHFR 基因（methylenetetrahydrofolate reductase gene, 亞甲基四氫葉酸還原酶）幫助我們「甲基化」重金屬，透過這個過程可將它們從身體排出。你需要 B_6、B_{12} 和葉酸參與整個工作過程，但突變的 MTHFR 基因，會阻礙這個途徑。

　　我非常瞭解這個問題，因為我有兩個這樣的突變，許多患者也至少有一兩個。因此，我們比預期中排除較少重金屬。為了進行補償，則需要採取超大劑量的特殊預先甲基化維他命 B_6，B_{12} 和葉酸。因為排出重金屬，對我們來說比一般人還要難得多，當然也需要更加小心避免過度暴露其中。

　　大約 50％ 的人，有一個 MTHFR 突變，約 20％ 有兩個。如果患有自體免疫疾病，或處在光譜高位，我強烈建議要求醫生檢驗基因，才能保護自己與正確的補充營養。

　　另一個關鍵的 SNP，發生在 GSTM1 基因上。這個基因使人體能夠製造穀胱甘肽，正如之前所提到，這是一個解毒的關鍵。如果有一個 GSTM1 SNP，需要增加十字花科蔬菜的攝入量，並採取額外的排毒補充劑：穀胱甘肽、α-硫辛酸（ALA）、牛奶薊、NAC（N-乙醯半胱氨酸）和鎂。

　　最後，COMT 基因轉錄的蛋白質稱作 COMT（catechol-O-methyltransferase）蛋白。 COMT 是使人體能夠代謝幾種關鍵大腦化學物質的酵素，包括多巴胺、腎上腺素和正腎上腺素，所有這些存在體內帶來能量與活化組織的神經傳導物質。COMT SNP 的人通常能找到更多生命的價值——卻有代謝雌激素的問題（使他們的乳癌風險增加）、代謝酒精和其他毒素，都更加困難。COMT 酵素還有助於在肝臟和腸道中的解毒，並且像 MTHFR 一樣，需要維生素 B 的幫忙。所以，如果你有 COMT SNP，也應該服用甲基化的維生素 B。

θ 隱藏在補充品中的內幕

　　正如所見，我們生活在一個有毒的世界，不能每年只進行一兩次排毒，必需每天給予毒途徑有效的支持。

　　如果位於自體免疫光譜的低位，可以透過食物中獲得的營養素來排毒。但是如果你患有自體免疫疾病，或處在光譜高位，或有任何剛剛討論的 SNP，則需要額外的補充品。

　　我應該告誡你：**補充品是一個不受管制的行業，所以必須確保購買高品質的產品。**在「參考資源」提供部份建議，如果使用不同的品牌，要先確保經過第三方測試，並且遵循良好的生產規範——只生產高品質、無麩質和無乳的製品。

θ 克萊兒如何馴服她的毒素

當克萊兒起初意識到接觸到多少毒素，可能帶有的毒性負擔有多大時，她感到不知所措和沮喪。她告訴我：「我感到被包圍了！所有的一切都在等待時機跳出來，讓我生病。」

我鼓勵她把恐懼感變成承諾，提醒她，從小地方開始，一步一步地採取行動是可行的。畢竟，下一章將揭示，壓力也不利於自體免疫疾病。我們不要讓「焦慮」的毒性負擔，造成新的問題！

克萊兒已經承諾遵循 Myers Way 的飲食習慣，包括 4Rs 的腸道治癒準則。當她開始飲食時，決定採取建議的四個關鍵步驟：在家中和工作地點使用 HEPA 過濾器，並在所有的水龍頭加裝過濾器，使用不銹鋼保溫瓶、有機食品、不用鐵氟龍廚具，和塑膠製品保存食品，並逐漸替換個人衛生沐浴用品。

「這些是每天都做的事，有時一天好幾次，」她這樣跟我說。「我一直在吃、喝、淋浴，和使用沐浴產品，所以我想，這些選擇能夠支持我的免疫系統，而不是減弱它。」

克萊兒認為，在 Myers Way 三十天後，或許會有新的能量爆發，鼓舞她進行一些額外的改變。她告訴我：「可能會考慮更換家用清潔產品，改用環保乾洗劑，甚至購買有機床墊（見附錄 E）。」從小地方開始，一步一步幫助她恢復體力，而不是被疾病淹沒。

克萊兒在結合飲食計畫和 4Rs，與這些重要的戒毒步驟後，已快速地得到成效。在幾個星期內，她經歷了戲劇性的症狀減輕和身體能量的提高。「好長一段時間沒有這樣了！」克萊兒這麼告訴我，她覺得變回「正常了——就像我以前的自己，讓熟悉的自己回來真好！」

「我希望我並不需要處理全部。」她在上次訪問結束後說：「但是既然如此，至少我有所需要的訊息和參考資源。而且驚人的是，即使微小的改變，也可以收到這麼大的效果。」

歐醫師相談室

　　存在於塑膠製品中的塑化劑——鄰苯二甲酸酯（phthalates），衛生用品、化妝品中的防腐劑——對羥基苯甲酸酯（parabens），清潔用品中的酚類（phenols）被歸類為環境荷爾蒙（xenoestrogens）。

　　環境荷爾蒙進入體內會擾亂內分泌功能。許多醫學文獻指出，環境荷爾蒙與不孕症、乳癌、卵巢癌、子宮內膜異位、性早熟、前列腺癌、睪丸癌和精蟲數量不足等有密切相關。避免生活環境接觸，和提升肝臟解毒能力，以抵抗工業化所造成之環境危害。

第 *07* 章　Heal Tour Infections and Relieve Your Stress

治療感染，
舒緩壓力

壓力本身就是發炎，而且壓力會再度引發感染和惡化自體免疫疾病，或導致另一種免疫疾病的發生。

「為什麼斑馬不會得到潰瘍？」我們應該學習如同斑馬一樣的思考力量，在挑戰及挑釁結束後立刻放鬆壓力。

減壓是一種個人化的事情，需要自己騰出空間，安靜地敞開心靈和放鬆身體。

有些人藉由運動，有些是冥想，有些是走路，有些睡覺⋯⋯，找出什麼對你最有用，並確保每天都要執行。

我的病患茉莉（Jasmine）非常擔心。

她是一位四十出頭的大學教授，除了擁有極富挑戰性的工作，還有個兒子，目前努力維持一段遠距離婚姻。

但她已經和葛瑞夫氏症奮鬥了好幾個月——與我相同的自體免疫疾病，六個月前，她滿懷希望來到我面前，且終於得到舒緩。現在的她，不管在教課或與兒子共進晚餐時，都不再需要面對突如其來的恐慌發作。當她拿起叉子或鋼筆，手不會再顫抖；歷經過數個月持續沮喪和疲憊的長期失眠後，她終於能夠好好睡上一整夜。

然而，茉莉仍在持續使用藥物，抑制甲狀腺產生過多甲狀腺激素——這種藥物有副作用。諷刺的是，由於藥物降低了太多甲狀腺的功能，茉莉現在反而面臨與原來相反的困擾：乾裂的皮膚、疲勞和便秘，這些都與過低的甲狀腺荷爾蒙有關。儘管維持健康的飲食，體重依舊開始增加。

「這些副作用令人難受，」茉莉告訴我。「我想減少多餘的體重，恢復過去的能量，而且完全擺脫藥物！」

到目前為止，儘管茉莉對 Myers Way 飲食計畫和腸道治療相當努力，還是無法實現這些目標。「邁爾斯醫師，」她尊重但迫切地問我：「這已經是我所能期待的極限了嗎？」

「絕對不是，」我告訴她。「我知道還可以更進一步。」為了做到這一點，我解釋說，目前需要邁向 **Myers Way 的第四基石：治癒感染並減輕壓力**。

我向她解釋，雖然改變飲食和治療腸道可使許多患者完全改善，但有時仍然不夠。有時需要查看常與多發性硬化症、狼瘡，和其他自體免疫疾病相關的感染。

茉莉疑惑的看著我：「我以為我們已經解決感染的問題了，酵母菌過度增生和小腸異常細菌過度增生——幾個月前就清除了！」

「是的，」我繼續解釋，「但還有其他由病毒或不同類型的細菌所引起的感染，也可能導致問題。例如，皰疹病毒或引起單核細胞增多症的病毒（Epstein-

Barr, EBV）也可能引發自體免疫的問題，譬如大腸桿菌的細菌也是如此。」

我再解釋，這些感染會引起自體免疫疾病，或在沒有症狀的人身上導致復發。此外，**壓力會再度引發感染和惡化自體免疫疾病，或導致另一種免疫疾病的發生**——無論如何，感染牽涉其中。**壓力本身就是發炎**，更會引起體重增加……，而且額外的發炎會造成免疫系統進一步緊繃。

當我談到壓力，茉莉一直點點頭。一個來自移民家庭的堅強女性，習慣迎向挑戰，並在過去幾個月裡面臨著許多困難。在工作中，她的部門資金剛被刪減；加上她的遠距離婚姻不易維繫，而兒子剛被診斷出有學習障礙。

「那麼，好吧。」我告訴她。「妳已經治癒了腸道，並持續著健康飲食，這是相當難能可貴的——妳也已經看到很好的結果。現在我們進入下一個階段，下一步是治癒感染，減輕壓力負擔！」

θ 第四基石

到目前為止，你已經聽過 Myers Way 的三大基石：

1、治癒腸道。

2、移除慢性過敏源：麩質、穀類、豆類及其它食品。

3、馴服毒素。

現在該去探索第四大基石：

4、治療感染及舒緩壓力。

有些人，例如茉莉，可能需要解決難纏的細菌或病毒感染。（最常見的腸道感染，可參見第四章「治療你的腸道」4Rs 治療準則。）壓力也是基石的一部份，因為會與感染造成惡性循環：壓力常常引發並再度引起感染，而感染會產生體內壓力。

即使沒有感染的人，也需要找到健全和健康的方法應對壓力，因為壓力對免疫系統而言，無疑是相當大的挑戰。所以，讓我們仔細看看，感染和壓力如何讓自體免疫變得更糟，治療感染和緩解壓力如何讓我們變得更健康。

θ 自體免疫與感染

如同許多青少年一樣，茉莉在十四歲時，得到一種單核細胞增多症的疾病。她仍清晰記得，那時與流鼻涕、喉嚨痛、頭痛和高燒奮鬥了三個星期，令她衰弱的疲勞感，在整個春夏之間揮之不去。

「單核球增多（Mononucleosis）」是由 EBV（Epstein–Barr virus）病毒所引起，一旦在體內扎根就難以根除。即使茉莉沒有再出現單核球增多症，還是很容易被 EBV 病毒感染。

EBV 只是許多病毒的其中之一，連同其它細菌和病毒感染，已被證實與自體免疫疾病相關聯。感染通常會引起自體免疫疾病，或使病情惡化或再度爆發。

當我們已經知道有這麼多種自體免疫相關的疾病，但太多關於這是怎麼發生的，其實還不知道。科學家們提出了一些理論，所以讓我分享其中一些最重要的理論。感染透過多種方式影響免疫系統，因此，所有假設都有一些道理。

◆ 分子模仿效應（Molecular Mimicry）

免疫系統對於反應性食物（如乳製品和麩質）的分子模仿效應，但分子模仿效應也可由感染觸發。假設已經感染了病毒或細菌，叛變的 T 細胞和 B 細胞在免疫系統中，無法區分病毒和自身組織，所以兩者都攻擊。它們還會招募免疫系統的其他部份，並「指使」他們攻擊你。

◆ 旁觀者效應（Bystander activation）

根據這個理論，感染會破壞體內部份組織，而免疫系統想衝到現場滅火，盡責的對抗感染，但同時也攻擊自己的組織，於是，在這種情況下成為無辜的旁觀者。旁觀者效應可以伴隨細菌和病毒感染發生。然而，由於病毒可以直接進入細胞，更有可能引發這種類型的攻擊：免疫系統衝進來攻擊被自己組織細胞包覆的病毒，於是細胞成了火線上無辜的旁觀者。

◆ 隱性抗原（Cryptic Antigen）

好吧，這是個非常專業的術語，所以如果你喜歡，可以把這個理論想成是

「綁架」。這通常適用於病毒，譬如皰疹病毒或 EPV 病毒，它可能會劫持細胞的 DNA，試圖藉由模仿細胞來躲避免疫系統的攻擊。但免疫系統不被愚弄，並認為感染存在體內，於是動員攻擊，無論病毒和被「侵略者」所劫持的細胞都不放過。

現在讓我們來看看，最常見與自體免疫疾病相關的一些感染。這些並非唯一能觸發自體免疫的感染來源，但都是最常見的和最常研究的病症。

θ 病毒感染：皰疹（HERPES）

皰疹家族中有很多病毒，它們都似乎與自體免疫疾病有關。然而，單純皰疹（Herpes Simplex 1 & 2）和 EBV 被研究最多，所以需要討論它們。

單純皰疹是唇皰疹（cold sores）或生殖器皰疹（genital herpes）的病毒。如果患有皰疹，自己可能知道，但也可以要求醫師幫忙檢測。然而，接近 90% 的美國人都有對抗一種或兩種單純皰疹病毒的抗體，所以即使不認為帶原，可能只是根本沒有意識到曾經感染過。

皰疹沒有根治的方法，一旦病毒進入系統，就會停留在那裡。有時會處在活躍狀態，其他時間則處於休眠狀態。

當皰疹活躍時，免疫系統會製造抗體對抗——這些抗體會觸發自體免疫反應。當皰疹休眠時，比較不會參與自體免疫反應；然而通常不會知道它是否活躍，因為症狀可能極其微小，而容易收到忽略。

皰疹急性期發作，可由醫生開立抗病毒藥物治療。或者還可以服用兩種補充劑：離胺酸（Lysine），和最常見來自椰子油的單月桂酸（monolaurin）。（可參閱「Myers Way 自體免疫補充品方案」）

θ 病毒感染：EBV

與自體免疫相關的 EBV 病毒，是研究最為廣泛的感染，也就是茉莉所染感到的病毒（我在青少年時期患有單核球增多症，所以也感染過 EBV 病毒）。

EBV 是皰疹家庭成員之一，包括生殖器皰疹、唇皰疹、水痘（chicken pox）和帶狀皰疹（shingles）。95％的美國成年人，在四十歲以前就得過這種病毒，因此不太可能沒得到過。大約有一半的孩童在五歲就曾經感染過，所以如果住在美國，EBV 病毒幾乎可說是生活的一部份。

這時你可能會說：「等一下！我確信就我所知95％的人沒有出現單核球增多的現象。」然而，就算暴露在 EBV 病毒之下，得到單核細胞增多症，但根本沒有任何症狀，或許可能還會被誤診為流感。但是，95％的美國人確實有 Epstein-Barr（EB 病毒）的抗體，這就意味著曾經感染過它。**無論是否有生病的徵象，一旦感染了病毒，它將在體內與你共度餘生。**

EBV 病毒與許多自體免疫病症，包括多發性硬化、狼瘡、慢性疲勞症、纖維肌痛、橋本氏甲狀腺炎、乾燥症，以及葛瑞夫氏症有強烈相關。其中與多發性硬化和狼瘡的關聯更是強烈。例如，大約 99％的狼瘡兒童擁有 EBV 抗體，而健康非狼瘡對照組只有 70％。

同樣的，雖然 95％的美國居民擁有 EBV 抗體，但多發性硬化症的患者身上卻是 100％。基本上，多發性硬化症患者的 EBV 測試皆為陽性，而沒有病毒的人，似乎不會有多發性硬化症。我們還知道，**高濃度的 EBV 抗體，似乎能預測多發性硬化症徵狀的出現及復發**，曾經罹患傳染性單核細胞增多症的人，得到多發性硬化症的風險，則增加了一倍。

患有自體免疫疾病的人，並非只是單純比較容易被 EBV 病毒感染，同時因為病毒載量（Viral load）也遠遠高過於健康個體。「病毒載量」是病毒在血液中的濃度。即使沒有表現出任何症狀，一旦被病毒感染，一定程度的病毒濃度會滯留在血液中。

根據每毫升血液中存在多少病毒的「複製數」（copies），可以估計病毒在體內的存在量。你不需要記住所有細節，只要知道——即使沒有任何症狀具有較高的病毒載量，代表著比起較低病毒載量的人，使存在體內的病毒更為活躍。

有兩項研究結果最近再次被證實，狼瘡患者的病毒載量，比沒有自體免疫疾病的人高出十五至四十倍。事實上，當我測試茉莉的EBV，她的病毒載量異常之高。

有兩種治療 EBV 病毒感染的方法，傳統醫學醫師往往依靠開立抗病毒藥物，不幸的是，這些藥物大多並不是非常有效，也曾經引起一些危險的副作用。老實說，處方藥並不是一種有效的治療。

我喜歡採取另一種方法。首先，通過遵循 Myers Way 的計畫支持免疫系統，第八章會一一列出：攝取對免疫友善的食物；服用高品質營養補充品；治療腸道；飲用大量過濾水；並且正確的運動；每晚睡七到九個小時，視需求可以更多；支持排毒途徑；盡可能減少個人環境的毒素；並且管理壓力。

第二，那些關心感染的人，也可以使用大量的椰子油和椰子衍生物。你會很高興地知道，許多 Myers Way 食譜包含健康含量的椰子油，這將是一個良好的開端。

θ 細菌感染與自體免疫

以下為細菌感染與自體免疫疾病之間，最常見的關聯：

細菌種類	相關疾病
彎曲桿菌（Campylobacter）	格林－巴利症候群 （Guillain–Barré syndrome）
肺炎披衣菌 （Chlamydia pneumoniae）*	多發性硬化症
檸檬酸桿菌（Citrobacter） 克雷白氏菌（Klebsiella） 變形桿菌（Proteus） 牙齦卟啉菌（Porphyromonas）	類風溼性關節炎
大腸桿菌（E.coli） 變形桿菌（Proteus）	自體免疫
克雷白氏菌（Klebsiella）	僵直性脊椎炎
化膿性鏈球菌 （Streptococcuspyogenes）	風溼熱
耶氏菌（Yersinia）	葛瑞夫氏症、橋本氏甲狀腺炎
* 雖然來自同個家族，但這與造成性傳染疾病之披衣菌不同。	

這份清單並非全部，但對你和你的醫生是個好的起點。

如果沒有預期中的快速改善，譬如說完成三個月的 Myers Way，考慮要求醫生測試與你相關的微生物類型。如果醫生認為沒有必要，請說明你已知微生物與自體免疫疾病有關，若能知道微生物並非問題的根源後，心情會比較踏實。

如果檢驗結果是陽性，可能需要使用抗生素治療感染。我希望現在不需要再提醒：**服用抗生素時，一定要額外服用益生菌，補充友善的細菌。**你應該還要補充辛酸（Caprylic acid）和一種叫做 Candisol 的抗真菌酵素，它可以分解真菌的細胞壁，避免服用抗生素時，使真菌過度生長。（請遵循真菌過度生長 / 小腸細菌過度增生的飲食計畫）。為了預防和修補抗生素可能帶來的腸漏，請確保你也會服用第九章所列出的補充劑。

θ 萊姆病（Lyme Disease）的感染效應

另一種牽涉自體免疫疾病的感染是萊姆病，由稱為螺旋體（Spirochaetes）的細菌引起。

這些細菌通過壁虱叮咬（ticks）傳播，主要發現在美國東北部。約有 60％未經治療的萊姆病患者，罹患持續多年的關節炎，使得科學家推測關節炎可能是由旁觀者效應，或是分子模擬效應所引起。

萊姆病和關節炎之間的密切關聯，常常讓人混淆。實際上許多人患有萊姆病時，被診斷患有自體免疫疾病，反之亦然。當然有些人可能擁有兩種疾病——在此情況下，每個狀況都需要處理，不能夠只針對一種治療。

如果你認為可能得到萊姆病或關節炎，請確認醫生做了一個徹底和準確的檢查，才來下診斷，使你能夠得到正確的治療。最有效的方法，是找出是否患有萊姆病。

你可以要求傳統的萊姆病檢查，但我發現並不是很準確，假陰性的機率很高；也就是說，測試結果沒有萊姆病，但實際上卻有。我喜歡一個更尖端的檢查稱為—— iSpot Lyme，你可以請功能醫學醫師開立這項檢查，或要求傳統醫學醫師透過「資源」列出的來源為你訂做。即使傳統醫學醫師有所懷疑，也應遵循你的要求使用此種檢查，以便排除萊姆病。

θ 維生素 D 的關聯性

維生素 D 對免疫系統絕對重要，可從脂肪肥厚的魚和暴露在陽光下獲得，或是服用補充品。

然而，從這些來源獲得的維生素 D 必須被身體代謝。肝臟先製成 25- 羥基維生素 D（25-hydroxyvitaminD），而後腎臟再改造成活性版本的 1,25 二羥基維生素 D（1,25-dihydroxyvitaminD）。

現今，已有許多人知道**正常或高於正常濃度的 25- 羥基維生素 D，似乎具有預防乳癌和結腸癌功能**。然而，大多數醫師甚至功能醫學醫師沒有檢查 1,25- 二羥基維生素 D 的濃度。研究人員崔佛 馬修（Trevor Marshall）發現具有高濃度的 1,25- 二羥基維生素 D 和低濃度的 25- 羥基維生素 D，實際上都會抑制免疫系統，可能導致自體免疫障礙。請讓醫師檢查兩種類型的維生素 D 水平，然後恢復它的健康平衡。

θ 壓力矛盾

「好吧，」討論完茉莉的 EBV 病毒載量後，她說：「我將繼續遵循 Myers Way 支持我的免疫系統，並採取妳所推薦的椰子油衍生物。還有什麼作法可以獲得更多進展？」

有的，我告訴她。她的下一步是檢測壓力負擔。壓力常常引發感染，而且通常對免疫系統有著不良影響。茉莉在家庭和工作中所面臨的挑戰，雖然是令她滿意的選擇，卻同時也是壓力的一部份，使得自體免疫疾病更加難以解決。

茉莉驚訝地得知，壓力是導致目前狀況的一個重要因素。家人提醒她要相信：壓力需要「擺脫」！但不可避免的是，這屬於辛勤工作後的副產物。而她習慣忽略壓力負擔，而不是去思考可以做些什麼來減輕壓力。

許多人常用這種錯誤方式看待壓力。然而，壓力對免疫系統和健康有著巨大影響，這也是多數人，甚至多數醫生沒有意識到的層面。

考量到壓力在健康和日常生活中發揮的重要作用，仍然存在很多關於它的誤解，所以，需要澄清誤解，並理解壓力在自體免疫中扮演多重要的角色。

這是第一點，也或許是最重要的一點：你的思考方式、感覺和對情況的反應，不僅會影響壓力程度，也會影響免疫系統。

以上完全真實，當你不安、緊張、焦慮，或是瀕臨情緒邊緣，免疫系統會受到影響。而當你感到鎮定、平和或內心寧靜，免疫系統也會受到影響。

壓力影響著免疫系統——真實且複雜，而且不只是以單一直線、單向，或是易於理解的方式，有時是完全矛盾，這意味著**壓力似乎會同時造成兩種相反的效果**。你必須仔細了解究竟發生了什麼；幸運的是，我將會在此引領你。

當科學家首次發現壓力和免疫功能之間的關聯時，他們以為比實際上簡單。大約六十年前，壓力的先驅研究者漢斯・希利（Hans Selye）發現，沮喪或困難的經歷似乎抑制了免疫系統。在他對大鼠的實驗中，他發現當大鼠受到「非特異性不愉快」（nonspecific unpleasantness）刺激——即壓力——，胸腺組織確實萎縮了。

正如我所提過，胸腺會產生、調節和平衡 T 細胞的能力，正是免疫系統的關鍵。因此，如果壓力影響胸腺，這將是任何人與自體免疫疾病的重要關聯。

當然，壓力不僅僅影響胸腺，它透過不同的途徑，破壞許多不同類型的免疫功能。

順帶一提，當我說「壓力」時，並不只是說情緒壓力，生理壓力也有相同效果。進行手術、訓練馬拉松或熬夜，都是重大的壓力來源。同理可知，吃麩質、反應性食物及應付毒性負擔，也是如此。當然，壓力包括情緒上的困境，例如擔心財務、面臨最後期限的壓力，或與親人爭執。

你的身體通過釋放一系列壓力荷爾蒙——生化物質，幫助身體對抗困境，應付任何類型的壓力。其中最主要的是皮質醇（Cortisol），一種功能強大的化學物質，具有廣泛的效果。皮質醇是用來調動身體、精神和情緒的能量需求，用以應對重大的需求。皮質醇有助於保持專注和積極性，也可以讓人處於緊繃、焦慮，和「壓力」狀態。

關於**皮質醇**的另一件事情，是它具有高度發炎性。這有其道理，如果你還記得為什麼我把發炎放在首位。發炎是免疫系統面對傷口、創傷或感染的反應——對身體安全和完整性的威脅。當**面臨壓力，皮質醇會幫助快速迎接挑戰，但也同時將免疫系統拉上警報**。如果困境涉及攻擊或傷害，皮質醇能確保發炎物質維持待命，隨時準備趕往處理傷口。

因此，早期的壓力反應，與科學家最初認定的相反——**壓力不是抑制免疫系統，實際上是活化它。**

如果你的困境大多是情感，而不是生理性的，這種反應對你可能沒有多大意義。然而，倘若哪天「困境」已經意味著像是艱鉅的體力勞動或生命危險，而你的免疫系統卻退化且毫無反應時，那狀況可就完全不同了。

無論好壞，身體只會有一個壓力反應，不管是生理性的（逃離一隻劍齒虎、從苔原遷徙到一個新的村莊）、心理的（寫一個複雜的方程式、試圖評估三個家用電器中哪個對具有高價值），或是情感方面（幫助學習障礙的兒子做家庭作業、擔心事業）的壓力。

早期的科學家也是對的：**壓力確實增強了免疫反應，但同時也抑制了它。**壓力荷爾蒙——皮質醇，一方面推動免疫系統達到高峰，另一方面卻持續壓制免疫反應。換句話說，壓力刺激免疫系統，也反過來啟動連鎖反應，觸發皮質醇釋放，然後抑制免疫系統。

健康的免疫系統中，這個過程需要約一個小時。所以你會得到六十分鐘的刺激，然後逐漸抑制免疫系統。

為什麼免疫系統開啟一個連鎖反應，最後的結果卻是抑制？答案可能與任何得到自體免疫疾病的人特別相關，讓我們繼續看下去。

θ 壓力性抑制

好吧，壓力會增強免疫系統，聽起來像有這麼一回事吧？

大多數時，健康的免疫系統只是停留在基準點。然後，當壓力（身體認為潛在的危險）來臨時，免疫系統開始衝向高峰。但顯然地，它不能一直處於高警戒狀態，這將耗盡身體太多資源。

然而，正如第三章中所看到的，如果免疫系統持續警戒過長的時間，就像過度勞累的警衛隊，會在壓力下崩潰。當免疫系統失去控制，它將不僅攻擊敵人，也攻擊自己的組織。

換句話說，急性壓力（短期效應，例如與伴侶的短暫口角、三十分鐘的健身）加強了免疫系統，所以在危機期間能得到額外的保護。然後，當壓力結束時，免疫系統下降到基準點。這是**急性壓力的好處——它有自己內建的「煞車」機制。**

相反的，在慢性壓力下，免疫系統被激發，並且因為壓力從未真正消失，所以免疫系統不斷被刺激。免疫系統從來沒有真正有機會返回到基準點。結果導致身體持續發炎，最終可能導致自體免疫疾病。

當然，身體已被設計能防止這種情況發生。這就是為何身體會試圖抑制免疫反應——正是要阻止過度被刺激和自體免疫異常。主要壓力源——無論是非常強烈的壓力，或長時間持續的壓力——壓制後，通常使免疫系統不僅回到基準線，而且是回到基準點以下的 40 到 70％，反而變成免疫受抑制的狀態。

這就是為何傳統醫學醫師經常使用皮質類固醇（corticosteroids）治療自體免疫疾病，皮質類固醇是皮質醇的一種形式。他們知道壓力會抑制免疫系統，試圖讓過度活躍的免疫系統平靜下來。

但問題也就來了，一旦免疫系統被抑制，當真正的威脅來臨時，它再也不能確保你的安全！

好吧，這才是真正矛盾的部份：儘管壓力似乎壓制免疫系統，但壓力也可以使自體免疫疾病和發炎狀況更糟。研究顯示，對於許多自體免疫疾病，包括多發性硬化、類風濕性關節炎、潰瘍性結腸炎、發炎性大腸疾病，和橋本氏甲狀腺炎，壓力是首先引發疾病的原因，可是壓力也會被疾病引起。

想不到吧，這種壓力連結，也適用於茉莉的病症（和我的）——葛瑞夫氏症，正如我所發現，當我母親的死亡和我第一年在醫學院的壓力，一起將我推到邊緣，最終進入葛瑞夫氏症。

θ 壓力激發

要了解壓力的矛盾性質——可以同時調整自體免疫症狀，以及使情況變得更糟，我們必須區分急性和慢性壓力，以及不同類型的慢性壓力。

正如剛才所說，健康的壓力反應是急性的：上升－刺激免疫系統，下降－使免疫系統回到基準。

相較之下，慢性壓力似乎從未終止——最終會抑制免疫系統低於基準40％至70％之間（想想學生總是在考試週生病，或者經過幾個月辛勤工作後感冒）。

然而，如果壓力反覆升高又下降——如慢性壓力過程有中斷又再繼續——或者壓力持續上升（你可能以為事情不會更糟，卻變得更糟），那麼免疫系統就會面臨過度活化的風險，以及最終走到自體免疫疾病。

所以，**服用醫師所開立的類固醇，事實上會抑制免疫系統，對身體反而是個穩定而長期的壓力**，雖然可以減少自體免疫疾病的症狀，卻會讓人處在其他問題的風險之中。然而，壓力起起伏伏，或持續上升，會過度刺激免疫系統，長期下來，可能觸發原來沒有的自體免疫疾病，或是引起疾病惡化或復發。

這似乎是免疫系統的設計缺陷。史丹佛大學神經生物學教授、麥克阿瑟獎得主（Robert M. Sapolsky, professor of neurology and biology at Stanford University, MacArthur genius）《為什麼斑馬不會得到潰瘍（暫譯）》（Why Zebras Don't Get Ulcers）作者——羅伯特‧薩波爾斯基（Robert M. Sapolsky）內文指出：「免疫系統顯然沒有進化成，能夠適應反覆且頻繁的開啟或關閉。」

這是有道理的。在原始時代，人類面臨的是相對短暫的挑戰（如捕食者的攻擊，或是將重型船從水中拖出），或持續的長期挑戰（如長期移民或飢荒）。我們還沒有進化來處理大量的起伏，所以複雜的壓力荷爾蒙和免疫化學物質網絡，不知道如何協調溝通。

當我們面對過多的慢性壓力，薩波爾斯基說：「最終會發生不協調的事情，提高變成自體免疫疾病的風險。」

θ 壓力及感染

另一種壓力觸發，或惡化自體免疫疾病的方式：藉由感染，特別是病毒感染。

正如先前所見，EBV 病毒及皰疹病毒都是在體內休眠或「潛伏」。在還沒有得到唇皰疹或爆發時，皰疹病毒都會處於潛伏的狀態。

當你從單核細胞增多症恢復後，EBV 病毒就會迅速潛伏。當病毒活化，就會隱藏在一些細胞當中。然後等著進入休眠，並持續潛伏於體內；但它只是待在那裡，不會複製，不會入侵細胞，就只是隱藏起來。

最終會因為某些因素觸發病毒，而使它重新活化。病毒激活後的第一反應是自我複製，因此增生得更多且更強壯，侵占越來越多的身體細胞，然後再次潛伏，並不斷重複循環。

通常當病毒複製後，會將占據的細胞粗暴的打開，自然而然觸發免疫反應。正如薩波爾斯基所描述：「免疫系統爆發的同時，（病毒）闖入其他細胞，雖然免疫系統嘗試努力清理，但病毒又再次潛伏。」

所以，如果有病毒潛伏在身體中，每當病毒再度活化，便激發免疫系統。這種內部壓力會導致過度刺激免疫系統……，並且最終導致自體免疫疾病。

好吧，但**為何病毒可以被活化？正因為免疫系統被抑制**。這些聰明的病毒似乎知道，什麼時候是再次活化的安全時間，也就是免疫功能被耗盡，無法做有效打擊病毒的時刻。

在這個時間，你可能會問：「為何病毒會知道我的免疫功能何時被耗盡？」由於壓力會削弱免疫系統，這些鬼鬼祟祟的病毒，實際上被壓力荷爾蒙調控，特別是稱為糖皮質激素（glucocorticoids）的皮質醇。因此，許多病毒會在生理或心理壓力來臨時爆發，包括皰疹、EBV 病毒、水痘，或是帶狀皰疹。

但過程並不僅止於此。當皰疹或 EBV 病毒感染神經系統，也會觸發壓力反應。**病毒本身挑起壓力反應，壓力活化病毒，又同時抑制免疫系統。**當然，**抑制的免疫系統給了病毒肆虐的空間，使它既能引發症狀，又不會被殺手化學物質消滅。**

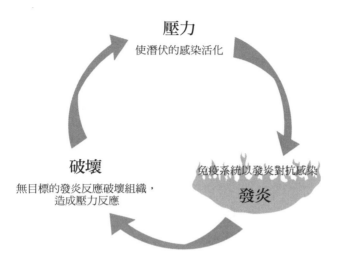

以下為壓力加上病毒感染，所帶來或是再活化自體免疫疾病的機制：

- 壓力重新活化感染。
- 免疫系統啟動消滅感染源。
- 當感染病毒受到攻擊時，因為分子模擬效應，旁觀者反應或細胞綁架，體內組織也會遭受打擊。

θ 皮質醇，發炎以及體重增加：惡性循環

壓力反應產生的皮質醇，擁有不討喜的副作用：體重增加。

許多動物研究已經表明，當動物處於壓力時，即使在壓力之前消耗了相同的熱量，體重仍然會增加，更比攝取相同熱量的無壓力對照組，還要增加更多重量。研究表明，動物在受壓力時往往會吃得更多，即使熱量受到限制，體重還是會增加。

這些研究結果相當重要，因為代表**壓力不是「全在大腦中」，也存在新陳代謝系統、腎上腺和免疫系統**。同樣的，壓力導致的體重增加不是意志力不足問題，而是一個生物學現象。動物會吃東西，並不是因為最愛的食物能喚起童年的回

憶，或因為食物能夠替代愛情。牠們吃下食物，是因為本能驅使牠們這樣做。事實上，在壓力下吃得更多，甚至沒有吃較多還增加體重，證明這些問題具有深刻的生物學基礎理論。

這有其道理，如果你想到動物——或早期的人類——壓力反應使他們能夠在面臨野外的挑戰時，保留珍貴的身體脂肪。如果你是個早期人類，在北方漫長的冬天面對寒冷和飢餓，或加入村莊大規模跋涉，需要穿越沙漠才能找到一個新的家園，你的壓力反應可以幫助你保留身體脂肪，從食物中獲得最多的卡路里，為了避免危險而保持高度警戒。這種發炎和保留脂肪的壓力反應，是生存所必需的。

然而，你是身處現代像茉莉一樣面臨長期壓力的人，包括跟孩子學校通電話的痛苦，令人焦慮的部門資金短缺會議，以及與遠距離配偶對話的困擾，保留身體脂肪似乎沒有什麼作用。事實上，它還會加重疾病的惡化，造成糖尿病、心臟病和其他狀況，包括自體免疫疾病的爆發。

壓力誘發的體脂肪增加了另一個扭曲的惡性循環，因為額外的脂肪，也會造成發炎。我們過去的觀點認為，身體脂肪的代謝是惰性的——只是躺在那裡，沒有做任何事情——但事實卻是相反，身體脂肪其實是一座化學工廠，在內分泌、荷爾蒙和神經系統中發揮著複雜的作用。

除此之外，脂肪還會釋放細胞因子（cytokines）和其他發炎化學物質，增加發炎的程度，並引起我們一直談論的所有相關症狀。（有關症狀的完整列表，請參見第一章）

再次重申，對於早期人類是合理的行為，身體脂肪導致發炎的作用，屬於壓力免疫反應的一部份。當需要啟動大量的發炎化學物質，來對抗任何傷口、受傷或感染時，壓力的持續期間，就相當於體重增加的期間。

但是對現在而言，體重增加只是在已經飽受壓力的身體中，繼續引起發炎，可能引發新的自體免疫疾病，或是引爆現有的病症。這就是茉莉的經驗，因為她眾多的生活壓力，導致體重增加，並產生發炎反應，阻止她進一步復原至下個階段。

θ腎上腺疲勞（Adrenal Fatigue）：另一個壓力導致的問題

壓力不僅影響免疫系統，同時也影響產生和調節荷爾蒙，包括壓力荷爾蒙在內的內分泌系統。

現在，你已瞭解到，當生理、心理上或情感上遭受壓力時，身體會產生一系列壓力荷爾蒙，包括皮質醇。如果處在慢性壓力下，則有「腎上腺疲勞」的風險，也就是壓力荷爾蒙系統失調，壓力荷爾蒙可能太高、太低，或是同時過高過低，因而感到緊繃或筋疲力竭，甚至兩者同時出現。

引發壓力的因素有許多種，我希望你在 Myers Way 都要避免：為腸道帶來壓力的麩質和其他反應性食物、不規則進食帶給血糖調控的壓力、睡眠不足和感染，加上工作和個人生活中的精神困境，都會對身體施加壓力。

因此，所有造成腎上腺疲勞風險的壓力類型，也會反過來帶給腸道、其他荷爾蒙（包括甲狀腺和性荷爾蒙），以及許多生理上的壓力。

腎上腺疲勞，也與名為 DHEA 的荷爾蒙降低有關。當 DHEA 降得太低時，會成為自體免疫疾病的風險因素之一。因此，解決腎上腺疲勞，對於免疫健康和整體健康至關重要。

傳統醫學醫師並不真正理解腎上腺疲勞，只認識到一種被稱為愛迪生氏症（Addison's Disease）的自體免疫疾病，其腎上腺只會分泌相當低的壓力荷爾蒙。如果還沒有那麼嚴重，傳統醫學醫師會告訴你一切沒事。

但我的認知不同。在我看來，腎上腺疲勞是個光譜。其中一端，你完全正常，精力充沛並具有理想的腎上腺功能。假設你在我的辦公室，或者正在閱讀這本書，發現任何健康問題想進一步了解，那就不屬於這一端。

而在另一端的正是愛迪生氏症，而中間是一個廣泛的腎上腺壓力，或多或少對身體的其他系統帶來壓力，其中一些壓力更增加得到自體免疫疾病的風險。

傳統醫學醫師在診斷腎上腺疲勞，是如此黑白分明的一個原因，是因為他們用血液測試判讀，但這樣的比較結果並無意義。我則改用唾液作測試，患者在一天內分四次採取自己唾液樣品，使我能夠追蹤荷爾蒙的波動。

Myers Way 腎上腺疲勞測試

請在符合的項目打勾：

☐ 經常感到疲累。

☐ 即使經過八到十個小時的睡眠，也感到疲勞。

☐ 長期處在壓力下。

☐ 很難處理壓力。

☐ 是個夜班工作者。

☐ 長時間工作。

☐ 很少有放鬆時間。

☐ 經常頭疼。

☐ 無法持續運動。

☐ 目前是或曾是一名耐力運動員（或參加 CrossFit）。

☐ 睡眠模式不穩定。

☐ 會在半夜醒來。

☐ 渴望吃鹽。

☐ 渴望吃糖。

☐ 攝取大量糖份。

☐ 很難集中精神。

☐ 腹部脂肪增加（一個蘋果形的身體）。

☐ 有血糖過低問題（低血糖）。

☐ 經期不規律。

☐ 性慾降低。

☐ 有經前症候群 / 停經症狀。

☐ 經常生病。

□ 有低血壓。

□ 有肌肉痠痛或肌力不足

□ 依靠咖啡因支撐體力（咖啡、能量飲料等。）

◆ 評分：

- 勾選少於 2 項：太好了！繼續管理你的壓力，支持腎上腺，並盡量減輕免疫系統的壓力。

- 勾選 2~5 項：佳。按照 Myers Way 支持腎上腺。你不需要任何額外的補充，但要遵循本章提供的減壓策略。

- 勾選 6~10 項：按照 Myers Way 支持腎上腺，並採取本書所推薦的腎上腺疲勞補充品，請遵循本章提供的減壓策略。

- 勾選超過 10 項：按照 Myers Way 支持腎上腺，並採取本書所推薦的腎上腺疲勞補充品，請遵循本章提供的減壓策略，但如果你的症狀在兩至三個月內沒有改善，請諮詢功能醫學醫師。腎上腺疲勞是一個複雜和具有挑戰性的治療，所以請確保獲得所需的支持。

（解答可能因為整天的高低起伏而有所不同，所以在診斷前，需要一個完整的評估。）

　　要了解自己腎上腺疲勞的程度，請參見表格內的測試。我透過找出是什麼帶給身體壓力，然後幫助病人移除或調整壓力源，來治療腎上腺疲勞，包括飲食因素、毒素和生活上的困境。

　　通常這些也會是產生自體免疫疾病的壓力來源，因此如果你正在遵循 Myers Way，便已經在發現和治療的開端。我還建議使用適應原（Adaptogen）草藥，這有助於處於壓力荷爾蒙低下時提昇，並且在過高時抑制。

θ 減壓策略

茉莉仔細聆聽我對壓力刺激免疫系統、導致發炎，和體重增加的解釋，她想了一會兒，然後搖搖頭說：「邁爾斯醫師，我不知道該怎麼處理，有的問題我無法立刻改變，看來我的壓力會持續下去。」

相反的，我告訴她。妳可能無法對問題本身做出改變，但還有另外兩件事情可以做：改變處理問題的方式，找到在緊張情況結束後，放鬆壓力的方式。

例如，當與兒子的老師談論學習障礙時，或者在工作會議中試圖找出，如何在有限的預算下處理部門業務時，儘管可能會感到壓力，但如果能夠在結束談話或離開會議之後，立刻放下壓力，免疫系統、體重和整體健康將會有所改善。

我繼續告訴茉莉關於《為什麼斑馬不會得到潰瘍》這本書名的緣由——一種我自己也曾親眼目睹的狀況。由羅伯特‧薩波爾斯基（Robert M. Sapolsky）所撰寫，**斑馬不會得到潰瘍，是因為牠們在挑戰及挑釁結束後會立刻放鬆壓力。**牠們不會花時間或精力擔心獅子捕獵牠們，在獅子出現的時候就逃跑，當獅子走了，也就專注於其他的事情。

當我在非洲的野生動物園時，我看到了完全相同的事件。從我們安全的吉普車上，我看到一隻獅子正在獵捕脫隊的斑馬，牠正設法逃避獅子的追捕……，但當牠逃回安全隊伍時，就像沒發生任何事一樣，繼續平靜地向前行。

在同樣情況下，多數人幾乎肯定會在威脅生命的事件發生後的至少幾個小時內，都會感到震驚和不安，他們會在幾天後焦急和內心吶喊：「啊，我差點被殺了！」「獅子可能會撕開我的手臂——這真的會傷害到我。如果獅子又跑回來了怎麼辦？如果下一次我更慢，被牠抓到並把我殺了怎麼辦？我討厭去想像獅子會如此對付我。但我只是一個渺小的人，那我能做些什麼呢？」這就是慢性壓力，是慢性發炎和自體免疫病症的成因。

減壓策略

- 針灸
- 繪畫：欣賞或動手畫。
- 深呼吸：就生理上而言，在深呼吸時無法焦慮！
- 對話：與所愛的人交談，簡短的對話，即可使皮質醇下降！
- 諮詢：心理動力療法、認知行為療法、藝術或音樂療法。
- 舞蹈：播放一首最喜歡的歌曲，將壓力釋放。
- 運動：但不要過量！
- 眼動減敏與歷程更新療法（**Eye movement desensitization and reprocessing, EMDR**）：可以幫助放下創傷事件，或不愉悅感覺的治療。
- 熱水浴缸、泡泡浴或按摩浴缸
- 武術
- 按摩
- 冥想或祈禱
- 音樂：研究顯示，只需半小時的音樂，就可以使皮質醇下降。
- 大自然：旅行、登山、散步，或只是花點時間坐在自然環境中。
- 熱情：為所熱愛的事情花一些時間。
- 寵物
- 遊戲
- 三溫暖
- 性愛
- 擺動：搖動手臂、腿或頭，並想像將憂慮或壓力搖去，特別是在令人挫折的談話後，或聽到不好的新聞。
- 精神實踐：花一些時間在教堂、猶太教堂、清真寺、寺廟，或其他精神寄託
- 太極

> · **敲打法（Tapping）**：這是情緒療癒（EFT, Emotional freedom technique）的一部份，是種將壓力的想法或情緒放手的方式。
> · **茶**：只需要五分鐘，喝一杯香濃的無咖啡因的草本茶，並靜靜地坐著，專注於氣味、溫暖和味道。
> · **瑜伽**

斑馬並不會有這些想法，牠的壓力反應總是急性，從來就不是慢性。當危險威脅時，斑馬開始有所反應；當危險威脅遠離時，斑馬恢復平靜。所以，我告訴茉莉，我們必須學會有一點點像斑馬。

茉莉想到那樣的情景時笑了起來，但她看到了我的觀點。我繼續建議一些策略，可能有助於心理和生理放鬆壓力。如果她可以減輕每日壓力的一部份，或在每天結束時釋放一整天的壓力，免疫系統和體重將有所不同。

正如動物研究已經證實，壓力在生理上會誘導體重增加一樣，研究也已證明減壓會影響生物壓力反應，進而影響免疫系統。例如，一些科學研究顯示，聽音樂半小時後會降低皮質醇。最近有個非常有趣的研究顯示，冥想會影響發炎基因的表現。

因為人類不是斑馬，我告訴茉莉，我們必須採取一種類似斑馬的方法來減輕壓力：**努力生活在當下，不要擔心下一秒會發生什麼，或是避免老想著不能控制的事情。**是的，這需要一點練習，但到最後會是值得的！

θ 將日子減壓

減壓是一種個人化的事情，需要自己騰出空間，安靜地敞開心靈和放鬆身體。

我總是告訴我的患者，最重要的一件事，是在一天中擠出時間——從最少十五分鐘開始。這個心窗將隨著時間的推移而擴展，但實際上，停止之後再開始是相當重要的。沒錯，就是停下來，再開始。重點不是做什麼，而是當結束時能夠確實減壓，讓人感到放鬆、有活力、心情平靜和快樂。

有些人藉由運動，有些是冥想，有些是走路，有些睡覺……，**找出什麼對你最有用，並確保每天都要執行。**

θ 茉莉的勝利凱歌

茉莉確實將談論壓力和免疫系統關係的對話放在心裡。

她決定，她與丈夫和兒子需要家庭治療師，來幫忙兒子度過學習障礙的新問題，以及和丈夫的遠距離難關。「與陌生人談論家裡的問題並不容易，」她告訴我：「但我認為，最後，是會有幫助的！」

茉莉決定自己還需要更多「個人時間」。她找到了一個當地社區中心提供的探戈舞蹈課，開始每週參加一次。她喜歡運動和自我表現的場合，以至於很快地，從每週一次變成每週兩次，偶爾週末下午也參加。

緩慢但確實地，茉莉的努力得到回報。第四個基石起了作用，她減去增加的重量，看起來更有活力，感覺更好。而且能夠完全停止服用藥物，並使甲狀腺恢復正常運作，她的抗體甚至恢復正常。最後，儘管家庭和工作中都還會面臨新的困難，茉莉的生活仍然能夠充滿熱情和生命力。

我特別高興看到茉莉從葛瑞夫氏症完全回復，因為我曾經患有相同的病況，我知道那會使一切變得很糟。

傳統的醫學治療是如此令人難受，而且通常必須接受甲狀腺燒灼或切除手術。我很高興能夠扭轉茉莉的命運。對我來說，她的故事證明了釋放壓力的力量——以及**如同斑馬一樣思考的力量。**

歐醫師相談室

腎上腺疲勞（Adrenal Fatigue）的主要成因是腎上腺工作過量。

正常的腎上腺分泌皮質醇對抗壓力，但在長期的壓力之下，腎上腺工作過量而皮質醇分泌匱乏，無法有效對抗壓力，造成腎上腺疲勞。

早期的症狀包括疲勞、感覺虛弱、感冒不易好、經常感染、需要更多咖啡提神、嗜糖及高油脂食物等，中期導致荷爾蒙失調及自律神經紊亂，後期嚴重則導致腎上腺衰竭（Adrenal Crisis）甚至死亡。

早期透過問卷自我檢測，以及壓力荷爾蒙檢測，了解壓力程度，適時休息，並補充相對應的營養補充品。

PART

03

學習自救工具

三十天的 Myers Way 計畫像是個「科學
盒」──藉由一步一步簡單的程序,可讓任
何人輕易遵循,完整體現以功能醫學視角認
識體內的複雜性。

Myers Way 基於一個簡單的想法:食療。
吃身體需要的食物,避免不適合身體的食
物,就可以達到充滿活力、精力充沛的健康
狀態,這是人們與生俱來的權利。

開始 Myers Way 之前,將家人、廚房、心
靈、身體和計畫表準備好,藉由適當的規劃
和準備,就能展現出令人難以置信的治療成
果,找回身心靈的活力與平衡。

第 **08** 章　Putting The Myers Way into Practice

讓 Myers Way 完美實踐

糖和甘味劑會抑制免疫系統，並帶給腎上腺壓力，導致腎上腺疲勞，而包裝和加工食品有助長發炎和自體免疫症狀的趨勢。食物和睡眠是你的藥物。簡單、乾淨的食物不僅「對你有好處」，當你得到渴望的營養，身體會如春天般的萬物綻放，也因為有毒和發炎性食物的負擔解除，免疫系統將鬆了口氣。

此外，睡眠對於自體免疫疾病的人來說，是身體癒合最重要的休息和恢復步驟。

見證奇蹟的時刻到了！在我的診所中，大約 80％的病患藉由遵循 Myers Way 而康復，你即將踏上同樣的旅程。我為你感到興奮，因為很快地你就會開始感覺好多了。

第一週結束時，應該會感覺充滿活力，找回專注和清晰的思緒，心情也會隨著精神集中而獲得改善，而且皮膚會開始發亮。（沒有開玩笑——這是減輕持續困擾體內發炎的成果。）許多患者告訴我，性生活似乎也有改善。

這個三十天計畫像是個「科學盒」——藉由一步一步簡單的程序，可讓任何人輕易遵循，完整體現以功能醫學視角認識體內的複雜性。順帶說一句，你不必單獨實施計畫，可以找一個合作夥伴、想要更健康的團體成員，或與整個家庭。當看到 Myers Way 大幅改善了偏頭痛、慢性疲勞、腸躁症、便秘和皮膚問題，甚至焦慮、憂鬱、腦霧和輕微的疲勞，你的朋友和家人可能會感興趣。

有多少人處於自體免疫光譜上，卻沒有意識到——遭受發炎反應引發的症狀和不適所困擾——你可以想像，這種抗發炎計畫幾乎對每個人都有很大的助益。

讓我們開始吧！在本章中，我將帶你了解基本原則，幫助一步步往前。在第九章，會提供一份三十天的飲食計畫和食譜，將在第一個月給予一劑強心針。

θ 基礎原則

Myers Way 基於一個簡單的想法：食療。吃身體需要的食物，避免不適合身體的食物，就可以達到充滿活力、精力充沛的健康狀態，這是人們與生俱來的權利。

基本上，要避免有毒或是具有發炎性的食物。每個人都應該避免有毒食物，盡量減少暴露於發炎性食物中。患有自體免疫疾病，或處於光譜上的人，需要進行更長一段時間，以避免可能加劇的症狀，並遠離引起自體免疫病症，或第二種自體免疫疾病的發炎性食物。

請記住，如果你身在自體免疫光譜上，就有發展成自體免疫疾病的風險。如果患有自體免疫疾病，則有三倍的機會得到另一種免疫疾病。

你吃進的食物，具有治癒性和營養強化的效益。蛋白質將提供支持免疫系統所需的胺基酸，以及其他功能；脂肪幫助腸壁細胞癒合，提供進一步的免疫支持；複雜型碳水化合物、水果和蔬菜，將提供住在腸道和身體的好菌所需的纖維──對健康免疫系統至關重要的細菌。

Myers Way 還包含許多抗發炎的營養補充品，以促進腸道癒合、免疫支持和好菌的良好平衡。由於**減輕毒性負擔是 Myers Way 的主要基石之一**，補充品會幫助細胞解毒，而事實上，這正是過程中的關鍵部份。

你一定會想：「為何飲食已經相當健康及營養了，還會需要營養補充品？」理想的條件下，可以藉由食物得到所有治療必須的營養素，但實際上，**食物系統已經被過度種植和基因改造的穀物所改變，所以吃進的食物比起以前提供較少的營養素**。如同先前討論過的，環境充滿著未經實驗過的化學物質、未過濾的水、汙染的食物，以及空氣，我們比過去暴露在更多的毒素環境下，因此需要營養補充品來彌補環境帶來的傷害。

此外，多數人都承受著高壓生活，而自我修復、放鬆、家庭養育和社區支持的空間則太少。假如想要活得更健康、更平衡的生活，就需要更多的營養。

還記得第六章提到，有些人的三個關鍵基因突變：MTHFR、GSTM1 和 COMT。如果屬於此一族群，就需要特別的排毒系統支持，因為在這種狀況下運作的身體，永遠無法從飲食攝取足夠的需求，必須服用營養補充品作為補償。我們並非同個餅乾模子造出來的，每個人擁有獨一無二的基因，都在壓力出現的那一刻有自己的應對方式，所以需要不同類型的營養補充劑，來對應各自的基因和環境。

如果妳正懷孕或是產後

事實上許多自體免疫疾病會由懷孕或分娩引發，如果對麩質或乳製品敏感，無論是通過胎盤或是母乳，抗體就可以傳送給寶寶。我見過自己從未攝取過麩質的小孩，仍從媽媽身上得到麩質的抗體。

所以如果懷孕或生產後，請壓抑自己對小麥或乳製品的渴望。如果想在懷孕或哺乳期間進行 Myers Way，這不僅是安全的，更是為自己和孩子所做的最健康選擇。（如果已懷孕或正在哺乳，請諮詢妳的醫生。）

同時請**不要被 USDA（最低日常需求量）所誤導**，那真的就只是聽起來的意思：最低。例如 USDA 對維生素 C 的每日最低建議量，是基於自身需要預防壞血病（scurvy），而**不是最佳的理想健康狀態**。

總之，如果患有自體免疫疾病或處於自體免疫光譜中，表示系統已經陷入困境、抗發炎的壓力中，並努力於克服腸漏所造成的損傷。營養補充品可以迅速幫助減輕發炎反應，並為免疫系統提供額外的支持，它需要反向的作用，讓自體免疫光譜邁向更平衡、更健康的狀態。一旦症狀解決，就可開始減少一些補充。

θ 如何遵循 Myers Way

看好了，我們都想讓事情變得簡單，所以我會盡可能將 Myers Way 簡化。

基本上，所要做的就是按照第九章的說明，告訴你為期一個月計畫中的每一天確切要吃什麼和補充什麼營養品。你將看到：

- 三十天的飲食計畫和需要的所有食譜。
- 一份為期七天的海鮮飲食計畫，展示一個沒有紅肉或家禽的改造版 Myers Way。
- 測試是否可能有真菌過度生長、小腸不正常細菌過度增生或寄生蟲，以及當你有以上狀況時，如何針對飲食和營養補充品作修改。

這是我和精英營養師布蘭妮‧威廉斯（Brianne Williams，R.D., L.D.），在奧斯汀的功能醫學診所並肩努力的結果，發展出為期三十天，盡可能營養、美味和方便烹煮的食譜。

但如果你像我一樣，明白它是如何運作，又為什麼對身體有益，將會好好地遵循這個計畫。所以在這一章，我將解釋可以吃什麼食物，哪些是必須避免，哪些營養補充品又是必需，以及會產生什麼效果。

這全部都包含在三十天的計畫之中，所以不需要特別記住它，但是，當要繼續下一個月時，就要設計自己的專屬計畫，也許在享受幾餐外食之際，會很高興的知道哪些食物是要極力避免。

> ### 關於藥物的重要提示
>
> 在可以容忍的範圍內，三十天的 Myers Way 中，請避免所有不必要的藥物，因為它們會使肝臟排毒更加困難，並在某些狀況下產生新的問題，例如第四章中所看到的制酸劑和抗生素。
>
> 但是，不要在諮詢家庭醫師之前就停止你的基本藥物（任何心臟藥物、糖尿病、血壓、甲狀腺、荷爾蒙、抗焦慮藥物、抗憂鬱藥等），即使我們的目標是完全脫離藥物治療，但不能在健康照護者尚未評估下，立刻停止服用任何處方藥物。
>
> 你可以更頻繁的監測血壓和血糖濃度，特別是如果正在治療真菌過度生長。我發現，大多數患者在遵循 Myers Way 後，能夠減少他們正在服用的高血壓和高血糖的藥物。
>
> 理想情況下，只需要 Myers Way 上為你推薦的營養補充品，但如果家庭醫師或其他專科醫生已經規定或推薦任何營養補充品，請在停用之前與他們聯繫。

可享用的食物

◇ **高品質蛋白質**

- 有機草飼牛
- 有機草飼羊
- 有機草飼豬
- 有機牧畜產
  （雞、鴨、火雞）
- 罐頭水煮魚（沙丁魚）
- 野生捕撈的新鮮魚（鱈魚、大比目魚、太平洋鮭魚、蕨菜、鰈魚、鱒魚）
- 野味

◇ **有機蔬菜**

- 朝鮮薊
- 蘆筍
- 竹筍
- 甜菜
- 大白菜
- 鑽石花椰菜
- 青花菜
- 花椰菜苗
- 抱子甘藍
- 高麗菜
- 胡蘿蔔
- 白花椰菜
- 芹菜
- 蝦夷蔥
- 黃瓜
- 羽衣甘藍
- 大蔥
- 美生菜
- 蘑菇
- 秋葵
- 橄欖
  （水煮罐裝）
- 洋蔥
- 歐洲防風草
- 海洋蔬菜
  （海藻、海帶）
- 菠菜（所有綠葉蔬菜）
- 南瓜類(橡實瓜、奶油瓜、金線瓜、日本南瓜)
- 地瓜
- 蕪菁
- 夏南瓜
- 櫛瓜

◇ **健康油脂**

- 酪梨
- 酪梨油
- 椰子油
- 葡萄籽油
- 橄欖油
- 紅花油

◇ 有機水果

· 蘋果	· 椰子	· 芒果
· 蘋果醬	· 蔓越莓	· 瓜類
（不加糖）	· 無花果	· 油桃
· 杏子	· 葡萄柚	· 柳丁
· 酪梨	· 葡萄	· 桃子
· 香蕉	· 奇異果	· 西洋梨
· 黑莓	· 金桔	· 覆盆莓
· 藍莓	· 檸檬	· 草莓
· 櫻桃	· 萊姆	· 橘子

◇ 調味料

特別注意：請避免調味料上只標註辛香料，裡面可能含有任何物質，包括麩質。

· 蘋果酒醋	· 丁香	· 肉荳蔻
· 羅勒	· 孜然	· 奧勒岡
· 月桂葉	· 蒲公英	· 荷蘭芹
· 黑胡椒	· 洋茴香	（巴西利）
· 可可（100％）	（蒔蘿）	· 迷迭香
· 小豆蔻	· 茴香籽	· 海鹽
· 角豆莢	· 大蒜	· 龍蒿
· 香菜	· 薑	· 百里香
· 肉桂	· 芥末	· 薑黃

◇ 新鮮飲料

· 自製果汁和蔬菜汁
· 茶（無咖啡因的草藥茶；如果需要的話，中等量的有機綠茶。）
· 水（過濾水、礦泉水、氣泡水）

　　將下列食物從廚房裡拿出來並且扔掉，如果無法忍受生活中失去它們，請與自己達成協議，並在 Myers Way 三十天後重新評估。

　　當你看到症狀消失、能量增加，並且重返健康，我敢打賭，你將會有動力持續維持下去。

需丟掉的有毒食物

- 酒精。
- 速食、垃圾食品、加工食品。
- 食品添加劑：任何含有人工色素、香料或防腐劑的食品。
- 基因改造食品（GMO），包括芥花籽油和甜菜糖。
- 加工肉類：罐頭肉（如午餐肉罐頭，但罐頭魚是好的）、冷盤、熱狗；西洋香腸是好的，但請確保它是無麩質。
- 加工和精緻油：蛋黃醬、沙拉醬、起酥油、奶油醬。
- 精煉油、氫化脂肪、反式脂肪，包括人造奶油。
- 刺激物和咖啡因：巧克力、咖啡、充血消除藥、瑪黛茶。
- 甜味劑：糖、糖醇、天然甜味劑（如蜂蜜、龍舌蘭、楓糖漿、糖蜜和椰子糖）、甜果汁、高果糖玉米糖漿；適量甜菊是可行的。
- 反式脂肪和氫化油，通常存在於包裝和加工食品中。

◇ 需丟掉的調味品和辛香料

· 烤肉醬	· 紅辣椒片
· 辣椒（黑胡椒是可以的）	· 罐裝開胃菜（Relish）
· 巧克力（100％可可沒問題）	· 醬油
· 番茄醬	· Tamari 醬油
· 辣椒粉	· 日式照燒醬

需丟掉的發炎食物

- 玉米和任何由玉米（玉米粉、粗玉米粉、玉米粒），或含有高果糖玉米糖漿製成。

- 奶製品：奶油、酪蛋白、奶酪、奶酪、奶油、冷凍酸奶、酥油、山羊乳酪、冰淇淋、牛奶、非乳製奶精、乳清蛋白、酸奶。

- 蛋。

- 麩質：含有大麥、黑麥或小麥的任何東西。

- 無麩質穀物和偽穀物：莧菜籽、小米、燕麥、藜麥、稻米。

- 豆類：豆類、鷹嘴豆、小扁豆、豌豆（乾燥和新鮮）、雪豆。

- 茄科植物：茄子、青椒、馬鈴薯、番茄；地瓜是好的。

- 堅果，包括堅果奶油。

- 花生。

- 種子，包括種子醬。

- 大豆。

- 含糖果汁。

θ 對澱粉渴望？

要滿足對澱粉的渴望，可以享用地瓜、橡實瓜、夏南瓜、金線瓜、南瓜和白花椰菜（泥狀或米狀）。

θ 戒掉咖啡因

如果平時通常喝兩杯或多杯含咖啡因的飲料（如咖啡、茶、能量飲料蘇打汽水），和含有咖啡因的點心（例如巧克力），身體可能會習慣依靠咖啡因，作為能量的刺激來源，這是一個很難戒除的習慣。但你並不孤獨！我會告訴你如何從健康和營養豐富的食物，獲得真正且持續的能量。

同時，如果擔心戒斷症狀，可以考慮在一個週末開始這項計畫，這將給你一些時間放鬆，讓身體調整，因為身體過去一直依賴咖啡因，感覺到疲累是正常的現象。

因為咖啡是酸性，在三十天的計畫中應避免攝取——是的，甚至是無咖啡因。選擇鹼性草本茶，如薑茶或去咖啡因的綠茶。

所以深吸一口氣，放下咖啡杯！你可以有兩個選擇：

◆ 馬上戒掉

從 Myers Way 第一天開始，特別是如果過去習慣每天喝兩杯，或更多的咖啡因飲料，要做好準備面對不舒服的戒斷症狀，包括頭痛和疲勞。

◆ 逐步戒斷

在計畫開始的前一週逐漸減少攝入量，這可以幫助最大限度地減少戒斷症狀。

▼ 五天減量

· 第 1 天：2 杯含咖啡因的飲料。

· 第 2 天：1 杯含咖啡因的飲料。

· 第 3 天：½ 杯含咖啡因的飲料。

· 第 4 天：¼ 杯含咖啡因的飲料。

· 第 5 天：100％不含咖啡因。

▼ 三天減量

· 第 1 天：1 杯 50％去咖啡因和 50％咖啡因。

· 第 2 天：100％去咖啡因。

· 第 3 天：完全禁止咖啡攝取，不論是咖啡因或無咖啡因。

▼ 以茶更換

· 將 1 杯咖啡或茶替換成綠茶，持續一週。

> ### 對奶製品渴望？
>
> 如果想在草本茶中尋找奶油的質感或味道，全脂椰奶是一個神話般的替代品。

θ 和糖說分手

我可以承認嗎？這對我來說相當艱難！我一直喜歡甜食，發現去糖是計畫中最難的部份之一。雖然當達到想要的結果後，或許偶爾能夠沉迷於少量甜食。

至少在 Myers Way 的前三十天，最重要的是要完全擺脫糖，提供計畫發揮的機會。幾乎可以肯定的是，會發現不吃糖後使人沮喪，但更難過的是必須這樣做，過去的你可能依靠甜食來獲得能量，但問題是只得到一個虛假的、暫時的能量——然後就被耗盡了，使你需要再次攝取糖，以克服耗盡帶來的影響，每一次耗盡讓人想攝取汽水、餅乾或一顆糖果。

如第三章所述，糖和甘味劑會抑制免疫系統，並帶給腎上腺壓力，導致在第七章所提到的腎上腺疲勞。

我希望你這樣做——在回到甜食之前——要真正感覺到從食物得到能量。我可以這麼說，停止吃甜食後幾天，對糖份的渴望應該會消失，所以在 Myers Way 的第一天完全戒掉甜食，如果可以的話，把以下食物完全從家裡移除：

- 龍舌蘭花蜜
- 人工甘味劑（包括阿斯巴甜、糖精、蔗糖素）
- 甜菜糖
- 糙米糖漿
- 紅糖
- 甘蔗糖
- 椰子棕櫚糖
- 玉米糖漿
- 脫水蔗糖
- 右旋葡萄糖
- 葡萄糖
- 高果糖玉米糖漿
- 蜂蜜
- 乳糖
- 麥芽糖

- 楓糖漿
- 糖蜜
- 精製（白）糖

- 蔗糖
- 糖醇（包括麥芽糖醇、甘露醇、山梨醇、木糖醇）

如果你正在尋找其他的甜味劑，水果和漿果類是好的選擇。少量椰子奶油可以替無咖啡因的草本茶增加甜度，味蕾也將在移除甜味劑後逐漸適應，你會驚訝於蘋果或草莓嚐起來是多麼的清甜！

這裡有一些食譜含有少量甜菊（stevia），一種原產於巴拉圭的葉子，比糖還甜三百倍。事實上，我在巴拉圭和平隊的期間曾與當地農民共同栽種，並幫助他們出口到日本和美國。

順道提一下，所有的甜菜糖（beet sugar）都是由基因改造植物製成，所以請避免。

θ 擺脫鹽分……除非是海鹽

研究發現：高鹽飲食和自體免疫疾病之間的關聯，在一項研究中，攝取高鹽飲食的實驗鼠有明顯增加發炎 T 細胞的數量，最終導致自體免疫疾病。

這項研究是用調味鹽和包裝食品進行的——**包裝和加工食品有助長發炎和自體免疫症狀的趨勢**。然而，海鹽中含有必需的微量元素，基於我對患者的臨床觀察，和對這些微量元素重要性的理解，我相信它的好處——少量攝取，因此在 Myer Way 中，你會攝取到一些海鹽。

θ 擁抱 Myers Way，許下承諾

這些簡單、乾淨的食物不僅「對你有好處」，並含有充足營養；它們提供豐富、有趣的味道，各式各樣的質地和彩虹般的享受。

當你坐下來用餐時，因為得到渴望的營養，身體會如春天般的萬物綻放，也由於有毒和發炎性食物的負擔解除，免疫系統將鬆了口氣。你會發現到食物是樂趣的來源，並帶來健康和活力——只要給自己時間習慣這種新的飲食方式，放開對過去不良飲食的渴望、依賴、放任和濫用。

θ 實現目標

因為開始 Myers Way 之前的飲食，包含著多少有毒和發炎性食物，所以可能會在三十天計畫的前二到三天內，出現如下所列出的症狀。

有些症狀是戒斷的結果。如果過去習慣於攝取大量的甜食或澱粉類，喝大量含咖啡因的飲料，或者大量「快煮」食物，當那些不健康又刺激的食物移除時，可能會感到能量和注意力下降。然而身體的症狀，也可能是來自那些真菌的飢餓痛苦，和被你餓死的壞菌所影響的結果。

同樣的，如果對許多食物具有敏感性，可能會感到一些戒斷反應，因為開始停止吃那些不健康、但有吸引力的食物。

此外，如果患有真菌過度生長的困擾，真菌會導致你渴望糖類，可能必須與之對抗和掙扎。幸運的是，第九章 Myers Way 將提供「真菌過度生長 / SIBO 飲食計畫」，所以請進行嘗試，並找出是否需要額外的計畫。

你可能注意到，一些症狀其實是因為排毒產生的——從系統將毒素排出。雖然清除自己的毒素，最終使人感覺好多了，但排出毒素的同時，會造成不適症狀，如果可以，將看到的症狀視為身體排出有毒和發炎性食物的好轉反應，並期待健康能量的到來吧！

在頭幾天可能會出現在的症狀

- 口臭
- 排便習慣改變
- 疲勞
- 全身痠痛
- 心情變化
- 頭痛
- 體味
- 睡眠改變
- 關節痛
- 腦霧
- 對食物渴望
- 紅疹

一星期後，你將會注意到

- 改善注意力、集中度、清晰度
- 消化改善
- 情緒改善
- 睡眠改善
- 能量增加
- 減少體液滯留
- 減少關節肌肉疼痛
- 正常排便
- 皮膚問題改善
  （痤瘡、濕疹、紅疹）
- 體重下降

幸運的是，在執行 Myers Way 的一週內，可能會開始感覺變好──甚至比長久以來的感覺更佳。三十天結束後，應該會注意到腸道變得健康，能量、情緒和大腦功能，甚至於外觀都有顯著的改善──更光滑的皮膚、更健康的頭髮，甚至體重減輕。

而且你會睡得更好，發現疼痛緩解、發炎舒緩，身體系統已恢復平衡。

同時，如果有調整困難的情形，可以在週末或休假期間開始執行，這樣就能得到一點額外的休息。此外，攝取足夠的水分，每天喝六到八杯過濾水，可以幫助緩解頭痛，並將釋放到系統中的毒素沖出。

θ 運動

讓身體動起來是相當重要的事！所以，我想要你去接觸世界，不管是說話、散步、滑雪、溜冰、登山、跑步都可以，如果喜歡，請多去健身房、舞蹈或瑜伽教室。

開始運動，但不是過度運動。如果在開始 Myers Way 之前相對久坐，請先慢慢、逐漸建立身體力量。還記得，清理身體和排毒，會使自己感到遲鈍和疲累，所以若身體發出要求，請讓它休息。

你應該牢記腎上腺疲勞測試（見第七章）的分數。腎上腺產生壓力荷爾蒙，支持體內能量，即使器官疲累，仍使人保持向前。有些運動對腎上腺和自體免疫疾病有益處，但如果過度就本末倒置。

活動量應該限制在隔天感覺良好，和充滿活力即可，但如果感覺疲憊或是運動後感覺更糟，那就是做得太多了。如果症狀變得更糟，請減少運動，或是完全停止！

例如，如果在健走兩英里之後，感覺到關節疼痛，第二天疲憊不堪，就減半。嘗試只走一英里，看看會發生什麼事，如果感覺很好，那就是該遵循的目標。如果仍然疼痛和感到疲勞，再下降到半英里。感覺良好，應該作為調整的準則。

以下是一些推薦的活動，以便在 Myers Way 中保持身體活絡：

◆ **低能量**

- 跳舞
- 和孩子玩耍
- 游泳
- 家庭清潔
- 瑜珈
- 走路
- 皮拉提斯
- 伸展

◆ **高能量**

- 騎自行車
- 跑步
- 重訓
- 熱瑜珈
- 游泳
- 間歇訓練
- 網球

θ 睡眠

睡眠對於自體免疫疾病的人來說，是身體癒合最重要的休息和恢復步驟。當在 Myers Ways 時，恢復精力和治療症狀的最好時機：保持七個半到九小時深度且清爽的睡眠——如果身體需要時，甚至可以更多時間。剔除咖啡因、糖和高脂肪食物應該有所幫助，更應搭配溫和的運動。

如果患有睡眠障礙，請參考附錄 F，有助解決任何睡眠問題，以及釐清可能妨礙睡眠的原因。**食物和睡眠是你的藥物，請不要吝嗇！**

θ 減壓

嘿，我知道你很忙，生活充滿壓力及義務，愛的人需要你，現在你正在嘗試這些全新的烹飪、吃飯，和思考食物的方式。當然會有壓力，但誰沒有？

在忙碌一天中的某個時間點，只要能找到十五分鐘坐下來深呼吸或打坐……，如果能在每週上一堂瑜伽課、一次針灸療程，或一次按摩……，如果可以試著與鄰居或親戚交換育兒經，並在每幾個星期給自己一些時間……，如果能和重要的人計畫一個輕鬆的晚餐約會，每個月一次就好，你會因為所帶來的健康益處而感到吃驚。

第七章曾談到壓力釋放，我在「參考資源」也有一些建議，找一些時間減輕壓力吧，將對自己和身體都有利。我敢保證，如此就能找回工作或盡家庭義務時的效率，免疫系統也會改善數百倍。

θ 往健康更邁進

如果想更進一步，可以加入我們的社群網站，與已經完成 Myers Way 的數百人分享經驗。這裡有個非常活躍，具有支持性的社群，你可以提出問題，分享建議，甚至提出一些新的食譜！

如果你正在尋找更個人化的諮詢，也可以透過我的網站與營養師通個電話！

Myers Way 三十天飲食計畫及食譜

Myers Way 自體免疫自救解方，藉由三十天的飲食計畫，就能找回健康！

每個人和家庭均不相同，你也可能會比書中敘述的更快或更慢用完食物。如果喜歡任何食譜，想多吃一些或設計個人化食譜，來迎合自己的口味，請不要拘束，只要避免有毒或發炎性食材即可。

切記，重點是要避免吃進那些不能食用食物。

我建議，有時間的話，第一週就從基本的料理開始準備。如果在週末進行，時間將更為充裕，但還是要根據自己的行程表來調整計畫。

每餐兩份的食譜和飲食計畫，可供兩人使用——而且份量相對較多。請根據自身狀況進行調整。整個膳食計畫中，你會看到如何保存和使用剩菜的說明，需要做的是，一天一天的按說明進行。

每個人和家庭狀況均不相同，因此請保持彈性，你也可能會比書中敘述的更快或更慢用完食物。如果喜歡任何食譜，想多吃一些或設計個人化食譜，來迎合自己的口味，請不要拘束，只要不使用第八章提所到的有毒或發炎性食材。切記，**重點是避免吃進那些不能食用食物。**

最後，對於想要自己設計餐點的人，可以使用本書「設計自己的飲食」替代方案。

進入飲食計畫之前，花一點時間進行真菌過度增生、小腸細菌不正常增生（SIBO）和寄生蟲的測試。**如果對真菌過度生長，或是 SIBO 測試為陽性，需要遵循方案，並調整相對應的飲食計畫。**測試後接著閱讀營養補充品表格，就會清楚如何根據這三種測試和腎上腺疲勞測試（第七章）的結果，補充需要的營養。每個人的需求並不相同，我很樂意與你分享個人化（personalized）的方法。

現在，三十天的治療計畫即將開始，請好好享用！

θ 我有真菌過度增生、小腸細菌不正常增生（SIBO）或寄生蟲嗎？

請進行每種測試，並根據需要調整飲食方案。請參見下方圖表，選擇有助個人化所需的營養補充品。

關於「真菌過度增生」自我評估

___ 關節疼痛／痠痛

___ 關節炎

___ 患有自體免疫疾病，例如：橋本氏甲狀腺炎、類風濕性關節炎、潰瘍性大腸炎、狼瘡、牛皮癬、硬皮病，或多發性硬化症。

___ 患有皮膚或指甲真菌感染，如運動員腳（香港腳）、癬或腳趾甲真菌感染。

___ 患有慢性疲勞或纖維肌痛，或總是感到疲累。

___ 患有消化問題，例如腹脹、便秘或腹瀉。

___ 患有集中困難、記憶力差、容易分心、注意力不足、過動症或腦霧。

___ 患有皮膚問題，如濕疹、牛皮癬、蕁麻疹、酒糟鼻，或不明原因的紅疹。

___ 容易受到刺激或頻繁的情緒波動、焦慮或抑鬱。

___ 得到陰道真菌感染，有肛門或陰道瘙癢。

___ 患有季節性過敏或耳朵瘙癢。

___ 渴望吃糖和精緻碳水化合物。

如果符合三個或三個以上的項目，就屬於真菌過度生長的陽性結果。

建議按照真菌過度生長 / SIBO 的飲食計畫進行。

關於「小腸部正常細菌過度增生」（SIBO）自我評估

___ 被診斷患有腸躁症，或發炎性腸道疾病。

___ 飯後很長時間都感到腹脹。

___ 容易排氣、腹痛或絞痛的情形。

___ 有惡臭、不成形的糞便。

___ 對食物不耐受，如麩質、乳製品、大豆或玉米。

___ 對組織胺不耐受。

___ 患有關節疼痛。

___ 長時間感到疲累。

___ 患有皮膚問題，如濕疹、牛皮癬、蕁麻疹、酒糟鼻，或不明
原因的紅疹。

___ 患有氣喘，或其它呼吸道疾病。

___ 感到沮喪和絕望。

___ 被診斷有維生素 B12 缺乏症。

如果符合三個或三個以上的項目，就屬於 SIBO 的陽性結果。

建議按照真菌過度生長 / SIBO 的飲食計畫進行。

θ 真菌過度生長 / SIBO 的飲食計畫

藉由特定營養補充品，參見下方表格，藉由避免吃甜食和澱粉類食物，將真菌和細菌餓死。

執行 Myers Way 接下來的三十天，必須注意減少碳水化合物攝取量。建議每日不要超過兩杯澱粉類蔬菜（如地瓜、胡桃南瓜、橡子南瓜、金線瓜），以及不超過一杯水果，還有只能使用蘋果醋。

請不要擔心，我們在設計飲食計畫時考慮到這點——在外面吃飯或在別人家裡用餐時，記住這些指導原則就行了。

寄生蟲感染的自我評估

____ 患有便秘、腹瀉或排氣問題。

____ 曾經出國旅行。

____ 記得在國外曾出現「旅行者腹瀉（traveler's diarrhea）」。

____ 相信自己曾經發生食物中毒，而且消化功能跟過去不一樣了。

____ 有入睡困難，會在夜間多次醒來。

____ 患有皮膚問題，如濕疹、牛皮癬、蕁麻疹、酒糟鼻，或不明
原因的紅疹。

____ 時常在睡覺時磨牙。

____ 感到肌肉或關節疼痛。

____ 總是感到疲憊、沮喪或冷漠。

____ 從來沒有感到飽足感。

____ 患有缺鐵性貧血。

____ 被診斷患有腸躁症、潰瘍性大腸炎，或克隆氏症。

如果你符合三個或三個以上的項目，使用在下表中推薦適用於寄生
蟲感染的營養補充品，將會從中受益。

Myers Way 自體免疫營養補充品

◇適合全部族群	
補充品	劑量
益生菌（Probiotics）	10 種以上菌種，500 億以上菌叢（避免育菌基質在大豆、奶製品及小麥的益生菌），或 1240mg 的土壤基質益生菌。

Omega-3 魚油 （Omega-3 Fish oil）	每日 1000~4000mg （EPA 及 DHA）
左旋麩醯胺酸（L-Glutamine）	每日 3000mg
乙醯麩胱甘肽 （Acetyl-Glutathione）	每日 600~1200mg
N- 乙醯麩胱甘肽、奶薊、硫辛酸 （N-Acetyl-Glutathione、 Milk thistle、Alpha Lipoic acid）	每日 1800mg
維生素 C（Vitamin C）	每日 2000mg
維生素 D_3（Vitamin D_3）	每日 2000 IU

請根據問卷結果，或是閱讀本書了解自身問題後，參考本表內容選擇一些合適的營養補充品。

◇發炎 / 免疫

補充品	劑量
薑黃素（Curcumin Phytosome）	每日 1000mg
白藜蘆醇（Resveratrol）	每日 3000mg
乙醯麩胱甘肽 （Acetyl-Glutathione）	每日 600~1200mg
N- 乙醯麩胱甘肽 （N-Acetyl-Glutathione）	每日 1800mg

◇腸道健康

補充品	劑量
益生菌（Probiotics）	10 種以上菌種，500 億以上菌叢（避免育菌基質在大豆、奶製品及小麥的益生菌），或 1240mg 的土壤基質益生菌。

左旋麩醯胺酸 （L-Glutamine）	每日 3000mg
膠原蛋白（Collagen）	草飼牛膠原蛋白
消化酵素（Digestive Enzyme）	每餐 800mg，內含澱粉酶、蛋白酶、脂解酶
胃酸（Betaine Hydrochloride）	每日 500~1300mg

◇排毒

補充品	劑量
乙醯麩胱甘肽 （Acetyl-Glutathione）	每日 600~1200mg
N- 乙醯麩胱甘肽＋奶薊＋硫辛酸 （N-Acetyl-Glutathione、Milk thistle、Alpha Lipoic acid）	每日 1800mg

◇感染（**EBV**、疱疹病毒等）

補充品	劑量
左旋離胺酸（L-Lysine）	每日 750~2250mg
月桂酸（Lauricidin）	
腐植酸（Humic acid）	每日 750~1500mg

◇真菌過度生長

補充品	劑量
辛酸（Caprylic Acid）	每日 1600mg
植解脢（Candisol）	

◇小腸不正常菌叢過度增生（**SIBO**）	
補充品	**劑量**
草藥抗生素 （Herbal antibiotics）	至少包含下列其中四種以上的植物配方：蒺藜（Tribulus）萃取物、青蒿（Wormwood）萃取物、小檗鹼（Berberine Sulfate）、葡萄柚（Grapefruit）萃取物、大麥草（Baeberry）萃取物、熊果（Bearberry）萃取物、黑核桃（Black Walnut）萃取物
◇寄生蟲	
補充品	**劑量**
草藥抗生素 （Herbal antibiotics）	至少包含下列其中四種以上的植物配方：蒺藜（Tribulus）萃取物、青蒿（Wormwood）萃取物、小檗鹼（Berberine Sulfate）、葡萄柚（Grapefruit）萃取物、大麥草（Baeberry）萃取物、熊果（Bearberry）萃取物、黑核桃（Black Walnut）萃取物
◇改善腎上腺問題	
補充品	**劑量**
適應原（Adaptogen）	每天 2 顆隨餐 1~2 週，爾後增加至一天 4 顆，隨餐使用 2 至 4 個月。

> * 補充益生菌，必須與寄生蟲、SIBO 專用草本補充品間隔至少
> 2 小時。
> ** 完整酵素複方膠囊含有蛋白發酵成分，若是對蛋白有過敏反
> 應者，應該先向醫師諮詢後再使用。

θ 三十天飲食計畫

請記住，這份飲食計畫中的每一份餐點，都是設計為兩人份，可以隨意調整以符合個人家庭需求，如果需要準備一人份的餐點，只需減半食譜上的指示，但仍可能留下大量的剩菜。

我會以粗體字列出這些食譜的食用天數，若無粗體字表示可享用多餘的剩菜。如果想要一份詳細的計畫，準確地說明要做多少份，什麼時候準備食材，什麼時候享受剩菜，可以在本章後面的表格中清楚了解，使三十天飲食計畫盡可能順利地執行。

◆ 準備日

開始飲食計畫的前一天，按照以下食譜製備餐點，並在整個第一週享用，這一天相當重要：在開始前先行準備，可以讓計畫順利地展開。

如果有既定的工作行程，還有一些額外的時間煮飯，建議在星期六準備，並在星期日開始執行計畫。準備好以後，就來享用一些檸檬大蒜烤雞吧！

· **檸檬大蒜烤雞**（P.241）
· **腸道修復肉湯**（P.222）
· **甜蘋果香腸早餐**（P.249）

◆ **Day 1**

▼ 早餐

- **甜蘋果香腸早餐**（P.249）
- **甜在心地瓜泥**（P.214）
- **蔬菜汁**（P.252）
- **印度茶拿鐵**（P.252）如果需要的話，可改成無咖啡因綠茶。

▼ 午餐

- **有機柑橘羽衣甘藍沙拉佐蔓越莓**（P.227）
- **有機農場五素湯**（P.225）

▼ 晚餐

- **奶油羅勒金線瓜**（P.247）

  享受 1/2 杯有機綜合莓果，如覆盆子、草莓、藍莓或黑莓。

◆ **Day 2**

▼ 早餐

- 甜蘋果香腸早餐
- 甜在心地瓜泥
- 重新加熱並飲腸道修復肉湯
- **印度茶拿鐵**（P.252）如果需要的話，可改成無咖啡因綠茶

▼ 午餐

- 奶油羅勒金線瓜

▼ 晚餐

- **烤野生鮭魚佐芒果莎莎醬**（P.233）
- **大蒜拌炒有機綜合蔬菜**（P.215）
- **有機烤蘆筍**（P.220）

◆ **Day 3**

▼ 早餐

- 烤野生鮭魚佐芒果莎莎醬
- **蔬菜汁**（P.252）
- 重新加熱並啜飲腸道修復肉湯

▼ 午餐
- **熱帶尼加拉瓜沙拉** （P.228）
- 有機農場五素湯

▼ 晚餐
- **有機羽衣甘藍菠菜沙拉與迷迭香羅勒漢堡**（P227）
- **奶油橡實瓜** （P.214）
  享受 1/2 杯有機綜合莓果，如覆盆子、草莓、藍莓或黑莓

◆ **Day 4**

▼ 早餐
- **美味香腸早餐** （P.249）
- **椰子霜莓果慕斯** （P.260）
- 重新加熱並啜飲腸道修復肉湯

▼ 午餐
- 有機羽衣甘藍芽菠菜沙拉，與迷迭香羅勒漢堡
- 奶油橡實瓜

▼ 晚餐
- **辣魚肉捲** （P.240）
- **抱子甘藍佐有機櫻桃**（P.220）

◆ **Day 5**

▼ 早餐
- **拌炒野生海鮮、甘藍和櫛瓜** （P.237）
- 重新加熱並啜飲腸道修復肉湯

▼ 午餐
- **芝麻葉、血橙和茴香沙拉** （P.229）

▼ 晚餐
- **椰漿雞肉咖哩** （.P256）
- **花椰菜「抓飯」** （P.216）
  享受 1/2 杯有機綜合莓果，如覆盆子、草莓、藍莓或黑莓

◆ Day 6

▼ 早餐
- 美味香腸早餐
- **甜在心地瓜泥** （P.214）

▼ 午餐
- 椰漿雞肉咖哩
- 花椰菜「抓飯」

▼ 晚餐
- **野生比目魚佐焦糖甜洋蔥** （P.233）
- **有機花椰菜拌大蒜和檸檬**（P.221）
- **大蒜拌炒有機綜合蔬菜** （P.215）

◆ Day 7

▼ 早餐
- **甜蘋果香腸早餐** （P.249）
- 甜在心地瓜泥
- **蔬菜汁** （P.252）
- **印度茶拿鐵** （P.252） 如果需要的話，可改成無咖啡因綠茶。

▼ 午餐
- 科布沙拉（P.226）
- **有機烤蘆筍** （P.220）

▼ 晚餐
- **椰漿雞肉咖哩** （P.256）
- **花椰菜「抓飯」** （P.216）
  享受 1/2 杯有機綜合莓果，如覆盆子、草莓、藍莓或黑莓

◆ Day 8

▼ 早餐
- 甜蘋果香腸早餐
- **椰子霜莓果慕斯** （P.260）
- 重新加熱並啜飲腸道修復肉湯
- **印度茶拿鐵** （P.252） 如果需要的話可改成無咖啡因綠茶

▼ 午餐
- 奶油羅勒金線瓜

▼ 晚餐
- **泰式綠咖哩** （P.234）
- **有機花椰菜拌大蒜和檸檬**（P.221）

◆ Day 9

▼ 早餐
- **美味香腸早餐** （P.249）
- **甜在心地瓜泥** （P.214）
- 重新加熱並啜飲腸道修復肉湯
- **印度茶拿鐵** （P.252） 如果需要的話，可改成無咖啡因綠茶。

▼ 午餐
- 泰式綠咖哩

▼ 晚餐
- **中式辣豬肉** （P.251）
- **花椰菜「抓飯」**（P.216）

◆ Day 10

▼ 早餐
- 美味香腸早餐
- **椰子霜莓果慕斯** （P.260）
- 重新加熱並啜飲腸道修復肉湯

▼ 午餐
- 中式辣豬肉
- 花椰菜「抓飯」

▼ 晚餐
- **辣火雞肉捲** （P.244）
- **櫛瓜「麵條」沙拉**（P.228）

◆ Day 11

▼ 早餐
- **甜蘋果香腸早餐**（P.249）
- 甜在心地瓜泥
- 重新加熱並啜飲腸道修復肉湯

▼ 午餐
- 辣火雞肉捲
- **櫛瓜「麵條」沙拉** （P.228），
  或**創造自己的有機綜合沙拉**
  （P.254~257）

▼ 晚餐
- **甜柑橘鮭魚沙拉** （P.234）
- **抱子甘藍佐有機櫻桃**（P.220）

◆ **Day 12**

▼早餐

· 拌炒野生海鮮、羽衣甘藍和櫛瓜 （P.237）

▼午餐

· 有機柑橘羽衣甘藍沙拉佐蔓越莓 （P.227）

▼晚餐

· 大蒜烤高麗菜 （P.218）

◆ **Day 13**

▼早餐

· 甜蘋果香腸早餐

· 椰子霜莓果慕斯 （P.260）

▼晚餐

· 有機羽衣甘藍菠菜沙拉與迷迭香
　羅勒漢堡 （P.227）

· 酥脆地瓜薯條（P.218）

▼午餐

· 熱帶尼加拉瓜沙拉 （P.228）

◆ **Day 14**

▼早餐

· 放養有機雞肉炒蔬菜 （P.243）

· 印度茶拿鐵 （P.252） 如果需要
　的話可改成無咖啡因綠茶

▼午餐

· 奶油蝦仁義大利麵 （P.236）

· 有機烤蘆筍 （P.220）

▼晚餐

· 摩洛哥羊肉咖哩 （P.246）

· 烤日本南瓜佐肉桂 （P.215）
　享受 1/2 杯有機綜合莓果，如覆盆子、草莓、藍莓或黑莓。

◆ **Day 15**

▼早餐

· 放養有機雞肉炒蔬菜

· 烤日本南瓜佐肉桂

▼午餐

· 辣魚肉捲 （P.240）

· 黃瓜海帶沙拉 （P.230）

▼ 晚餐
- 奶油蝦仁義大利麵
- **有機烤蘆筍** （P.220）

◆ **Day 16**

▼ 早餐
- 摩洛哥羊肉咖哩

▼ 午餐
- 辣魚肉捲
- **黃瓜海帶沙拉** （P.230），或創造自己的有機綜合沙拉 （P.254~257）

▼ 晚餐
- **檸檬大蒜烤雞** （P.241）
- **祖母的豐盛雞肉麵湯** （P.224）
- **腸道修復肉湯** （P.222）

◆ **Day 17**

▼ 早餐
- 祖母的豐盛雞肉麵湯
- **印度茶那堤** （P.252） 如果需要的話可改成無咖啡因綠茶

▼ 午餐
- **香菜鮭魚佐酪梨** （P.235）
- **芝麻葉、血橙和茴香沙拉** （P.229）

▼ 晚餐
- **奶油羅勒魚翅瓜** （P.247）
- **酥脆羽衣甘藍** （P.221）
  享受 1/2 杯有機綜合莓果，如覆盆子、草莓、藍莓或黑莓

◆ **Day 18**

▼ 早餐
- **美味香腸早餐** （P.249）
- **椰子霜莓果慕斯** （P.260）
- 重新加熱並啜飲腸道修復肉湯

▼ 午餐
- **科布沙拉**（P.226）

▼ 晚餐
- **辣雞肉香腸秋葵濃湯**（P.245）
- **有機花椰菜拌大蒜和檸檬**（P.221）

◆ **Day 19**

▼ 早餐
- 美味香腸早餐
- **椰子霜莓果慕斯**（P.260）
- 重新加熱並啜飲腸道修復肉湯

▼ 午餐
- **辣雞肉香腸秋葵濃湯**
- **有機花椰菜拌大蒜和檸檬**（P.221）

▼ 晚餐
- **野生比目魚佐焦糖甜洋蔥**（P.233）
- **奶油瓜濃湯佐肉桂**（P.223）

◆ **Day 20**

▼ 早餐
- **甜蘋果香腸早餐**（P.249）
- 奶油瓜濃湯佐肉桂
- 重新加熱並啜飲腸道修復肉湯
- **印度茶拿鐵**（P.252）如果需要的話，可改成無咖啡因綠茶。

▼ 午餐
- 野生比目魚佐焦糖甜洋蔥
- **有機柑橘羽衣甘藍沙拉佐蔓越莓**（P.227）

▼ 晚餐
- **熱帶尼加拉瓜沙拉**（P.228）
- **抱子甘藍佐有機櫻桃**（P.220）
- **肉桂蘋果酥**（P.260）

◆ **Day 21**

▼ 早餐
- 甜蘋果香腸早餐
- **甜在心地瓜泥**（P.214）
- **蔬菜汁**（P.252）
- 重新加熱並啜飲腸道修復肉湯

▼ 午餐
- **檸檬大蒜烤雞**（P.241）
- **科布沙拉**（P.226）
- **有機農場五素湯**（P.225）
- **腸道修復肉湯**（P.222）

▼ 晚餐

· **週六夜壽司** （P.238）

· **酥脆椰蝦** （P.239）

· **烤蔬菜** （P.220）

◆ **Day 22**

▼ 早餐

· 肉桂蘋果酥

· **蔬菜汁** （P.252）

· 重新加熱並啜飲腸道修復肉湯

▼ 午餐

· **朝鮮薊佐酸梅油醋醬** （P.219）

· **芝麻葉、血橙和茴香沙拉** （P.229）

▼ 晚餐

· **椰漿雞肉咖哩** （P.256）

· 朝鮮薊佐酸梅油醋醬

◆ **Day 23**

▼ 早餐

· **美味香腸早餐** （P.249）

· **椰子夏南瓜** （P.219）

· 重新加熱並啜飲腸道修復肉湯

· **印度茶拿鐵** （P.252） 如果需要的話可改成無咖啡因綠茶

▼ 午餐

· 椰漿雞肉咖哩

· **有機柑橘羽衣甘藍沙拉佐蔓越莓** （P.227），或創造自己的有機綜合沙拉（P.254~257）

▼ 晚餐

· **地瓜滿載** （P.243~245）

· 有機農場五素湯

◆ **Day 24**

▼ 早餐

· 美味香腸早餐

· **椰子霜莓果慕斯** （P.260）

· 重新加熱並啜飲腸道修復肉湯

▼ 午餐

· 地瓜滿載

· **櫛瓜「麵條」沙拉**（P.228）或創造自己的有機綜合沙拉（P.254~257）

▼ 晚餐
- 香菜鮭魚佐酪梨 （P.235）
- 有機烤蘆筍 （P.220）

◆ **Day 25**

▼早餐
- 甜蘋果香腸早餐 （P.249）
- 甜在心地瓜泥 （P.214）
- 重新加熱並啜飲腸道修復肉湯

▼午餐
- 熱帶尼加拉瓜沙拉 （P.228）

▼晚餐
- 中式辣豬肉 （P.251）
- 花椰菜「抓飯」 （P.216）

◆ **Day 26**

▼早餐
- 甜蘋果香腸早餐
- 甜在心地瓜泥
- 蔬菜汁 （P.252）

▼午餐
- 中式辣豬肉
- 花椰菜「抓飯」

▼晚餐
- 辣魚肉捲 （P.240）
- 黃瓜海帶沙拉 （P.230）
  享受 1/2 杯有機綜合莓果，如覆盆子、草莓、藍莓或黑莓。

◆ **Day 27**

▼早餐
- 美味香腸早餐 （P.249）
- 椰子霜莓果慕斯 （P.260）
- 印度茶拿鐵 （P.252） 如果需要的話，可改成無咖啡因綠茶。

▼午餐
- 辣魚肉捲
- 黃瓜海帶沙拉 （P.230），或
  創造自己的有機綜合沙拉
  （P.254~257）

▼晚餐
- 香煎牛排佐地瓜 （P.247）
- 大蒜拌炒有機綜合蔬菜 （P.215）
- 香蕉奶油迷你蛋糕 （P.261）

◆ **Day 28**

▼早餐

- 香煎牛排佐地瓜
- 蔬菜汁 （P.252）

▼午餐

- 檸檬大蒜烤雞 （P.241）
- 簡易萵苣雞肉捲 （P.248）
- 有機花椰菜拌大蒜和檸檬（P.221）
- 腸道修復肉湯 （P.222）

▼晚餐

- 週六夜壽司 （P.238）
- 椰子油烤鱈魚配菠菜 （P.236）
- 黃瓜海帶沙拉 （P.230）

◆ **Day 29**

▼早餐

- 拌炒野生海鮮、羽衣甘藍和櫛瓜 （P.237）
- 蔬菜汁 （P.252）
- 重新加熱並啜飲腸道修復肉湯

▼午餐

- 簡易萵苣雞肉捲

▼晚餐

- 有機羽衣甘藍菠菜沙拉與迷迭香羅勒漢堡 （P.227）

◆ **Day 30**

▼早餐

- 美味香腸早餐
- 甜在心地瓜泥 （P.214）
- 重新加熱並啜飲腸道修復肉湯
- 印度茶拿鐵 （P.252） 如果需要的話，可改成無咖啡因綠茶。

▼午餐

- 芝麻葉、血橙和茴香沙拉 （P.229）

▼晚餐

- 奶油羅勒魚翅瓜 （P.247）
- 抱子甘藍佐有機櫻桃（P.220）

θ 七天海鮮餐計畫

七天海鮮餐計畫餐，是一個**修改版本**，針對那些近期無法吃家禽、牛肉、羊肉或豬肉的人。

記住，如第五章所討論，此方案比蛋奶素或全素產生的發炎現象還要少，但它仍然不像 Myers Way 一般飲食計畫具有相同的營養密度，如果想使用此海鮮計畫餐作為過度期，或是想持續執行，都由你自己決定。

就跟一般飲食計畫一樣，此海鮮餐計畫餐是以兩人份為基礎，可以隨意調整以符合家庭需求，如果正在準備一人份的餐點，只需份量減半，但仍可能留下大量的剩菜。

同樣地，會以粗體字列出這些食譜的食用天數，若無粗體字表示可享用多餘的剩菜。如果想要一份詳細的計畫，準確地說明要做多少份，什麼時候準備食材，什麼時候享受剩菜，可以在本章最後的表格中清楚了解，讓三十天飲食計畫盡可能順利執行。

◆ 準備日

在開始飲食計畫的前一天，按照以下食譜準備餐點，並在第一週享用，這一天是很重要的：在你開始前先準備，可以幫助計畫順利展開。如果你有既定的工作日，還有一些額外的時間煮飯，我建議在星期六準備，並在星期日開始執行計畫。準備好之後，就來享用一些奶油瓜濃湯佐肉桂（P.227）吧！

- **奶油瓜濃湯佐肉桂** （P.223）
- **椰漿雞肉咖哩** （P.256）**不含雞肉**

◆ Day 1

▼早餐
- **椰子霜莓果慕斯** （P.260）
- **蔬菜汁** （P.252）
- **印度茶拿鐵** （P.252） 如果需要的話，可改成無咖啡因綠茶。

▼ 午餐

- **有機柑橘羽衣甘藍沙拉佐蔓越莓** （P.227）
- 椰漿雞肉咖哩不含雞肉

▼ 晚餐

- **檸檬蘑菇烤鱒魚** （P.239）
- **有機花椰菜拌大蒜和檸檬**（P.221）

◆ Day 2

▼ 早餐

- **拌炒野生海鮮、羽衣甘藍和櫛瓜** （P.237）
- 奶油瓜濃湯佐肉桂

▼ 午餐

- 檸檬蘑菇烤鱒魚
- **有機柑橘羽衣甘藍沙拉佐蔓越莓** （P.227）

▼ 晚餐

- **野生比目魚佐焦糖甜洋蔥** （P.233）
- **大蒜拌炒有機綜合蔬菜** （P.215）
- **薑黃辣奶油瓜** （P.216）
  享受 1/2 杯有機綜合莓果，如覆盆子、草莓、藍莓或黑莓。

◆ Day 3

▼ 早餐

- 椰漿雞肉咖哩不含雞肉

▼ 午餐

- 野生比目魚佐焦糖甜洋蔥
- 奶油瓜濃湯佐肉桂
- 大蒜拌炒有機綜合蔬菜

▼ 晚餐

- **奶油蝦仁義大利麵**（P.236）
  享受 1/2 杯有機綜合莓果，如覆盆子、草莓、藍莓或黑莓。

◆ Day 4

▼ 早餐
- **椰子霜莓果慕斯** （P.260）
- **蔬菜汁** （P.252）

▼ 午餐
- 奶油蝦仁義大利麵

▼ 晚餐
- **烤野生鮭魚佐芒果莎莎醬** （P.233）
- **雙烤地瓜佐肉桂和肉豆蔻** （P.217）
- **有機烤蘆筍** （P.220）

◆ Day 5

▼ 早餐
- **椰子霜莓果慕斯** （P.260）
- **蔬菜汁** （P.252）

▼ 午餐
- 烤野生鮭魚佐芒果莎莎醬
- **熱帶尼加拉瓜沙拉** （P.228）

▼ 晚餐
- **椰子油烤鱈魚配菠菜** （P.236）
- **花椰菜「抓飯」**（P.216）

◆ Day 6

▼ 早餐
- **拌炒野生海鮮、羽衣甘藍和櫛瓜** （P.237）

▼ 午餐
- 椰子油烤鱈魚配菠菜
- 花椰菜「抓飯」

▼ 晚餐
- 酥脆椰蝦 （P.239）
- 芝麻葉、血橙和茴香沙拉 （P.229）
- 肉桂蘋果酥 （P.260）

◆ **Day 7**

▼ 早餐
- 椰子霜莓果慕斯 （P.260）
- 蔬菜汁 （P.252）
- 印度茶拿鐵 （P.252） 如果需要的話，可改成無咖啡因綠茶。

▼ 午餐
- 辣魚肉捲 （P.240）
- 朝鮮薊佐酸梅油醋醬 （P.219）

▼ 晚餐
- 週六夜壽司 （P.238）
- 黃瓜海帶沙拉 （P.230）

Myers Way 食譜

蔬菜類

◆ 甜在心地瓜泥（4 份）

一天的美味由此開始，是件多麼棒的事情！這份溫暖、豐盛的食物泥（hash）菜餚，會是你一直尋找的合適早餐。如果想要節省時間，建議可以事先備料。

▼ 食材：

- 2~4 茶匙椰子油
- 2 顆中等地瓜，細切
- 1 顆黃洋蔥，切丁
- 1/4 茶匙肉桂粉
- 1/8 茶匙肉豆蔻粉
- 一撮海鹽
- 一撮黑胡椒

▼ 作法：

放置一個大鍋、開啟中火，加入椰子油、地瓜、洋蔥，蓋上鍋蓋並煨 7~10 分鐘，經常攪拌。

加入肉桂、肉豆蔻、鹽和胡椒，混合拌炒 2~3 分鐘不加蓋，頻繁攪拌至地瓜軟及略帶棕色。

◆ 奶油橡實瓜（4 份）

由於奶油椰子和甜香料，這個南瓜會在嘴裡融化。

▼ 食材：

- 1 顆橡實瓜
- 2 茶匙椰子油或椰子甘露，更多的椰子油塗抹烤盤
- 一撮肉桂粉
- 一撮肉豆蔻粉

▼ 作法：

將烤箱預熱至 190℃。

將南瓜從上到下切成兩半，用勺子取出種子並丟棄。

用椰子油塗抹中等大小的烤盤，將南瓜切面朝下放在烤盤烤 30 分鐘。

將南瓜上下顛倒轉向，每個南瓜面都淋上一茶匙椰子油或椰子甘露，並灑上肉桂粉跟肉豆蔻粉，供餐前再煮 10 分鐘。

◆ 大蒜拌炒有機綜合蔬菜（2至4份）

當你嘗試過這些淋上甜椰子油夢幻般的蔬菜後，就不會抱怨吃蔬菜這件事。

▼ 食材：

- 1 把綠蔬菜，或根據喜好，選擇大約 4~5 杯羽衣甘藍、彩虹甜菜、芥藍或芥菜
- 2 茶匙椰子油或如果需要可以更多
- 1 瓣蒜，切碎
- 一撮海鹽

▼ 作法：

沖洗蔬菜然後輕拍使其乾燥。

將莖與葉分開，並將莖切成 5 公分片段，將葉子切成 2.5 公分長條。

在中鍋加熱椰子油和大蒜，加入切斷的莖，將混合物炒約 5 分鐘，然後加入葉子和一撮鹽，如果蔬菜沾黏可再加入 1 茶匙油，再加熱 2~3 分鐘，趁熱享用。

◆ 烤日本南瓜佐肉桂（4至6份）

日本南瓜，看起來是一顆可在雜貨店買到的綠色小瓜果，它帶有豐富的味道，適合搭配任何食材，當吃了之後，希望還能一直吃下去。

▼ 食材：

- 2 茶匙椰子油，融化，再加上一些使用於塗抹烤盤
- 1 顆日本南瓜
- 一撮海鹽
- 一撮磨碎黑胡椒
- 1/8 茶匙肉桂粉
- 一撮肉豆蔻粉

▼ 作法：

將烤箱預熱至 177℃。

使用椰子油塗抹烤盤，小心地將南瓜從上到下切一半，勺子取出種子並丟棄，將每一半切成 0.6 公分楔形，並將它們放入大碗中。

用融化的椰子油淋在切片上，並灑鹽、黑胡椒、肉桂和肉豆蔻，把切片均勻鋪在烤盤上烤約 20 分鐘。

然後把它們翻面，再烤 20 分鐘。果皮是可食用的，也可以在食用前切除。

◆ 薑黃辣奶油瓜（2 份）

▼ 食材：

- 1 顆奶油瓜，削皮去籽，並切成 1.3~2 公分立方體
- 1~2 茶匙椰子油，融化，再加上一些使用於塗抹烤盤
- 1/4 茶匙薑黃粉

▼ 作法：

將烤箱預熱至 190℃。

使用一個大碗，用油和薑黃攪拌南瓜，然後將它們鋪在事先抹油的烤盤，烤上 30 分鐘——烤的時間越長，就越脆！

◆ 慢火胡蘿蔔和甜菜佐薑黃（2 至 4 份）

你可以發現這些明亮顏色的胡蘿蔔和甜菜，具有令人驚豔的營養素！

▼ 食材：

- 4 條胡蘿蔔，削皮
- 2 顆金黃甜菜根，削皮
- 2~3 茶匙椰子油，融化
- 一撮海鹽
- 薑黃調味

▼ 作法：

將烤箱預熱至 177℃。

將胡蘿蔔切成薄圓片或 5 公分片段，然後縱向切成四等份。

將甜菜根切成小塊，大約 2.5 公分長、1.3 公分寬。

在一個中碗中，攪拌這些蔬菜和融化椰子油、鹽和所選的調味料。

將蔬菜鋪在烤盤上，大約烤 20 分鐘，時間長短取決於喜歡的口感。

◆ 花椰菜「抓飯」（4 份）

這個食譜是我最愛之一，簡單到令人難以置信，而且感覺像在吃飯，我喜歡準備很多份，整個星期都享用並搭配不同菜，特別是咖哩！

▼ 食材：

- 1 顆花椰菜，粗略切碎
- 1 顆黃洋蔥，切丁
- 2 湯匙椰子油
- 1/4 茶匙海鹽

▼ 作法：

沖洗花椰菜頭並將它們分成小花，並將小花放入食物調理機，使其攪打成稻米形狀，另一個選擇是使用攪碎器，而不是食物調理機。

以煎鍋使用中火，將洋蔥以椰子油炒香，當洋蔥變得半透明時，將加工的花椰菜加入煎鍋，攪拌翻炒，炒至混合物變軟，用鹽和任何喜愛的調味料調味成「抓飯」。

◆ 簡單美味烤地瓜（2 份，一人一顆地瓜）

每次我吃地瓜，都很驚訝它如此美味，這也是一個很厲害的食譜，可以散裝，享用一整週，即使冷掉了，也很好吃！

▼ 食材：

- 塗抹烤盤的椰子油
- 2 顆中地瓜

  將烤箱預熱至 204℃。

▼ 作法：

將烤盤塗抹椰子油。

將地瓜清洗乾淨並切一半，將它們的面朝下放在烤盤上，烤 45~60 分鐘，或直到它們變軟。

◆ 雙烤地瓜佐肉桂和肉豆蔻（2 份，一人一顆地瓜）

好吧，我知道我說過地瓜超棒的，而這個食譜絕對值得享用！你會覺得像是在吃甜點，好好享受這種特別的待遇吧！

▼ 食材：

簡單美味烤地瓜 （上方食譜）

- 2 湯匙椰子油
- 1/8 茶匙肉桂粉
- 一撮肉豆蔻粉
- 一撮海鹽
- 一撮黑胡椒粉
- 1/4 杯全脂椰奶 （選擇性）
- 2 茶匙蔥花 （選擇性）

▼作法：

將烤箱預熱至 190℃。

用勺子舀出每個烤地瓜放置在中碗中，地瓜皮留在烤盤上。

碗內加入椰子油、肉桂、肉豆蔻、鹽、椒椒及選擇性的椰奶與地瓜泥，將碗內均勻混合，可以使用搗碎器或叉子，將混合物填充回地瓜皮，並烤 10~15 分鐘，在供餐前可以灑上蔥花。

◆ 大蒜烤高麗菜（4 份）

▼食材：

- · 塗抹烤盤的椰子油
- · 1 顆綠色高麗菜
- · 2 瓣大蒜
- · 2 湯匙特級初榨橄欖油
- · 一撮海鹽
- · 一撮黑胡椒粉
- · 1 大顆酪梨，切片
- · 1 份迷迭香羅勒草飼漢堡（P.257）

▼作法：

將烤箱預熱至 204℃。

將烤盤塗抹椰子油。

將高麗菜放在砧板並把底部切除，將高麗菜切成約 2.5 公分厚，利用刀的側邊把大蒜壓碎，將高麗菜切片都抹上蒜末，並灑上橄欖油、鹽及胡椒。

將高麗菜放在烤盤上烤約 25 分鐘，然後翻面再烤 25 分鐘。

供餐時，配上酪梨切片和迭香羅勒草飼漢堡。

◆ 酥脆地瓜薯條（2 份）

任何事情，都不能剝奪你享用這些脆皮薯條。

▼食材：

- · 2 顆中地瓜
- · 椰子油

▼作法：

清洗地瓜並削皮，切成薄薯條狀約 5 公分長、0.6~1.8 公分厚。

在一個大鍋裡加入足夠覆蓋薯條的椰子油，當油溫夠時，放入一半的薯條，炸約 7 分鐘，在它們變棕色前從油鍋中取出（炸薯條從油中取出會變脆），以相同的方式炸剩下的地瓜。

◆ 朝鮮薊佐酸梅油醋醬（2 至 4 份）

▼ 食材：
- ·2 顆朝鮮薊
- ·1/2 顆檸檬
- ·1 瓣大蒜，剝皮和搗碎
- ·酸梅油醋醬

▼ 作法：

準備一個大鍋並裝滿可以淹蓋朝鮮薊的水量，並把水煮沸。

同時著手把朝鮮薊放在砧板將莖切下，以便它們可以平坦放在鍋底（花側向上），用廚房剪刀修剪每個葉子的尖端並丟棄，切掉每個朝鮮薊頂部幾英吋並丟棄，用一半的檸檬汁抹過朝鮮薊切除的部位。

將一半的檸檬、大蒜和朝鮮薊小心地加入沸水中，蓋上一個可以放入鍋內的蓋子，以保持朝鮮薊淹沒在沸水中，燉煮 30~35 分鐘或直到它們變軟。用過濾湯杓取出朝鮮薊，將它們放置在濾網且在水槽內冷卻，讓所有水都瀝乾。

食用時，把每個花瓣一片一片拉出朝鮮薊，將花瓣沾酸梅油醋醬，放入嘴裡，利用牙齒去除花瓣根部、撥離內部的葉肉；當你食用到朝鮮薊的芯時，刮掉有絨毛的頂部並丟棄，然後享用朝鮮薊的芯。

剩下的朝鮮薊可以蒸煮再加熱。

◆ 椰子夏南瓜（2 份）

▼ 食材：
- ·1 顆夏南瓜
- ·1 顆黃南瓜
- ·2 茶匙椰子油

▼ 作法：

洗淨南瓜，切下兩端。使用磨泥器將夏南瓜和黃楠刮磨碎。

在中炒鍋加熱椰子油，然後加入磨碎的南瓜，混合拌炒 1~2 分鐘。

◆ 烤蔬菜（2 份）

▼食材：

- 4 杯切碎的任選蔬菜（蘆筍、甜菜根、高麗菜、花椰菜、胡蘿蔔、芹菜、櫛瓜、地瓜等）
- 1~2 湯匙椰子油，融化
- 1/4 茶匙海鹽
- 任選調味料：薑黃、肉桂、肉豆蔻、孜然、黑胡椒

▼作法：

將烤箱預熱至 180℃。

在碗內加入切碎的蔬菜、椰子油、鹽和任選的調味料，混合拌勻。

將蔬菜鋪在烤盤上，烤 15~25 分鐘，烹飪時間取決於蔬菜的質地，留意它們以確保最佳的烹飪時間。

◆ 有機烤蘆筍（2 份）

▼食材：

- 24 根有機蘆筍，去除廢莖
- 1 湯匙椰子油或橄欖油
- 一撮海鹽
- 1 片檸檬片

▼作法：

將烤箱預熱至 190℃。清洗蘆筍並放置在烤盤上，灑上油和海鹽，然後烤 20~25 分鐘。

在供餐前蘆筍擠上檸檬汁。

◆ 抱子甘藍佐有機櫻桃（2 份）

▼食材：

- 3 杯有機抱子甘藍，莖切碎
- 1/2 杯新鮮有機櫻桃，去核
- 2~3 湯匙橄欖油或椰子油，融化且需塗抹烤盤
- 1/4 茶匙鹽

▼ 作法：

　　將烤箱預熱至 190℃。將椰子油塗抹烤盤，抱子甘藍切一半，混合櫻桃、油和鹽，烘烤 15~20 分鐘，烹調時間取決於所需的脆度。

◆ 有機花椰菜拌大蒜和檸檬（2 份）

任何的有機蔬菜食譜，都可以讓人在享用後的第二天活力加倍。

▼ 食材：

- 8 顆有機花椰菜，末端修剪
- 1 湯匙椰子油或橄欖油，依需求增加
- 1/2 顆甜洋蔥，切丁
- 3 瓣大蒜，切碎
- 1/2 顆檸檬

▼ 作法：

　　中型炒鍋放入油加熱，加入洋蔥烹調 2 分鐘，加入大蒜和花椰菜，繼續烹調 5~7 分鐘且均勻拌炒，當花椰菜變軟時，擠上檸檬並供餐。

　　注意：使用花椰菜而不是花椰菜苗（花椰菜和芥藍的混合種）

◆ 酥脆羽衣甘藍（2 份）

▼ 食材：

- 1 株羽衣甘藍
- 2 湯匙椰子油
- 1/4 茶匙海鹽
- 1/4 茶匙薑黃

▼ 作法：

　　將烤箱預熱至 204℃。清洗羽衣甘藍並拍乾，放置在大碗中，將葉子撕成 5~7.5 公分碎片，且把葉子與莖分開，丟棄莖。噴灑油並攪拌按摩葉子，讓甘藍葉充分塗抹油，在加入鹽和薑黃均勻混合。烘烤約 10 分鐘，直到羽衣甘藍酥脆，可以分批或多烤盤同時烤。烘烤期間，注意羽衣甘藍是否烤焦。

湯與煲湯類

◆腸道修復肉湯（大約 16 份，每份 4 盎司，總共 8 杯）

腸道修復肉湯中的明膠（吉利丁），可以保護和修復消化道的黏膜層，並幫助消化營養素。這是個厲害的湯，可以用最喜歡的杯子啜飲。

▼ 食材：

- 1 隻有機、草飼雞（烹調檸檬大蒜烤雞剩下的部分），或 1 磅（455 公克）骨頭（骨髓、雞骨頭、關節骨）
- 2 湯匙蘋果醋
- 1 茶匙海鹽
- 2 瓣大蒜，剝皮，用刀側拍碎
- 8 杯水
- 切碎的胡蘿蔔、芹菜、洋蔥（選擇性）

▼ 作法：

把雞或骨頭放入慢燉鍋，加入醋、鹽、大蒜、水和蔬菜，依據使用的骨頭和慢燉鍋大小，加入水，可覆蓋骨頭。

低溫烹煮至少 24 小時並冷卻 （可以在烹煮 8 小時後隨時使用肉湯，但建議至少烹煮 24 小時）。

當肉湯準備好了，使用有洞湯杓去除骨頭，然後使用撈油勺分離油脂，但它仍可能是油膩的，將它儲存在冰箱，脂肪會浮上表面再去除。

飲用或在其他食譜使用時，再個別加熱，可以使用 4~5 天然後冷凍。

◆ 奶油瓜濃湯佐肉桂（4至6份）

第一次品嚐時，就會愛上這香甜奶油湯，甚至可能停不下來！

注意，你可以隨時剝開和切碎奶油瓜和地瓜，然後將果肉冷凍，之後隨時使用都行。

▼ 食材：

- 2 瓣大蒜（完整）
- 2~3 湯匙特級初榨橄欖油
- 1 顆奶油瓜，削皮，去籽，切塊 （或使用冷凍塊）
- 2 顆中等地瓜，削皮並切塊 （或使用冷凍塊）
- 1 顆大洋蔥，切丁
- 1/2 茶匙肉桂粉
- 1/4 茶匙肉豆蔻粉
- 4 杯腸道修復肉湯，或無麩質、低鹽包裝肉湯
- 1 罐 13.5 盎司全脂椰奶
- 海鹽
- 研磨黑胡椒

▼ 作法：

在一個大湯鍋裡放入橄欖油爆香大蒜，加入奶油瓜、地瓜、洋蔥、肉桂、肉豆蔻拌炒 3~5 分鐘，頻繁攪拌。

加入肉湯並把湯煮沸，然後把火轉小燉煮約 20 分鐘，直到地瓜和南瓜燉軟。

關火，然後使用食物料理機標準高速攪打食物，分批進行，直到食物完全無顆粒。

將湯移至火爐加熱，並加入椰奶、攪拌，持續以小火加熱，均勻攪拌，以鹽和胡椒調味。

注意：此湯品最頂級的供餐方式，會放一些石榴種子在上方，增加口感。

◆ 祖母的豐盛雞肉麵湯（4 份）

利用櫛瓜「麵條」可將湯品變成經典的雞肉麵湯，即是一道完美的菜餚，更能找回一些溫暖的童年回憶。

▼ 食材：

- 1 湯匙椰子油 （依需求增加）
- 1 瓣大蒜，切碎
- 1 顆黃洋蔥，切碎
- 1/4 茶匙薑黃粉
- 1/2 顆地瓜，切碎
- 4 條胡蘿蔔，切碎
- 4 束芹菜，切碎
- 1 片月桂葉
- 20 盎司（2.5 杯）腸道修復肉湯，或無麩質、低鹽包裝肉湯
- 2 杯切碎或撕碎煮熟有機草飼雞肉
- 2 茶匙切碎新鮮羅勒
- 2 茶匙切碎新鮮香菜或荷蘭芹 （巴西利或兩者）
- 1/4 茶匙海鹽
- 1/8 茶匙黑胡椒
- 2 條櫛瓜，使用螺旋切片機或絞肉機螺旋切成「麵條」

▼ 作法：

在一個大湯鍋以中火加熱椰子油，加入大蒜爆香直到呈現淡褐色，加入洋蔥和薑黃並繼續炒 3 分鐘，添加地瓜、胡蘿蔔、芹菜和月桂葉，如果蔬菜太乾，可以添加 2~3 茶匙椰子油，將混合物再拌炒約 10 分鐘。

加入肉湯、雞肉、羅勒、巴西利或香菜、鹽和胡椒，把湯煮沸，然後再悶煮 40 分鐘。

關火並取出月桂葉，放入櫛瓜「麵條」再蓋上鍋蓋，靜置 5~10 分鐘，供餐前維持熱度。

◆ 有機農場五素湯（4 份）

▼ 食材：

- 1 杯切碎黃南瓜
- 1 杯切碎櫛瓜
- 1 杯切碎花椰菜
- 1 杯切碎青花菜
- 1 杯切碎黃洋蔥
- 1 瓣大蒜，切碎
- 2 茶匙特級初榨橄欖油
- 1 杯腸道修復肉湯，或無麩質、低鹽包裝肉湯
- 1/4 茶匙新鮮茴香
- 海鹽
- 研磨黑胡椒

▼ 作法：

蒸熟南瓜、櫛瓜、花椰菜和青花菜並擺在一旁備用。

在一個炒鍋將橄欖油加熱爆香洋蔥和大蒜，然後放一旁備用。

在高速攪拌機中，將肉湯與蒸熟的蔬菜、洋蔥、大蒜、茴香、鹽和胡椒分次放入，攪打均勻。

當食物攪打至無顆粒時，將其倒入大湯鍋中加熱，添加剩餘的肉湯和燉湯。

沙拉類

◆ 科布沙拉（2 份）

▼食材：

- 2 杯切碎長葉萵苣
- 1 杯切碎嬰兒羽衣甘藍
- 1/2 條黃瓜，切碎
- 1 塊有機草飼雞胸肉，煮熟和切碎
- 1/2 顆蘋果，切碎
- 1/2 顆酪梨，切碎
- 1 湯匙橄欖油
- 1/2 顆檸檬，擠出檸檬汁
- 2 茶匙全脂椰奶 （選擇性）
- 1 瓣大蒜，切碎
- 一撮海鹽
- 一撮黑胡椒粉

▼作法：

把生菜、羽衣甘藍、黃瓜、雞肉、蘋果和酪梨放入一個中碗，並稍微攪拌，放置一旁備用。

將油、檸檬汁、椰奶、大蒜、鹽和胡椒放入食物調理機，或是高速攪拌機中混合，直到醬汁完全無顆粒。

準備沙拉並淋上醬汁供餐。如果在準備之前剩餘的沙拉，晚點削蘋果和酪梨，讓它們保持新鮮，並把醬料放在一旁。

注意：可以使用有機草本烤雞代替雞胸肉。

◆ 有機柑橘羽衣甘藍沙拉佐蔓越莓（2 份）

這份食譜裡的柑橘，有助於軟化羽衣甘藍葉，且水果帶有一種甜蜜的味道，可能會使人想再要一份！

▼ 食材：
- 1 束羽衣甘藍（約 4~5 杯）
- 1/2 顆柳橙擠汁
- 特級初榨橄欖油
- 1 又 1/2 杯切碎熟雞肉（可以使用剩餘的檸檬大蒜烤雞）
- 1/2 杯無糖蔓越莓乾或新鮮櫻桃（選擇性）
- 1 條小的黃瓜，切碎（選擇性）

▼ 作法：
將羽衣甘藍清洗乾淨並拍乾，然後切碎。
在一個中碗放入切碎的羽衣甘藍，淋上柳橙汁和橄欖油，加入雞肉，且可選擇性的放入蔓越莓乾或櫻桃和黃瓜。
品嚐前靜置 30 分鐘，讓所有調味融合。
注意：如果餐點中已有攝取動物性蛋白質食物，就不要放雞肉了。

◆ 有機羽衣甘藍芽菠菜沙拉與迷迭香羅勒漢堡（2 份）

▼ 食材：
- 4~5 杯混合有機羽衣甘藍芽和菠菜
- 1~2 湯匙椰子油
- 1 顆小甜洋蔥，切成薄片條狀
- 2~4 塊迷迭香羅勒漢堡 / 肉球（P.257）
- 1/2 杯超級酪梨莎莎醬（P.236）

▼ 作法：
清洗綠色蔬菜並輕拍晾乾，將葉子切成 2.5 公分條狀，並分成兩碗。
在中炒鍋加熱椰子油，爆香洋蔥（讓洋蔥黏在鍋上，以便焦糖化，然後在它們燒焦前攪拌）。
每一份綠色沙拉都搭配 1~2 個漢堡、1 匙超級酪梨莎莎醬，和焦糖洋蔥。

◆ 熱帶尼加拉瓜沙拉（2 份）

▼ 食材：

- 4~6 杯有機綜合田野蔬菜
- 1/4~1/2 顆小芒果
- 1/2 杯草莓，切薄片
- 1/2 條黃瓜，切薄片
- 1 顆酪梨，切丁
- 1/4 茶匙海鹽
- 2 湯匙橄欖油
- 2 茶匙甜醋（使用蘋果醋，在酵母過度增生 SIBO 的飲食計畫書內）

▼ 作法：

在一個大沙拉碗內放入綜合蔬菜、芒果、草莓、黃瓜和酪梨。

取一個小碗調味醬汁，混合鹽、油和醋。在沙拉上灑上醬汁並供餐。

注意：享用有機草本烤雞時，剩餘的雞肉或鮭魚，可以作為另一道菜餚。

◆ 櫛瓜「麵條」沙拉（2 份）

▼ 食材：

- 1 條櫛瓜，螺旋切成「麵條」，使用螺旋切片機或磨碎
- 2 顆中型酪梨，切碎
- 1/2 杯去籽橄欖
- 1/4 杯蔥片
- 2 湯匙新鮮檸檬汁
- 2 湯匙特級初榨橄欖油
- 1/8 茶匙海鹽
- 一撮黑胡椒粉

▼ 作法：

把櫛瓜「麵條」、酪梨、橄欖和蔥放在一個中碗；在一個小碗裡混合檸檬汁、橄欖油、鹽和胡椒粉，淋在沙拉上，翻攪沙拉均勻沾上醬汁。

注意：可與剩餘的鮭魚一起享用。

◆ 芝麻葉、血橙和茴香沙拉（2 份）

這份沙拉在第二天享用更為美味，同時搭配自己創造的醬料，成為有機綜合沙拉（P.254~257）更是加倍享受。

▼ 食材：
- 4 杯芝麻葉
- 1 顆血橙，削皮且切片，去除白芯
- 1/2 顆小球莖茴香，切薄片
- 1 顆紅甜菜根，剝皮，切片和烘烤 （根據烤蔬菜食譜）
- 1/4 顆紅洋蔥，切薄片
- 2 湯匙新鮮香菜，用於醬料
- 1/2 顆血橙，擠汁
- 2 茶匙新鮮檸檬汁
- 2 茶匙新鮮萊姆汁
- 1 湯匙特級初榨橄欖油
- 一撮海鹽
- 一撮磨碎黑胡椒

▼ 作法：
把芝麻葉放在一個大碗內，將每個血橙片切成兩半，散佈在芝麻葉上方，添加球莖茴香切片，及甜菜和洋蔥切片，最後灑上香菜。

在碗裡混合醬料，並灑在沙拉上，稍微攪拌讓所有食物沾上醬汁。

注意：有機草本烤雞剩下的雞肉或烤蝦，如果喜歡可以作為一道菜。

◆ 黃瓜海帶沙拉（2 份）

▼ 食材：

- 1 杯海帶或黑海藻
- 1 小條黃瓜，去籽並切成長方形，然後切成 1.3 公分切片用於醬料
- 1 湯匙椰子胺基酸（避免酵母過度增生 SIBO 的飲食計畫書）
- 1 湯匙蘋果醋
- 1 又 1/2 茶匙特級初榨橄欖油
- 1 茶匙新鮮檸檬汁
- 1/2 茶匙新鮮的薑末
- 一撮海鹽

▼ 作法：

如果使用海帶，利用剪刀把群帶菜剪成 2.6 公分片段，浸泡 5~10 分鐘，丟棄硬的部份。

如果使用黑海藻，在冷水中浸泡 5~10 分鐘，然後瀝乾，利用剪刀剪成 2.6 公分片段。

取一個大碗，把海藻和黃瓜攪拌均勻，放置一旁備用。

將所有醬料的食材放入高速攪拌器內，並攪打成無顆粒狀態；或使用一個攪拌器或叉子，在碗裡輕輕壓碎混合物。在海藻和黃瓜淋上適當的量並享用。

調味料類

◆ 奶油羅勒醬（製作 3/4~1 杯）

這種醬料很容易製作成散裝，或加入任何料理調味。

▼ 食材：

- 2 杯密封包裝的新鮮羅勒
- 1/4 杯又 1 湯匙特級初榨橄欖油
- 2 瓣大蒜
- 一撮海鹽
- 一撮研磨黑胡椒
- 1/4 杯水

▼ 作法：

在高速攪拌器中將所有食材放入，攪打至光滑無顆粒狀，將醬汁儲存在冰箱內，最長可達一週。

◆ 橄欖醬（製作大約 1 杯）

▼ 食材：

- 1 杯去籽橄欖
- 2 瓣大蒜，切碎
- 2 湯匙酸豆
- 2 湯匙新鮮巴西利，切碎
- 從百里香取 3 片新鮮葉子，細切
- 1 湯匙新鮮檸檬汁
- 1 湯匙蘋果醋
- 2 湯匙特級初榨橄欖油
- 一撮海鹽
- 一撮研磨黑胡椒

▼ 作法：

將所有食材放入高速攪拌器，攪打至光滑無顆粒狀，可加入額外的油或水以調整所需的稠度。

◆ 酸梅油醋醬（製作大約 1/4 杯）

▼ 食材：

- 1 湯匙梅醋
- 3 湯匙特級初榨橄欖油
- 2 茶匙新鮮巴西利或羅勒，剁碎
- 一撮蒜粉

▼ 作法：

將所有食材放入高速攪拌器，攪打至光滑無顆粒狀，直到油醋汁完全混合。可製作兩倍或三倍的份量，將多的儲存在冰箱內，最長可達一週。

◆ 超級酪梨莎莎醬（製作大約 3 杯）

這份酪梨莎莎醬包含五種不同的蔬菜，提高營養價值與纖維。它是 Myers Way 的收藏之一。

▼食材：
- 2 顆酪梨果肉
- 1/2 顆黃洋蔥，切丁
- 1/2 條黃瓜，切絲
- 1/2 顆黃南瓜，磨碎
- 2 條胡蘿蔔，削皮和切絲
- 1 瓣大蒜，磨碎或切碎
- 2 湯匙新鮮香菜，切碎
- 1/2 顆檸檬或萊姆，擠汁
- 海鹽

▼作法：
在一個大碗裡把所有食材放入並攪伴，直到它們混合均勻，最後加入海鹽，放入檸檬或萊姆切片，作為裝飾。

◆ 芒果莎莎醬（製作大約 3 杯）

超好吃！在德州，我們不能沒有莎莎醬，這道菜是美味的組合。

▼食材：
- 1 顆芒果，切碎
- 1 顆酪梨，切碎
- 1/2 顆紅洋蔥，切碎
- 3 湯匙新鮮香菜，切碎
- 1 顆小檸檬，擠汁
- 2~3 茶匙特級初榨橄欖油
- 一撮海鹽
- 一撮研磨黑胡椒

▼作法：
在一個大碗裡把所有食材放入並攪伴，直到它們混合均勻，最後再以鹽和黑胡椒調味。

◆ 酪梨檸檬醬（製作大約 1/2 杯）

▼食材：
- 1 顆中等酪梨果肉
- 1 顆中檸檬，擠汁
- 1 湯匙特級初榨橄欖油
- 水（調整醬汁黏稠度）

▼作法：
將所有食材放入高速攪拌器，攪打至光滑無顆粒狀。

海鮮類

◆ 烤野生鮭魚佐芒果莎莎醬（4 份）

對於鮭魚醬，尋找用蘋果醋做的棕色芥末。

▼ 食材：

- 28 盎司野生阿拉斯加鮭魚魚片
- 1 湯特級出榨橄欖油
- 海鹽
- 研磨黑胡椒
- 6 湯匙芒果莎莎醬，用於鮭魚醬
- 2 湯匙特級出榨橄欖油
- 1 又 1/2 湯匙新鮮切碎巴西利
- 3 湯匙預先準備的棕色芥末
- 1~2 湯匙新鮮檸檬汁

▼ 作法：

將烤箱預熱至 204℃。

用橄欖油塗抹每片鮭魚片的兩側，灑上鹽和胡椒，將魚片放在大烤盤放置在烤箱底部，烤 25 分鐘，直到完全熟透且薄脆。

在小碗裡調配鮭魚醬，將所有食材混合均勻，然後在食用前灑上。在餐點上方裝飾芒果莎莎醬。

◆ 野生比目魚佐焦糖甜洋蔥（4 份）

▼ 食材：

- 48 盎司野生大比目魚魚片（或替換你喜歡的其他魚類）
- 海鹽
- 研磨黑胡椒
- 2 湯匙特級初榨橄欖油，加額外塗抹烤盤使用
- 4 顆黃色或甜洋蔥，切成薄片環狀
- 2 湯匙新鮮檸檬汁

▼ 作法：

將烤箱預熱至 204℃。

用鹽和胡椒調味每個大比目魚魚片，將魚片放入抹油的烤盤中，並烤 10~15 分鐘，或直到呈現薄脆；在烹飪過程中，如果需要可以添加更多的橄欖油。

在中鍋加熱 2 湯匙橄欖油，加入洋蔥爆香，然後在熟魚上方裝點洋蔥，在享用前淋上檸檬汁。

◆ 甜柑橘鮭魚沙拉（2 份）

購買和準備足夠的食材，接下來幾天都可以使用這份食譜，可以刪減一些食材，例如黃瓜、酪梨和羅勒，以保持它們的新鮮度。

▼ 食材：

- 8~10 盎司新鮮野生捕獲或罐頭鮭魚
- 1 顆中柳丁，擠汁
- 1 條黃瓜，切成小塊
- 2 湯匙新鮮羅勒（切碎）
- 2 顆酪梨，切成小塊
- 海鹽

▼ 作法：

將鮭魚放入中碗（如果使用罐頭鮭魚，瀝乾多餘的水），拌入黃瓜、酪梨、柳橙汁、羅勒和鹽。請開始享用！

◆ 泰式綠咖哩（4 至 6 份）

▼ 食材：

- 2 顆大花椰菜
- 1 湯匙椰子油
- 2 茶匙魚醬 （anchovy paste）
- 1 罐 13.5 盎斯椰奶，留 2 湯匙調配咖哩醬使用
- 1 又 1/2 磅野生撈捕大蝦，撥殼和去腸泥
- 2 杯切片磨菇 （在酵母過度增生 / SIBO 飲食計畫書內）
- 5 根蔥，切片
- 2 湯匙新鮮萊姆汁
- 1 杯新鮮切碎羅勒
- 4 束新鮮檸檬香茅，切成 2.5 公分片段，末端丟棄
- 1 茶匙海鹽
- 新鮮羅勒葉和萊姆皮，作為裝飾 （選擇性）用於綠咖哩醬
- 1 根青蔥，切片
- 4 瓣大蒜
- 2 公分薑，削皮
- 1/2 杯新鮮香菜葉

- 1/2 包裝新鮮羅勒葉
- 1/2 茶匙小茴香
- 1/2 茶匙研磨黑胡椒
- 3 湯匙無麩質魚醬 （排除酵母過度增生 / SIBO 的飲食計畫書內）

- 2 湯匙新鮮萊姆汁
- 2 湯匙椰奶

▼ 作法：

首先，先做綠咖哩醬，將所有咖哩醬的食材放入食物調理機或高速攪拌機混合，攪打直到無顆粒，放一旁備用。

清洗花椰菜，將它們分成小花，放入 S 型刀片的食物調理機，加工成米狀（也可以用攪碎器）。

在一個大炒鍋加熱椰子油，加入咖哩醬和魚醬，攪拌約 30 秒後加入椰奶，並煨煮使其稠化，加入花椰菜攪拌煮約 3 分鐘，添加蝦子和蘑菇，再煮 2~3 分鐘，直到蝦子幾乎熟透，加入蔥、萊姆汁、羅勒、檸檬香茅和鹽，繼續烹煮直到蝦子熟、蘑菇變軟。

享用時以新鮮的羅勒和萊姆皮作為裝飾。

注意：檸檬香茅段不適合吃，所以在供餐前丟棄或是放置在周圍。供餐前在放置黃瓜和切成小立方的酪梨。

◆ 香菜鮭魚佐酪梨（2 份）

這是麥爾斯家族的最愛，父親在試過這道食譜後，傳簡訊告訴我有多愛這道料理！

▼ 食材：

- 5 盎司野生鮭魚，煮熟且切成小塊 （也可以使用包裝無骨鮭魚）
- 1/2 杯切碎的萵苣（任何品種）
- 2 湯匙新鮮香菜（切碎）
- 3 湯匙新鮮檸檬汁

- 2 湯匙特級初榨橄欖油
- 1/2 茶匙小茴香
- 海鹽和研磨黑胡椒
- 2 顆酪梨，切成兩半、去籽，確保肉與皮完整

▼ 作法：

取中碗，用手輕輕攪拌鮭魚、萵苣、香菜、檸檬汁、橄欖油、小茴香、鹽和胡椒，將混合物用湯匙舀入每個切半的酪梨並供餐。

◆ 奶油蝦仁義大利麵（大約 4 份）

另個我最喜歡的一道料理，這些櫛瓜「麵條」比煮一般麵條更快，你會喜歡這樣的麵條質地！

▼ 食材：

- 4 條大櫛瓜，末端切碎，使用螺旋切片機或絞肉機切成「麵條」
- 2 茶匙椰子油
- 2 瓣大蒜，切碎
- 1/8 茶匙海鹽，加上更多醃漬櫛瓜
- 一撮研磨黑胡椒
- 1 磅巨型野生蝦子，撥殼和去腸泥
- 5-6 湯匙奶油羅勒醬 （P.235）
- 1/2 杯切碎新鮮羅勒
- 一撮研磨黑胡椒

▼ 作法：

把櫛瓜放在一個大碗裡，灑鹽，讓「麵條」出水約 20 分鐘。

同時，在一個大鍋加熱椰子油，加入大蒜、1/8 茶匙鹽和胡椒，炒至大蒜成棕色，然後放入蝦子，拌炒 3 分鐘。

利用乾淨的毛巾將櫛瓜擰乾且吸收多餘的水份，當蝦子開始變粉紅色時，放入櫛瓜，加入奶油羅勒醬和椰奶，攪拌均勻再加熱 30 秒至 1 分鐘。

最後灑上切碎的羅勒葉。

◆ 椰子油烤鱈魚配菠菜（4 份）

▼ 食材：

- 9 盎司新鮮菠菜
- 1 又 1/2 杯胡蘿蔔條，新鮮切或購物現成的
- 2 顆紅洋蔥，切成環狀
- 48 盎司野生捕撈鱈魚片，新鮮或冷凍
- 12 片酪梨薄切片
- 2 顆檸檬，擠汁
- 一撮新鮮或乾茴香
- 一撮海鹽
- 8~12 片檸檬薄片

▼ 作法：

將烤箱預熱至 180℃。

將菠菜放置在 8x8 烤盤，預先在烤盤抹油，在每一層菠菜再放上胡蘿蔔和紅洋蔥，將魚片放在蔬菜上方，將它們壓下。

如果使用新鮮的魚，每個烤盤加入 2 湯匙水。在每個魚片上放置 3 片酪梨切片，淋上半茶匙椰子油，灑上檸檬汁、茴香和鹽，再放上 2~3 片檸檬片。用錫箔紙覆蓋菜餚，並烹飪 15~20 分鐘，或直到鱈魚酥脆（如果使用冷凍魚，則需要更長的時間）。

◆ 拌炒野生海鮮、羽衣甘藍和櫛瓜（2 份）

這是一份很棒的早餐食譜，在太陽升起時，吃些動物性蛋白質和蔬菜。可以使用任何魚類替代鮭魚，讓早上更為容易地準備這道食譜。

▼ 食材：

- 8 盎司野生阿拉斯加鮭魚，或任何你選的剩下魚類
- 1 顆大櫛瓜，切成薄半月形
- 4 杯羽衣甘藍，洗滌和切碎
- 1 顆大酪梨，切半
- 1 湯匙椰子油
- 一撮海鹽
- 一撮研磨黑胡椒

▼ 作法：

使用一個大鍋加熱椰子油，添加煮熟的鮭魚、櫛瓜和羽衣甘藍，拌炒約 5 分鐘直到鮭魚酥脆、蔬菜變軟，加鹽和胡椒，攪拌均勻，享用時附上。

◆ 週六夜壽司（2 份）

可能需要一些練習，才能做出完美的壽司，但不管看起來如何，它們都很好吃！只需要比想像中放還少的材料，就能讓壽司捲紮實。網路有影片可以教你如何製作週六夜壽司！

▼ 食材：

- 6 張壽司海苔
- 1 顆大酪梨果肉，搗碎
- 6 盎司煙燻鮭魚
- 1 顆芒果，薄切片
- 1 條黃瓜，薄切片
- 3 條蒸蘆筍，切成半長 （選擇性）
- 3 條蔥，縱切一半 （選擇性）

▼ 作法：

將一張壽司海苔放在壽司墊或砧板上，用平勺將酪梨平均鋪上，將 1 盎司煙燻鮭魚放在底部邊緣酪梨鋪的地方，在鮭魚上方放置兩條芒果，然後把黃瓜放在芒果上，最後把蘆筍和蔥放在黃瓜上。

從底部開始，將海苔折疊在所有食材上，然後緊緊捲起，直到形成一個緊實的壽司捲，使用非常鋒利的刀，將壽司捲切成 8 塊，將其放在一旁備用，並重覆以上步驟將剩餘的料做成壽司捲。

壽司捲可以單獨食用或搭配一碗椰子胺基酸，或沾酸梅油醋。

◆ 酥脆椰蝦（4 份）

只能說好吃！不甜的椰子片，讓蝦子有甜脆口感！

▼ 食材：

- 24 隻巨型野生蝦子，去殼和去腸泥
- 3 瓣大蒜，切碎
- 1/4 杯椰子粉
- 1/3 杯不甜椰子片
- 2-4 湯匙椰子油

▼ 作法：

在一個大碗放入椰子粉與蝦子，讓蝦子充份裹上椰子片，放一旁備用。
大鍋以中火加熱椰子油，把大蒜放入油中爆香呈現淺棕色，然後再放入蝦子。
翻轉每一塊直到蝦子呈現粉紅色，最後均勻裹上椰子片食用。

◆ 檸檬蘑菇烤鱒魚（4 份）

▼ 食材：

- 48 盎司野生鱒魚魚片
- 1/2 茶匙海鹽
- 4 湯匙椰子油，以及塗抹烤盤使用
- 2 瓣紅蔥頭，切片
- 2 瓣大蒜，切碎
- 2.5 公分薑，切碎
- 1 又 1/2 杯切片蘑菇（排除酵母過度增生 / SIBO 的飲食計畫書內）
- 大檸檬，擠汁
- 4 根蔥，切片
- 4 茶匙新鮮切碎巴西利或香菜
- 一撮研磨黑胡椒

▼ 作法：

將鱒魚魚片放在抹油玻璃烤盤，灑上鹽和胡椒，放一旁備用。

將烤箱預熱至 165℃。

使用中火將椰子油加熱，放入青蔥約30秒，然後加入大蒜和薑再煮30秒，然後放入蘑菇、檸檬汁、紅蔥頭和巴西利或香菜，烹調至蘑菇變軟。

將蘑菇等混合物塗抹在每個魚片上，將鱒魚片烤約20分鐘，或直到魚片呈現酥脆。

◆ 辣魚肉捲（4份）

在德州，我們喜歡魚肉墨西哥捲餅！如果喜歡的話，可以使用芒果莎莎醬替換紅洋蔥、酪梨和香菜。

▼ 食材：

· 3 片野生捕撈白魚魚片
· 2 顆萊姆，擠汁
· 1~2 湯匙特級初榨橄欖油
· 1 瓣大蒜，切碎
· 1/4 茶匙研磨薑黃
· 8 片萵苣或捲心菜葉
· 1/2 顆紅甘藍菜，去芯和薄切
· 2 顆酪梨，切片
· 1/4 杯新鮮切碎香菜
· 1 顆大萊姆，切成楔形，裝飾用
· 一撮海鹽
· 一撮研磨黑胡椒

▼ 作法：

將烤箱預熱至 165℃或準備烤架烤魚。

將白魚魚片放在玻璃烤盤中，灑上鹽和胡椒，並淋上萊姆汁和橄欖油，塗抹在魚片兩側，每片魚片上方鋪上大蒜和薑黃，烤大約20分鐘，或直到魚片呈現酥脆。

食用時，將萵苣或捲心菜葉放在四個盤子，將魚片放在葉子上，加入切片甘藍菜、洋蔥、酪梨和香菜（如果喜歡的話，可以使用芒果莎莎醬）。

每個盤子灑上額外的萊姆汁和萊姆切片，作為裝飾。

家禽、牛肉、豬肉和羊肉類

◆ 檸檬大蒜烤雞（6 至 8 份）

這道菜是如此簡單，絕對是 Myers Way 的主食。這是一個偉大的食譜，可以享受雞肉一整週，然後剩餘的拿來製作腸道修復肉湯。

▼ 食材：

- 1 整隻有機草飼雞（大約 5~6 磅），內臟去除
- 1~2 瓣大蒜，切碎
- 1 湯匙特級初榨橄欖油
- 1/8 茶匙海鹽
- 1/8 茶匙黑胡教
- 1 顆檸檬，切片
- 2 湯匙肉湯（選擇性）
- 1 湯匙蘋果醋（選擇性）

▼ 作法：

烤箱預熱至 190℃。

在乾淨砧板上，把雞皮、雞肉切出裂縫並填入大蒜，用橄欖油塗抹雞肉，灑上鹽和胡椒，然後揉捏雞肉、入味，再將檸檬片放入雞的內部。

隨後放進烤盤內，如果需要，將湯和醋倒在底部，烤約 1 小時 30 分鐘，或直到雞肉熟透且溫度達到 74℃。

待雞肉冷卻後，將骨頭與肉分離，保留雞骨頭製作腸道修復肉湯。

◆ 甜雞肉佐香料蘋果（2 份）

一個很棒的早餐選項，可以在早上享用甜蜜的肉桂蘋果。

▼ 食材：

- 2 茶匙椰子油
- 2 杯煮熟的有機草飼雞肉，切成小塊（可以使用檸檬大蒜烤雞剩下的部分）
- 1 顆大蘋果，切碎
- 1/4 茶匙肉桂粉
- 一撮肉豆蔻
- 撮海鹽

▼ 作法：

用中火在鍋中加熱椰子油，加入雞肉、蘋果、肉桂、肉豆蔻和鹽，烹煮約 5~7 分鐘，直到食物溫熱且蘋果變軟。如果需要，可加水以防止烤焦。

◆ 有機草本烤雞（2 至 4 份）

雞肉口感柔軟，很適合當作第二天的沙拉，在做晚餐時將它們放進烤箱，之後也可以變成隔天午餐。

▼ 食材：

- 454 公克無骨、去皮有雞雞肉
- 1 湯匙橄欖油
- 1~2 瓣大蒜，切碎
- 1 湯匙蘋果醋
- 一撮海鹽
- 一撮研磨黑胡椒

▼ 作法：

將烤箱預熱至 175℃。

把雞肉放在烤盤、淋上橄欖油，灑上鹽、胡椒和大蒜，轉動雞肉讓每一面都沾上油及調味料，添加蘋果醋至菜的底部，烤約 20~25 分鐘，使雞肉溫度達到 74℃。

◆ 放養雞與蔬菜拼盤（4 份）

▼ 食材：

- 454 公克自由放養的有機熟雞肉，切碎
- 1 湯匙椰子油
- 1 顆小的甜洋蔥，切丁
- 1 顆櫛瓜，切成薄半月形
- 1 顆黃色南瓜，切成薄半月形
- 1 顆大酪梨，切半
- 一撮海鹽
- 一撮研磨黑胡椒

▼ 作法：

用大鍋加熱椰子油，加洋蔥烹調 3 分鐘，添加櫛瓜、南瓜、雞肉拌炒約 5 分鐘，直到蔬菜變軟，加入鹽和胡椒拌炒均勻，食用時放一半酪梨。

◆ 甜在心地瓜泥（4 份）

▼ 食材：

- 2 顆中地瓜
- 454 公克有機草飼牛肉
- 1/2 顆甜洋蔥，切碎
- 2 瓣大蒜，切碎
- 1/2 顆中酪梨，切碎
- 新鮮切碎的蝦夷蔥或香菜葉
- 一撮海鹽

▼ 作法：

將烤箱預熱至 205℃。

清洗地瓜然後把它們拍乾，用叉子在表面次幾個洞，將它們放在烤盤烤約 45 分鐘，從烤箱中取出地瓜，將烤箱溫度降至 190℃。

在冷卻地瓜的同時，在煎鍋煎牛排，加入洋蔥，拌炒直到呈現半透明，並添加鹽調味，最後灑上切碎的大蒜，繼續烹飪幾分鐘。

當地瓜溫度降到可以觸摸的程度，將它們縱切成兩半，將每個地瓜切面朝上，放在一個抹油的烤盤。

舀肉放在切半地瓜上方，烤約 20 分鐘。

食用時，每個地瓜上方放切碎酪梨和灑上蝦夷蔥或香菜。

◆ 辣火雞肉捲（2 至 4 份）

這些肉捲有非常棒的味道，內餡即使單獨作成沙拉享用，也非常美味！

▼ 食材：

- 8 葉完整的包心菜葉 （或替換任何綠葉蔬菜）
- 1 湯匙椰子油
- 1~2 瓣大蒜，切碎
- 1 茶匙磨碎或剁碎新鮮薑
- 1 顆黃洋蔥，切丁
- 10 莖蘆筍，切成一口大小
- 227 公克有機草飼火雞肉
- 1/8 茶匙研磨薑黃
- 1 顆大柳橙切片，擠汁 （約 2 湯匙）
- 1/2 萊姆，擠汁
- 1 湯匙新鮮切碎羅勒
- 1 湯匙切碎的蔥

▼ 作法：

拔下葉子，盡量保持每個包心菜葉完整（如果有一些裂縫是可以的），清洗後放在一旁備用。

將一個大鍋子裝一半水，在準備火雞肉餡的同時，以小火加熱水。

另一個大煎鍋加熱椰子油，炒大蒜、薑和洋蔥幾分鐘，再放入蘆筍烹飪約 3 分鐘，然後加入火雞、薑黃、柳橙汁和萊姆汁。當火雞幾乎熟透了，加入羅勒和蔥，烹煮直到火雞煮熟，然後關火。

當水煮滾後，使用夾子放入包心菜葉，大約 30 秒後，取出葉子放在盤子上。使用包心菜葉把火雞肉餡捲起來，請享用！

◆ 辣雞肉香腸秋葵濃湯（4 至 6 份）

這是一份經典的料理，可以由不同的方式製作而成，發揮創意，隨時食材。

▼ 食材：

- 680 公克有機草飼雞或鴨，切成 2.5~5 公分大小
- 2 又 1/2 茶匙混合辛香料
- 3/4 杯椰子粉
- 5 湯匙椰子油
- 1 顆甜洋蔥，切丁
- 5 束芹菜，切塊
- 5 條胡蘿蔔，削皮和切塊
- 6 杯腸道修復肉湯
- 227 公克香腸，切成 0.63 公分切片
- 1 湯匙大蒜，切碎

▼ 作法：

將 2 又 1/2 茶匙混合辛香料，塗抹於雞肉，並揉捏。

取一大碗，倒入剩下的 1 湯匙混合辛香料和椰子粉，取出 1 湯匙的混合粉末後，剩餘的一旁備用，將雞塊放入大碗內，均勻裹上混和粉末。

用大鍋加熱 3 湯匙的椰子油，油熱時，小心地將雞塊放入油中，讓雞塊裹粉炸成棕色，炸雞塊時要避免雞塊沾黏鍋底烤焦，根據需求加入更多的油，可能需要分成兩批才能炸熟所有雞塊。當雞塊快熟了，將其從油鍋取出移至盤子。

將所有的油移出鍋子，並用紙巾擦拭鍋子，在同一個鍋內加入 2 湯匙椰子油，然後放入洋蔥、芹菜和胡蘿蔔，拌炒蔬菜 3~5 分鐘，加入原先取出 1 湯匙的混和粉末，再煮 2~3 分鐘，然後加入肉湯，煮滾。加入熟的雞肉、香腸、大蒜，繼續煨煮 20 分鐘，或直到雞肉完全煮熟。

◆ 摩洛哥羊肉咖哩（4 至 6 份）

這道菜需要在慢燉鍋烹調 4~8 小時，所以早上準備晚上就能享用。

▼ 食材：

- 680~910 公克有機草飼羊肉，切成 2.5 公分塊狀，燉肉用羊肉（胸肉的一部分）
- 1 茶匙海鹽
- 2~3 湯匙椰子油
- 2 顆洋蔥，切碎
- 2 瓣大蒜，切碎
- 1.25 公分薑，切碎
- 2 茶匙小茴香
- 2 茶匙研磨薑黃粉
- 1 茶匙肉桂粉
- 1 片月桂葉
- 8 盎司（1 杯）腸道修復肉湯 （P222）
- 6 杯新鮮切碎蔬菜 （羽衣甘藍、菠菜等）
- 2 湯匙鮮切薄荷，做為裝飾
- 一罐 13.5 盎司椰奶

▼ 作法：

在羊肉灑上鹽，放入慢燉鍋內。

用中型煎鍋加熱椰子油，加入洋蔥和大蒜、拌炒幾分鐘，添加薑、小茴香、薑黃、肉貴和月桂葉，再炒 5 分鐘，或直到鍋子底部出現一些焦糖化咖啡色碎屑。

加入肉湯和椰奶，用木製器皿刮鍋子底部洗鍋（deglaze），將混合物煮沸，將其倒進慢燉鍋內羊肉上，以低溫烹煮羊肉約 8 小時，或在高溫下煮約 4 小時，在羊肉快完成前 30 分鐘攪拌蔬菜，然後將它們煮到變軟，供餐時，以薄荷葉點綴裝飾。

◆ 奶油羅勒魚翅瓜（4 份）

南瓜義大利麵很容易，甚至不會讓人想念樸素的老牌義大利麵！這份食譜搭配草飼牛肉，或是有雞雞肉都一樣美味。

▼ 食材：
- 1 顆南瓜，縱切成兩半，去除種籽
- 1 湯匙椰子油，加上額外抹烤盤的油
- 454 公克草飼牛肉或有雞雞胸肉 （可使用檸檬大蒜烤雞剩下的雞肉）
- 1 顆櫛瓜，刨絲
- 4 杯新鮮菠菜
- 奶油羅勒醬
- 將烤箱預熱至 190℃。

▼ 作法：
在烤盤上抹油，將每個南瓜切面朝下放在烤盤上。

烘烤約 35 分鐘，或直到它們變軟，從烤箱中取出烤盤，並用鉗子把南瓜翻面，冷卻約 10 分鐘。

使用煎鍋加入椰子油拌炒南瓜跟牛肉或雞胸肉，直到它們煮熟。

當南瓜差不多完成了，使用煎鍋開中火加熱椰子油，用勺子舀出南瓜到煎鍋，然後加入櫛瓜、菠菜和奶油羅勒醬，混合均勻，加熱混合物幾分鐘直到它們都充分加熱，與牛肉或雞胸肉一起混合，然後供餐。

注意：可以使用橄欖醬取代奶油羅勒醬。

◆ 香煎牛排佐地瓜（4 份）

這是一份經典肉佐地瓜的食譜。

▼ 食材：
- 2 塊 8~10 盎司有機草飼牛排
- 2 茶匙海鹽
- 1/2 茶匙研磨黑胡椒
- 2 茶匙特級初榨橄欖油

▼作法：

簡單美味烤地瓜，雙份食譜製作 4 顆完整地瓜（每份供餐 1 顆地瓜）。

讓牛排靜置在室溫約 30 分鐘，然後再進行烹調。

煎鍋高溫加熱，牛排灑上鹽和胡椒，並淋上橄欖油，小心地將牛排放入熱煎鍋，加熱一側，等待牛排沒有沾黏煎鍋，翻轉另一面，烹調約 3~4 分鐘，等到牛排煮到所需的熟度，從煎鍋取出，靜置幾分鐘，然後與地瓜一起享用吧！

◆ 簡易雞肉捲（4 至 6 份）

製作一份完美的肉捲，有許多的方法。可以利用不到 5 分鐘的午餐時間，將裝在容器內所有切好的食材，準備所需要的份量。

▼食材：

- 10~12 葉綠葉或紅葉萵苣，沖洗
- 2 顆酪梨，切薄片或使用剩餘的櫛瓜「麵條」沙拉
- 檸檬大蒜烤雞，去骨和切碎
- 1/2 杯切片黑橄欖
- 3 杯嬰兒菠菜葉
- 1/2 顆紅洋蔥，切片
- 3/4 杯胡蘿蔔條，新鮮切或購買現成的
- 1/2 杯花椰菜芽
- 一撮新鮮香菜或羅勒葉
- 擠壓新鮮的檸檬汁

▼作法：

在工作檯面放上萵苣葉，並將酪梨片（或櫛瓜「麵條」沙拉）均勻分配在它們之間，接下來將切碎的雞肉、橄欖、菠菜、洋蔥、胡蘿蔔和花椰菜芽均勻分散在每片葉子間，最上方放置香菜或羅勒，和擠壓一點檸檬汁，捲緊雞肉捲並享用它！

◆ 美味香腸早餐（4份，製作8個香腸小肉餅）

這是個是美味的主食，容易製作，可以提前於早餐時間快速完成！

▼ 食材：
- 454 公克放養有機火雞或雞
- 1/8 茶匙小茴香
- 1 茶匙大蒜，切碎
- 1/4 茶匙研磨黑胡椒或白胡椒
- 2 湯匙紅洋蔥，切碎
- 2 湯匙椰子油
- 1/4 茶匙鹽
- 1/4 杯肉湯或水（選擇性）
- 1/8 茶匙研磨芥末

▼ 作法：
把肉、大蒜、洋蔥和香料放在一個大碗裡混和，用手將所有香料和肉揉捏入味，塑型成 8 個香腸小肉餅。

使用一個大煎鍋熱椰子油，將香腸小餡餅放入熱油加熱約 5 分鐘，翻動它們直到呈現棕色，加入肉湯或水，蓋上鍋蓋烹調 3~5 分鐘，直到煮熟。

趁熱享用，或儲存在冰箱冷凍之後享用。

注意：上方點綴新鮮酪梨。

◆ 甜蘋果香腸早餐（4份，製作8個香腸小肉餅）

好吃！用美食開啟甜蜜的每一天。記住，如果想在早上節省時間，這些都很容易事先做好。

▼ 食材：
- 454 公克放養有機火雞或雞
- 1/2 茶匙肉桂
- 1/4 茶匙肉豆蔻
- 1/4 茶匙鹽
- 1/2 顆綠蘋果，切碎（選擇性）
- 2 湯匙椰子油
- 1/4 杯肉湯或水（選擇性）

▼作法：

把肉、香料和蘋果放在一個大碗裡混和，用手將所有香料和肉揉捏入味，塑形 8 個香腸小肉餅。

使用一個大煎鍋熱椰子油，將香腸小餡餅放入熱油加熱約 5 分鐘，翻動它們直到呈現棕色，加入肉湯或水，蓋上鍋蓋烹調 3~5 分鐘，直到煮熟。

趁熱享用，或儲存在冰箱冷凍之後享用。

注意：上方可點綴新鮮酪梨。

◆ 迷迭香羅勒草飼漢堡（4 份）

▼食材：

- 454 公克有機草飼牛絞肉 （或有機草飼火雞、雞、羊肉等）
- 1 茶匙切碎大蒜
- 2 湯匙切碎黃洋蔥
- 1 又 1/2 茶匙乾迷迭香
- 1 又 1/2 茶匙乾羅勒
- 1/4 茶匙海鹽
- 1/4 茶匙研磨黑胡椒
- 2 湯匙椰子油
- 1/4 杯腸道修復肉湯 （P.226）或水 （選擇性）

▼作法：

把肉、大蒜、洋蔥、迷迭香、羅勒、鹽和胡椒放在一個大碗裡混和，用手將所有香料和肉揉捏入味，塑形成 8 個小肉餅或 24 個肉丸。

大煎鍋加熱椰子油，將肉餅或肉丸放入熱油加熱，烹飪約 5 分鐘，翻動它們直到呈現棕色，加入肉湯或水，蓋上鍋蓋烹調 3~5 分鐘，直到肉餅或肉丸煮熟。

趁熱享用，或儲存在冰箱冷凍之後享用。

◆ 中式辣豬肉（4 至 6 份）

這道菜醇厚強勁，讓人回味無窮，如果把它作為晚餐，可以在早上用燉鍋開始慢慢烹調。

▼ 食材：
- 680~910 公克無骨有機草飼豬肩肉
- 海鹽調味
- 研磨黑胡椒
- 2 顆黃洋蔥，切片
- 1/2 杯椰子胺基酸 （避免酵母過度增生（SIBO）飲食計畫書）
- 3 瓣大蒜，切碎
- 2 茶匙研磨新鮮薑
- 4~5 茶匙中式辛香料（P260）
- 4 束羽衣甘藍葉，切碎

▼ 作法：
用鹽和胡椒調味豬肉，在慢燉過內放入洋蔥，肉放在洋蔥上。
在一個小碗裡，混和椰子胺基酸、大蒜、薑和中式辛香料。在慢燉鍋中將混合物倒在豬肉上，然後在高溫下烹飪 4 小時，或在低溫下烹飪 6 小時，或直到肉變軟。
在最後一個半小時添加羽衣甘藍，直到它們變軟。

飲料類

◆ 蔬菜汁（2 份）

▼ 食材：

- 2 條黃瓜
- 1 顆綠蘋果
- 1 顆檸檬或萊姆
- 1.3~2.5 公分薑
- 2 葉羽衣甘藍
- 新鮮香草：羅勒、薄荷、荷蘭芹（巴西利）、香菜、茴香（選擇性）
- 1/4 杯蘆薈汁（選擇性）

▼ 作法：

在果汁機或高速攪拌機器中放入黃瓜、蘋果、檸檬或萊姆、薑、羽衣甘藍和任選香草，混和一些水。

將攪打均勻的果汁倒入薄紗棉布，過濾擰乾，加入蘆薈汁一起飲用。

◆ 印度茶拿鐵（1 份）

▼ 食材：

- 1 個印度茶那堤茶包
- 全脂椰奶調味
- 研磨肉桂粉

▼ 作法：

選擇一個馬克杯，使用煮沸的熱水浸泡茶包，留下足夠的容量添加椰奶。

大約 5 分鐘後，取出茶包，加入椰奶調味，上方灑上肉桂粉。

香料類

◆ 克里奧爾（Creole）混和香料（大約 3 又 1/2 湯匙）

▼ 食材：
- 2 茶匙洋蔥粉
- 2 茶匙大蒜粉
- 2 茶匙乾奧勒岡
- 2 茶匙乾羅勒
- 1/4 茶匙乾百里香
- 1/4 茶匙研磨黑胡椒
- 1/4 茶匙研磨白胡椒
- 2 茶匙海鹽

▼ 作法：
取一小碗，混和香草和香料，並儲存於玻璃小罐。

◆ 中式辛香料（大約 4 又 1/2 茶匙）

▼ 食材：
- 1 茶匙研磨八角
- 1 茶匙研磨肉桂粉
- 1/2 茶匙研磨丁香
- 1 又 1/4 茶匙研磨茴香種子
- 1/2 茶匙海鹽
- 1/4 茶匙研磨黑胡椒

▼ 作法：
取一小碗，混和香草和香料，並儲存在玻璃小罐。

創造自己的食譜

◆ 創造自己的有機綜合沙拉

沙拉可以很豐富，不僅限於結球萵苣和農場沙拉醬（ranch dressing）。使用色彩鮮豔的蔬菜、發揮創意，即可享用沙拉的美味！

▼ 第一步：選擇綠葉蔬菜

- 羽衣甘藍（芽、恐龍、捲曲）
- 菠菜
- 白菜
- 芥菜
- 芝麻葉
- 包心菜
- 蘿蔓葉

▼ 第二步：搭配其他種類蔬菜

- 黃瓜
- 胡蘿蔔
- 花椰菜
- 花菜
- 蘆筍
- 櫛瓜
- 夏南瓜
- 烤或刨絲新鮮甜菜根
- 洋蔥
- 青蔥
- 酪梨（雖然嚴格來說算是一種水果）
- 芹菜

▼ 第三步：選擇肉類（蛋白質）

- 切塊有機草飼雞
- 有機草飼火雞
- 有機草飼牛肉
- 有機草飼豬肉
- 烤野生捕捉鮭魚
- 野生捕捉沙丁魚

▼ 第四步：搭配甜品（少量）

- 蘋果
- 西洋梨
- 柳橙
- 無糖蔓越莓乾
- 無糖櫻桃乾
- 無糖椰子片

▼ 第五步：調味用草本香料

- 香菜
- 薄荷
- 巴西利
- 羅勒
- 新鮮磨碎薑

▼ 第六步：搭配醬料

- 酸梅油醋醬
- 酪梨檸檬降
- 創造自己的沙拉醬（參見下方）

◆ 椰漿雞肉咖哩（4 份）

這個食譜是病患、家人和朋友的最愛，美味且充滿營養的蔬菜、香料和奶油椰子料理而成，對於那些喜歡一次烹煮大量食物，然後進行分裝的人，這是一個很棒的食譜，可以一次製作很多份，之後再慢慢享用。

▼ 食材：
- 1 湯匙特級初榨橄欖油
- 2 瓣大蒜，切碎
- 1 顆中洋蔥，切塊
- 1/2 湯匙研磨薑黃
- 1/2 湯匙研磨小茴香
- 1 湯匙研磨香菜
- 1/2 茶匙洋蔥粉
- 1 顆地瓜，削皮和切成 1.3 公分立方體
- 2 束芹菜，切碎
- 1 杯水
- 1 茶匙海鹽
- 1 塊有雞草飼雞胸肉，煮熟，切成小塊
- 1 罐 13.5 盎司全脂椰奶
- 1 顆酪梨，切片

▼ 作法：
使用一個大煎鍋，並用中火加熱。

用橄欖油塗抹鍋子，當油熱了，放入大蒜拌炒直到它稍微變黃。添加洋蔥，如果需要可以添加更多的油，然後蓋上鍋蓋燜煮，直到洋蔥變半透明。

加入薑黃、小茴香、香菜和洋蔥粉末，均勻拌炒，然後放入地瓜、芹菜、蔥、水和鹽。

燉煮蔬菜直到地瓜變軟加入熟的雞肉和椰奶，繼續燜煮至味道混合。

食用時，上方放置酪梨切片。

創造自己的沙拉醬

關於沙拉醬的注意事項：使用三份油與一份醋的比例。

▼ 第一步：選擇適合的油
- 特級初榨橄欖油
- 葡萄籽油
- 酪梨油

▼ 第二步：使用好醋
- 蘋果醋
- 酸梅醋 （避免酵母過度增生 / SIBO 的飲食計畫書）
- 甜醋（Balsamic vinegar）（避免酵母過度增生 / SIBO 的飲食計畫書）

▼ 第三步：加一點果汁（選擇性）
- 檸檬汁
- 萊姆汁
- 柳橙汁

▼ 第四步：調味
- 海鹽
- 研磨黑胡椒
- 蒜末
- 剁碎洋蔥或青蔥
- 新鮮草藥（羅勒、香菜、薄荷、巴西利）
- 香料（肉桂、薑黃）

創造自己的料理

我知道你很忙，而且不一定適合自己的時間表，因此可以使用本指南，創造屬於個人的營養料理，放入自己喜愛的食物！

▼第一步：選擇喜愛的肉類（蛋白質）
- 有機草飼牛肉、羊肉或豬肉
- 有機草飼家禽 （雞、火雞、鴨）
- 野生海鮮 （魚、貝類）
- 野味

▼第二步：選擇喜愛的蔬菜
- 綠葉蔬菜 （羽衣甘藍、菠菜、芥藍等）
- 綠色蔬菜 （蘆筍、花椰菜等）
- 五顏六色的蔬菜（紅葉甘藍、胡蘿蔔、甜菜根等）

▼第三步：選擇澱粉類食物
- 地瓜
- 胡南瓜
- 橡實瓜
- 栗子南瓜
- 金線瓜

▼第四步：選擇好的油脂
- 椰子油
- 橄欖油
- 酪梨
- 橄欖

客製點心

- 煙燻鮭魚佐酪梨
- 一杯酥脆羽衣甘藍
- 蔬菜汁
- 蔬菜佐超級酪梨莎莎醬
- 雞肉佐超級酪梨莎莎醬
- 剩餘的烤野生鮭魚佐芒果莎莎醬
- 烤蔬菜
- 酥脆地瓜薯條

甜點類

◆ 椰子霜慕斯（2 份）

沙拉可以很豐富，不僅限於結球萵苣和農場沙拉醬（ranch dressing）。使用色彩鮮豔的蔬菜、發揮創意，即可享用沙拉的美味！

▼ 食材：
- 1 罐 13.5 盎司椰奶，放在冰箱中冷卻整夜
- 一撮研磨肉桂粉或更多的調味
- 一撮海鹽
- 甜菊調味（選擇性）

▼ 作法：
從冰箱取出椰奶罐頭，將頂層凝集的椰奶取出放入中碗，在鐵罐內留下水層，使用手動攪拌器或電動攪拌器，將椰奶打成所需的質地。
利用湯匙混入肉桂粉、鹽和甜菊，分裝在兩個碗，請享用！
注意：若是製作椰子巧克力慕斯，加入 1 湯匙不含糖可可粉，或是更多調味、肉桂粉、鹽和甜菊（選擇性）。

◆ 椰子霜莓果慕斯（2 份）

你會喜歡用這種清爽、滿足的甜品，迎接新的一天。為了節省早上的時間，可以事先做好椰子霜幕斯，儲存在冰箱。

▼ 食材：
- 1/2 杯有機綜合莓果（覆盆子、藍莓、黑莓、草莓）
- 1 湯匙不含糖椰子片

▼ 作法：
在椰子霜幕斯上方鋪上莓果和椰子片。

◆ 肉桂蘋果酥（4 至 6 份）

▼ 食材：
- 2 湯匙椰子油，融化或軟化，塗抹烤盤用
- 4~5 顆蘋果，削皮並切成薄楔形
- 1 顆檸檬，擠汁
- 3/4 茶匙肉桂粉
- 1/4 茶匙海鹽
- 1/2 杯椰子粉
- 1/4 杯不加糖椰子片
- 4 顆椰棗乾，去籽和切碎

▼ 作法：
將烤箱預熱至 175℃。

用椰子油塗抹烤盤。蘋果、檸檬汁、1/4 茶匙肉桂粉，和 1/8 茶匙鹽放入碗中，混合均勻，將蘋果均勻分布在烤盤。

將椰子粉、椰子片、剩餘 1/2 肉桂粉、剩餘 1/8 茶匙鹽、椰棗和 2 湯匙椰子油，放入食物調理機或高速攪拌機中攪打。

蘋果撒上混合食材，蓋上錫箔紙烤約 45 分鐘，直到蘋果變軟，然後將錫箔蓋打開再烤約 10 分鐘，直到頂部酥脆。

注意：肉桂蘋果酥可以搭配椰子霜幕斯享用。

◆ 香蕉奶油迷你蛋糕（約 12 個）

有時候你需要甜的、柔軟、耐嚼的點心。由香蕉、椰子和肉桂做的蛋糕，可以搭配一或兩杯印度那堤。

▼ 食材：
- 1 根香蕉，搗碎
- 2 茶匙椰子油，塗抹烤盤使用
- 3/4 杯罐裝椰奶
- 2 茶匙水
- 1 湯匙椰子油或嗎哪（manna）
- 1/3 杯椰子粉
- 1 茶匙香草萃取物
- 1 茶匙肉桂粉
- 一撮海鹽

▼ 作法：
烤箱預熱至 175℃。
所有食材在一個大碗內均勻混和，舀 2.5 公分大小的麵糰放在烤盤上，烘烤約 12 分鐘。

◆ 廚房設備

▼ 建議準備
- 肉類溫度計
- 高速攪拌機
- 食物調理機
- 螺旋切片機或絞肉機

▼ 選擇性準備
- 榨汁機 （柑橘和蔬菜榨汁機）
- 蒸籠
- 壽司墊

θ Myers Way 自體免疫自救解方

◆ 三十天兩人份的飲食計畫

請記住，這份飲食計畫是兩人份，可以隨意調整以符合個人家庭需求。

如果想準備一個人的份量，只需減半食譜所指示的份數，但仍然會剩下大量的剩菜。建議以星期六作為準備日，星期日是計畫開始的第一天，因為第一天會需要更多時間烹飪，而且可能會有大量的剩菜，也能減少往後烹煮的時間。

Myers Way 食譜	享用剩菜	製備份數	儲存於冰箱的份數
準備日			
檸檬大蒜烤雞		6~8	4~6
腸道修復肉湯		16	16
甜蘋果香腸早餐		4	4
第一天			
早餐			
甜蘋果香腸早餐	∨		
甜在心地瓜泥		4	2
蔬菜汁		2	
午餐			
有機柑橘羽衣甘藍沙拉佐蔓越莓		2	
有機農場五素湯		4	2
晚餐			
奶油羅勒金線瓜		4	2
1/2 杯有機綜合莓果		2	
第二天			
早餐			
甜蘋果香腸早餐	∨		
甜在心地瓜泥	∨		
腸道修復肉湯	∨		
印度茶拿鐵或無咖啡因綠茶		2	

午餐			
奶油羅勒金線瓜	∨		
晚餐			
烤野生鮭魚佐芒果莎莎醬		4	2
大蒜拌炒有機綜合蔬菜		2	
有機烤蘆筍		2	
第三天			
早餐			
烤野生鮭魚佐芒果莎莎醬	∨		
蔬菜汁		2	
腸道修復肉湯	∨		
午餐			
熱帶尼加拉瓜沙拉		2	
有機農場五素湯	∨		
晚餐			
有機羽衣甘藍芽菠菜沙拉與 迷迭香羅勒漢堡		4	2
奶油橡實瓜		4	2
1/2 杯有機綜合莓果		2	
第四天			
早餐			
美味香腸早餐		4	2
椰子霜莓果慕斯		2	
腸道修復肉湯	∨		
午餐			
有機羽衣甘藍芽菠菜沙拉與 迷迭香羅勒漢堡	∨		
奶油橡實瓜	∨		
晚餐			
辣魚肉捲		4	2
抱子甘藍佐有機櫻桃		2	

第五天			
早餐			
拌炒野生海鮮、羽衣甘藍和櫛瓜		2	
腸道修復肉湯	∨		
午餐			
芝麻葉、血橙和茴香沙拉		2	
晚餐			
椰漿雞肉咖哩		4	2
花椰菜「抓飯」		4	2
1/2 杯有機綜合莓果		2	
食物準備			
冷凍任何剩餘的腸道修復肉湯			
第六天			
早餐			
美味香腸早餐	∨		
甜在心地瓜泥		4	2
午餐			
椰漿雞肉咖哩	∨		
花椰菜「抓飯」	∨		
晚餐			
野生比目魚佐焦糖甜洋蔥		2	
有機花椰菜拌大蒜和檸檬		2	
大蒜拌炒有機綜合蔬菜		2	
第七天			
早餐			
甜蘋果香腸早餐		4	2
甜在心地瓜泥	∨		
蔬菜汁		2	
印度茶拿鐵或無咖啡因綠茶		2	
午餐			
科布沙拉		2	
有機烤蘆筍		2	

晚餐			
椰漿雞肉咖哩		4	2
花椰菜「抓飯」		16	16
1/2 杯有機綜合莓果		2	
食物製備			
冷凍任何剩餘的腸道修復肉湯			
第八天			
早餐			
甜蘋果香腸早餐	∨		
椰子霜莓果慕斯		2	
腸道修復肉湯	∨		
印度茶拿鐵或無咖啡因綠茶		2	
午餐			
奶油羅勒金線瓜	∨		
晚餐			
泰式綠咖哩		4	2
有機花椰菜拌大蒜和檸檬		2	
第九天			
早餐			
美味香腸早餐		4	2
甜在心地瓜泥		4	2
腸道修復肉湯	∨		
印度茶拿鐵或無咖啡因綠茶		2	
午餐			
泰式綠咖哩	∨		
晚餐			
中式辣豬肉		4	2
花椰菜「抓飯」		4	2
食物準備			
早上把中式辣豬肉放入慢燉鍋作為晚餐			
第十天			
早餐			
美味香腸早餐	∨		

椰子霜莓果慕斯		2	
腸道修復肉湯	∨		
午餐			
中式辣豬肉	∨		
花椰菜「抓飯」	∨		
晚餐			
辣火雞肉捲		4	2
櫛瓜「麵條」沙拉		2	
第十一天			
早餐			
甜蘋果香腸早餐		4	2
甜在心地瓜泥	∨		
腸道修復肉湯	∨		
午餐			
辣火雞肉捲	∨		
櫛瓜「麵條」沙拉 或自己搭配有機綜合沙拉		2	
晚餐			
甜柑橘鮭魚沙拉		2	
抱子甘藍佐有機櫻桃		2	
食物準備			
冷凍任何剩餘的腸道修復肉湯			
第十二天			
早餐			
拌炒野生海鮮、羽衣甘藍和櫛瓜		2	
午餐			
有機柑橘羽衣甘藍沙拉佐蔓越莓		2	
晚餐			
大蒜烤高麗菜		4	2
第十三天			
早餐			
甜蘋果香腸早餐	∨		
椰子霜莓果慕斯		2	

午餐			
熱帶尼加拉瓜沙拉		2	
晚餐			
有機羽衣甘藍芽菠菜沙拉與 迷迭香羅勒漢堡		2	
酥脆地瓜薯條		2	
第十四天			
早餐			
放養有機雞肉炒蔬菜		2	
印度茶拿鐵或無咖啡因綠茶		2	
午餐			
奶油蝦仁義大利麵		4	2
有機烤蘆筍		2	
晚餐			
摩洛哥羊肉咖哩		4	2
烤日本南瓜佐肉桂		4	2
1/2 杯有機綜合莓果		2	
第十五天			
早餐			
放養有機雞肉炒蔬菜	∨		
烤日本南瓜佐肉桂	∨		
午餐			
辣魚肉捲		4	2
黃瓜海帶沙拉		2	
晚餐			
奶油蝦仁義大利麵	∨		
有機烤蘆筍		2	
第十六天			
早餐			
摩洛哥羊肉咖哩	∨		
午餐			
辣魚肉捲	∨		

黃瓜海帶沙拉或 自己搭配有機綜合沙拉		2	
晚餐			
檸檬大蒜烤雞		6~8	
祖母的豐盛雞肉麵湯		4	2
腸道修復肉湯		16	16
食物製備			
使用檸檬大蒜烤雞料理祖母的豐盛雞肉麵湯			
第十七天			
早餐			
祖母的豐盛雞肉麵湯	V		
印度茶拿鐵或無咖啡因綠茶		2	
午餐			
香菜鮭魚佐酪梨		2	
芝麻葉、血橙和茴香沙拉		2	
晚餐			
奶油羅勒魚翅瓜		4	2
酥脆羽衣甘藍		2	
1/2 杯有機綜合莓果		2	
第十八天			
早餐			
美味香腸早餐		4	2
椰子霜莓果慕斯		2	
腸道修復肉湯	V		
午餐			
科布沙拉		2	
晚餐			
辣雞肉香腸秋葵濃湯		4	2
有機花椰菜拌大蒜和檸檬		2	
第十九天			
早餐			
美味香腸早餐	V		

椰子霜莓果慕斯		2	
腸道修復肉湯	∨		
午餐			
辣雞肉香腸秋葵濃湯	∨		
有機花椰菜拌大蒜和檸檬		2	
晚餐			
野生比目魚佐焦糖甜洋蔥		4	2
奶油瓜濃湯佐肉桂		4	2
第二十天			
早餐			
甜蘋果香腸早餐		4	2
奶油瓜濃湯佐肉桂	∨		
腸道修復肉湯	∨		
印度茶拿鐵或無咖啡因綠茶		2	
午餐			
野生比目魚佐焦糖甜洋蔥	∨		
有機柑橘羽衣甘藍沙拉佐蔓越莓		2	
晚餐			
熱帶尼加拉瓜沙拉		2	
抱子甘藍佐有機櫻桃		2	
肉桂蘋果酥		4	2
第二十一天			
早餐			
甜蘋果香腸早餐	∨		
甜在心地瓜泥		4	2
蔬菜汁		2	
腸道修復肉湯	∨		
午餐			
檸檬大蒜烤雞		6~8	4~6
科布沙拉		2	
有機農場五素湯		4	2
腸道修復肉湯		16	16

晚餐			
週六夜壽司		2	
酥脆椰蝦		4	2
烤蔬菜		4	2
食物準備			
用最後的腸道修復肉湯，製作有機農場五素湯			
第二十二天			
早餐			
肉桂蘋果酥	∨		
蔬菜汁		2	
腸道修復肉湯	∨		
午餐			
朝鮮薊佐酸梅油醋醬		4	2
芝麻葉、血橙和茴香沙拉		2	
晚餐			
椰漿雞肉咖哩		4	2
朝鮮薊佐酸梅油醋醬	∨		
第二十三天			
早餐			
美味香腸早餐		4	2
椰子夏南瓜		2	
腸道修復肉湯	∨		
印度茶拿鐵或無咖啡因綠茶		2	
午餐			
椰漿雞肉咖哩	∨		
有機柑橘羽衣甘藍沙拉佐蔓越莓或創造自己的有機綜合沙拉		2	
晚餐			
地瓜滿載		4	2
有機農場五素湯	∨		
第二十四天			
早餐			
美味香腸早餐	∨		

椰子霜莓果慕斯		2	
腸道修復肉湯	∨		
午餐			
地瓜滿載	∨		
櫛瓜「麵條」沙拉 或自己搭配有機綜合沙拉		2	
晚餐			
香菜鮭魚佐酪梨		2	
有機烤蘆筍		2	
第二十五天			
早餐			
甜蘋果香腸早餐		4	2
甜在心地瓜泥		4	2
腸道修復肉湯	∨		
午餐			
熱帶尼加拉瓜沙拉		2	
晚餐			
中式辣豬肉		4	2
花椰菜「抓飯」		4	2
食物準備			
早上把中式辣豬肉，放入慢燉鍋作為晚餐			
第二十六天			
早餐			
甜蘋果香腸早餐	∨		
甜在心地瓜泥	∨		
蔬菜汁		2	
午餐			
中式辣豬肉	∨		
花椰菜「抓飯」	∨		
晚餐			
辣魚肉捲		4	2
黃瓜海帶沙拉		2	
1/2 杯有機綜合莓果		2	

第二十七天			
早餐			
美味香腸早餐		4	2
椰子霜莓果慕斯		2	
印度茶拿鐵或無咖啡因綠茶		2	
午餐			
辣魚肉捲	V		
黃瓜海帶沙拉 或自己搭配有機綜合沙拉		2	
晚餐			
香煎牛排佐地瓜		4	2
大蒜拌炒有機綜合蔬菜		2	
香蕉奶油迷你蛋糕		12	8
食物準備			
在接下來幾天，可以享用香蕉奶油迷你蛋糕			
第二十八天			
早餐			
香煎牛排佐地瓜	V		
蔬菜汁		2	
午餐			
檸檬大蒜烤雞		6~8	4~6
簡易萵苣雞肉捲		4	2
有機花椰菜拌大蒜和檸檬		2	
腸道修復肉湯		16	16
晚餐			
週六夜壽司		2	
椰子油烤鱈魚配菠菜		4	2
黃瓜海帶沙拉		2	
第二十九天			
早餐			
拌炒野生海鮮、羽衣甘藍和櫛瓜		2	
蔬菜汁		2	
腸道修復肉湯	V		

午餐			
簡易萵苣雞肉捲	V		
晚餐			
有機嬰兒羽衣甘藍菠菜沙拉與 迷迭香羅勒漢堡		2	
第三十天			
早餐			
美味香腸早餐	V		
甜在心地瓜泥		4	2
腸道修復肉湯	V		
印度茶拿鐵或無咖啡因綠茶		2	
午餐			
芝麻葉、血橙和茴香沙拉		2	
晚餐			
奶油羅勒魚翅瓜		4	2
抱子甘藍佐有機櫻桃		2	

θ 七天兩人海鮮飲食計畫

這份飲食計畫，是為了那些目前沒有吃肉的人所設計，每餐兩人份。

如果只有一個人，請將表格內指示的份量減半、靈活性運用，就能成為自己的專屬菜單！建議在星期六準備，星期日為計畫第一天。

Myers Way 食譜	享用剩菜	製備份數	儲存於 冰箱的份數
準備日			
奶油瓜濃湯佐肉桂		4~6	
椰漿雞肉咖哩 不含雞肉		4	
第一天			
早餐			
椰子霜莓果慕斯		2	
蔬菜汁		2	
印度茶拿鐵或無咖啡因綠茶		2	

午餐			
有機柑橘羽衣甘藍沙拉佐蔓越莓		2	
椰漿雞肉咖哩不含雞肉	∨		2
晚餐			
檸檬蘑菇烤鱒魚		4	2
有機花椰菜拌大蒜和檸檬		2	
第二天			
早餐			
拌炒野生海鮮、羽衣甘藍和櫛瓜		2	
奶油瓜濃湯佐肉桂	∨		2
午餐			
檸檬蘑菇烤鱒魚	∨		
有機柑橘羽衣甘藍沙拉佐蔓越莓		2	
晚餐			
野生比目魚佐焦糖甜洋蔥		4	2
大蒜拌炒有機綜合蔬菜		4	2
薑黃辣奶油瓜		2	
第三天			
早餐			
椰漿雞肉咖哩不含雞肉	∨		
午餐			
野生比目魚佐焦糖甜洋蔥	∨		
奶油瓜濃湯佐肉桂	∨		
大蒜拌炒有機綜合蔬菜	∨		
晚餐			
奶油蝦仁義大利麵		4	2
1/2 杯有機綜合莓果		2	
第四天			
早餐			
椰子霜莓果慕斯		2	
蔬菜汁		2	
午餐			
奶油蝦仁義大利麵	∨		

晚餐			
烤野生鮭魚佐芒果莎莎醬		4	2
雙烤地瓜佐肉桂和肉豆蔻		2	
有機烤蘆筍		2	
第五天			
早餐			
椰子霜莓果慕斯		2	
蔬菜汁		2	
午餐			
烤野生鮭魚佐芒果莎莎醬	∨		
熱帶尼加拉瓜沙拉		2	
晚餐			
椰子油烤鱈魚配菠菜		4	2
花椰菜「抓飯」		4	2
第六天			
早餐			
拌炒野生海鮮、羽衣甘藍和櫛瓜		2	
午餐			
椰子油烤鱈魚配菠菜	∨		
花椰菜「抓飯」	∨		
晚餐			
酥脆椰蝦		4	2
芝麻葉、血橙和茴香沙拉		2	
肉桂蘋果酥		4	2
第七天			
早餐			
椰子霜莓果慕斯		2	
蔬菜汁		2	
印度茶拿鐵或無咖啡因綠茶		2	
午餐			
辣魚肉捲		4	2
朝鮮薊佐酸梅油醋醬		2	
晚餐			
週六夜壽司		2	
黃瓜海帶沙拉		2	

PART
04

自體免疫的解決方案

如果患有自體免疫疾病，或身處光譜高度發炎的一端，一個微小的偏差，就可能會導致免疫系統再度脫軌。你的首要任務是使發炎趨緩，由於體內的反應，即使少量的發炎性食物，也會使健康完全失去掌控。

無論感覺自己有多麼健康，仍然不希望你吃麩質或奶製品，或攝取大量的咖啡因、糖、酒精、鹽、穀物或豆類。因這些食物產生的發炎，很可能讓症狀再次發作，甚至導致第二或第三種自體免疫疾病。

請跟隨 Myers Way，加入這趟美妙的旅程，一起感受活力和生命的全新機會。

第 *10* 章 The Myers Way as a Way of Life

將 Myers Way 融入生活

逢年過節，餐桌上將擺滿麩質、穀物和豆類，更不用說還有甜食和美酒。進行商務旅行或與家人度假，無法確定身體將有怎樣的變化，要如何在旅行中實行 Myers Way？

值得注意的是，當自己的感覺良好，這些發炎性食物將失去吸引力。

好消息是，一旦開始新的飲食生活方式，就會覺得自己更加健康，而擺脫症狀和感覺極佳的身體狀況，是繼續堅持的最好動機。

新飲食帶來的美好成果，使人在多年後覺得自己更加健康。然而，逢年過節，餐桌上將擺滿麩質、穀物和豆類，更不用說還有甜食和美酒。在這節骨眼上，縱使沒有被食物誘惑，但是該怎麼面對也希望你加入品嚐美食的親戚呢？

你最喜歡的事情，可能是在星期五下班後和同事出去，將一週的不快拋諸腦後。你不想放棄這個社交時間，但也想注意健康和特殊飲食，這該怎麼辦？

若是將 Myers Way 奉為圭臬，已經清理了廚房，準備完美的午餐上班，甚至找到喜歡的餐館，並知道應該點什麼。但是，當進行商務旅行或與家人度假，無法確定身體將有什麼樣的變化，要如何在旅行中實行 Myers Way？

θ 與健康飲食共存

好消息是，一旦開始新的飲食生活方式，就會覺得自己更加健康，這將是持續下去的強大動力。你會發現——症狀消退，甚至完全消失；能量恢復了，感覺充滿活力和健康；看起來容光煥發，擺脫發炎使皮膚發亮、頭髮變得茂密，體重也可能下降。

許多患者告訴我，身體感覺比幾年前更好，甚至可能是人生中最好的時刻。他們很高興能擺脫藥物，並很快地就習慣聽到人問：「你做了什麼？看起來棒透了！」

值得注意的是，並非意志力使你持續執行在 Myers Way，而是因為效果良好與希望健康的純粹信念。**當自己的感覺良好，這些發炎性食物將失去吸引力。**許多病人告訴我，他們眼中已經「容不下」發炎性食物了——一旦看見這些食物，會立刻聯想到那是含有麩質或乳製品的食物，並知道這些食物會引發舊疾，彷彿食物已經消失在他們的腦海。

簡單來說，**這些食物不會在採購清單裏，並非試圖抵抗，而是內心根本不想要。**

我曾經有過類似的經驗。我和一群朋友出去吃午餐，其中幾個人決定點份巧克力甜點——熔岩蛋糕，上面有著滿滿的鮮奶油。老實說，在開始 Myers Way 之前，我會對此投降，因為我熱愛巧克力，也曾經愛吃蛋糕。誰不愛呢？

但是，當甜點上桌後，我的朋友們陷入瘋狂，開心的享受甜點的美味。然後她們突然停下來，看著我。

「哦，艾米，抱歉，」其中一位朋友說：「我們沒有考慮到妳的感受。」

當下，我花了一些時間理解她們在說什麼。

看了一眼食物，我的腦海裡自動聯想——「麩質、糖、乳製品」，然後就停止了思考。**不必抗拒誘惑，因為真的無法誘惑我。**當我想到蛋糕，腦海中會如閃電般回想起生病的痛苦畫面，讓我一口都不想吃。

老實說，其實沒有想到那麼多。如果想要吃巧克力，可以吃一個或兩個90％的黑巧克力棒（也可以在實踐 Myers Ways 進步後再吃），或者做特製的椰奶肉桂巧克力豆慕斯！（當然，這已經在食譜中，你也可以享用！）但在那個當下，我真的不會被「發炎甜點」所誘惑，就好像在冰淇淋上加番茄醬，一點都不吸引人。

如果你在 Myers Way 剛起步時就讀到這裡，你可能難以置信。但相信我，這是真的。

擺脫症狀和感覺極佳的身體狀況，是繼續堅持的最好動機。當不再以懲罰自己的方式吃飯，你甚至不需要「動機」，健康飲食將是理所當然的生活方式。

θ 當誘惑來臨，你抵擋得住嗎？

說到這裡，我得老實承認，有時還是會想吃不太健康的食物。

也許不買含有糖、麩質和乳製品的甜點，但有時還是會想品嚐甜甜、鹹鹹、脆脆，或是澱粉類食物。畢竟，我也是人！

以下是我如何處理這種時刻的秘密：找到一些滿足自己的東西，並且不讓自己完全脫軌。

讓我先解釋清楚：施行 Myers Way 的前三十天，並不在討論範圍內。對於頭一個月，真的需要百分百的飲食計畫，**如果患有自體免疫疾病，或身處光譜高**

度發炎的一端，一個微小的偏差，就可能會導致免疫系統再度脫軌。你的首要任務是使發炎趨緩，由於體內的反應，即使少量的發炎性食物，也會使健康完全失去掌控。

有些人的身體狀況，三十天或許就足以取得平衡，讓身體擁有些許空間：一點糖，少部分無麩質的穀物，或許是一點咖啡因，都能夠被允許。但對於許多人來說，可能需要三十天以上，特別是那些症狀嚴重，患有多種狀況，或已經有自體免疫疾病數年的人，則不再此列。

當症狀已經消失了幾個月，如果想試驗看看，可以嘗試添加一些食物回來。瀏覽我的網站文章可以了解作法，因為將食物重新引進飲食中，有健康也有危險的方式；我希望能保持安全和健康。

還是要說明清楚，無論感覺多好或多麼健康，仍然**不希望你吃麩質或奶製品，不希望攝取大量的咖啡因、糖、酒精、鹽、穀物或豆類。因這些食物產生的發炎，很可能讓症狀再次發作，甚至導致第二或第三種自體免疫疾病**。

困難的是，你不一定會感覺出其中的差別。有位甲狀腺抗體暴升的患者，我們都對她的症狀百思不得其解。後來她說：「喔，等等，我有天吃了素食餅乾，這會是原因嗎？」是的，沒錯。除非它被標記為「無麩質」，不然這種餅乾肯定是用小麥或一些麩質顆粒做成。

我的病人無法感到甲狀腺抗體剛剛急速上升，但我知道在麩質誘發出抗體的那一刻，會指示免疫系統破壞甲狀腺，更不用說發展成其他自體免疫疾病的風險。

大部分時間，這位病人非常滿意 Myers Way，但常常會渴望吃別的東西。所以我告訴她先前提到的：**找出一些滿足自己，但不會破壞健康的食物**。不幸的是，素食餅乾中的一點點小麥就足以使她失控。如果她偶爾吃一個無麩質的餅乾，或許會很好。

> **加入邁爾斯大家庭**
>
> 我很榮幸繼續建造 Myers Way 大家庭，讓病人和讀者彼此分享心得，歡迎持續與我保持聯繫。
>
> 如果你想成為論壇的一分子、分享故事、提出問題，並獲得建議，聽到我們對你的進步大聲喝采，請加入 AmyMyersMD.com。

θ 全家總動員

我喜歡「Myers Way」這個名字，因為我確實看見，這個飲食方法能成為生活的方式之一。

如果你能讓自己與周遭親友，將 Myers Way 融入生活，會發現自己更容易保持在健康的軌道上——你與親友都會擁有更健康的生活。

Myers Way 可以幫助解除各種症狀，包括：腦子混沌（brain fog）、焦慮、憂鬱、痤瘡、頭痛、偏頭痛、消化不良、胃食道逆流、腸躁症、經前症候群、停經、關節痛和季節性過敏，還有一連串低強度的苦難，多數人只能學著與病痛共存，但這是不必要的。只要撲滅發炎之火，就能看到自己的身體充滿能量和活力，找回光芒與健康。

Myers Way 也是減重的絕佳方法，並幫助維持瘦下後的體重。正如先前提到，**發炎誘導體重增加，體內多餘的脂肪更是發炎的來源。Myers Way 可以幫助打破惡性循環**，並以健康的身體和夢寐以求的標準體重來獎勵你。

所以，如果可以的話，讓家裡的人與你一同加入 Myers Way，讓它成為一個家庭事務，使大家可以互相支持。如果孩子需要 Myers Way 飲食，但其他孩子並不需要時，飲食統一可以免去很多爭吵，準備一樣的飯菜也比較容易。可以避免其中一個孩子說：「為何他有冰淇淋，我沒有？」同時也避免了可能拿到一支曾經挖過麵食、奶製品，或是奶油的湯匙，造成交叉污染的風險。

如果 Myers Way 成為家庭計畫，整個家庭會因此變得健康，並且更加親密。

附加的好處是：你和孩子運動表現更好、大腦功能更佳，找回健康的體重，並減少痤瘡！

當然，如果家人不想參與，就讓他們順其自然——你需要為自己做正確的事，這代表著，你也需要讓別人做對自己而言是正確的事情。大多數情況下，配偶、女朋友和男朋友都應該支持他們的另一半，父母更要支持孩子。如果能夠一起邁向 Myers Way，將有個強力的家庭後盾。

θ 了解自己的界限

我敢打賭，你會從親友那得到許多的正面回饋，大多數的時候，你會被問到：「你看起來好極了！這陣子做了些什麼？」

也許，你還可能聽到以下對話：

「喔！來吧。吃一點點冰淇淋又不會怎樣！」

「為什麼我不能幫你的小孩做一個三明治？他很愛吃我做的三明治！」

「你至少要嚐嚐莎拉阿姨的料理，不然她會很失望。」

「自從你開始嘗試新的飲食，要找到可以一起去吃的餐廳，還真是大問題。」

聽起來很熟悉吧？我相信這是多數人在施行上所遇到一些阻力。我能理解，只是相信我，沒有人想當個挑剔又麻煩的人。

因為這是攸關健康的重要議題——或者，如果你已身為父母，正在閱讀這本書，這也將攸關孩子健康。在我的書中，以健康優先。你已經目睹自體免疫疾病可能帶來的苦難，你也知道，**當患有一種自體免疫疾病，再得到另一種疾病的風險，是正常人的三倍**。如果別人不想相信你，這是他們的權利，但仍然要堅強以對，堅持自己認為最健康的選擇。

最使我感到悲傷的事情，是聽到患有自體免疫疾病的孩子，沒有獲得父母的支持。我的病人告訴我，祖父母堅持帶餅乾、三明治，或優酪乳給自體免疫疾病的孩子，或是當著孩子的面前說：「我不懂你為何這麼嚴格。偶而給他們一些點心又不會怎樣！」

這不是個容易解決的狀況，但是縱容無法處理一切。找出並設置底線，堅持下去，身為父母，必須決定什麼最適合孩子。

如果你是自體免疫疾病患者，但生活周遭的人對於遵循 Myers Way 並不以為然，那該怎麼辦？如果他們總說：「嘿，我們去吃比薩！」或是在你家留下含有麩質的食物，甚至在別人面前嘲笑你的飲食，這該如何是好呢？

這也是個令人難受的情形。如果你可以勇敢說不，當然最好。如果需要一些幫助設定底限，或許可以找一位生活教練、輔導員或治療師，支持你堅定地走下去，捍衛你的健康和被尊重的權利。

或許，終究可以找到維持界線的方法，還可以與「阻礙」的人保持密切關係。又或許，你也能像放棄麩質與糖類一樣，決定放棄這段友誼。

讓我再次提醒，**壓力和不好的情緒高漲，就如同乳製品和酒精一樣，會使身體發炎**（可參閱第七章），你的首要責任是保護自己的健康。如果有人選擇不與你一同在 Myers Way 上奮鬥，這沒關係；但如果他們反覆的破壞你的努力，這就另當別論了。

θ 目光放在獎勵上

「為什麼不遵循傳統醫師的建議？」這是我的病人聽到最多的一句話。

相信我，我能完全理解。

即便身為一位醫師，我的親戚總是不明白，為什麼我採取一個「相反」的觀點。正因我清楚，**傳統醫學忽略飲食的影響，提高藥物的價值**。有時候會覺得自己像個小男孩在充滿歡呼人群中，孤獨的高喊：「國王沒有穿衣服！」

嗯，你已經知道我對此的看法。我願意為少數人發聲，相信總有一天，在傳統醫學中，食物將成為標準療法。同時，我相信每個人對自己健康應該完全負責，沒人能夠對他人說三道四。即便是我，也只能告訴我的病人——我所認為最適合他們的方法，但實際上要怎麼做，仍舊取決於自己。

所以，如果這本書讓你產生共鳴，想進一步嘗試看看，沒有人可以干涉你的決定。質疑者一次將所有反對或意見提出後，就該保持安靜，尊重你的決定。

如果他們不能——或是遇到他們的問題、疑慮，可能破壞你對健康的承諾，或許就該下定決心作出決定。畢竟，你該有一個健康、充實的生活，關心你的人也應該替你著想。

θ 加入支持性社群

我知道，幫助所有人做出改變的關鍵之一是獲得支持——與志同道合的人合作，共同分享成果、交換意見，並提出新的想法來繼續前進。

因此，我很榮幸提供 Myers Way 大家庭，你可以通過我的網站：AmyMyersMD.com 加入。

你或許已被傳統醫學醫師要求，加入一些支持團體，或者在網路上加入了其他相關團體。它讓人變得混淆，因為可能會被告知飲食沒有多大的關係，或者必須與藥物共度餘生——畢竟傳統醫學的觀點，已被許多自體免疫支持社群傳播。

你真正要尋找的是**放棄麩質、穀物和豆類的社群，試圖解救自己生活，和關心發炎、食物敏感和環境毒素的人**。嘗試 Google 搜索關鍵字——「Paleo」、「Celiac」、「無麩質」（gluten- free）或「無過敏」（allergy- free）。許多患者在這些網站上，發現比傳統醫學社群網站更有用的資訊。

小心網路流言，你可能會找到一大堆陰暗悲觀的消息動搖信心，如果你很容易信以為真，甚至會被嚇死！

你可以停止閱讀一個又一個——症狀沒有改善，或是藥物無用的經驗，為什麼要讓自己暴露在那些負面的情節裡呢？**無論是網路還是現場分享，確保支持團體是充滿積極又堅定的人**，像你一樣，想改變飲食、環境排毒，並將生活減壓——相信健康是與生俱來的權利。**用正能量包圍自己，讓悲觀者自己在別處陰鬱失望。**

θ 享受在餐廳用餐

「出去用餐可以嗎？」這是很多病人想知道的事情。

很高興的告訴你，只要你願意問問題，並與餐廳工作人員配合，你可以在任何想去的餐廳吃飯。

在 Myers Way 一開始的三十天裡，我希望你在家裡吃飯，因為有交叉污染的可能性——接觸到對你來說不安全的食物。我不希望你花三十天實行 Myers Way 後，卻完全無效，最後追究原因，卻是餐點被問題食物汙染。

即便在前三十天裡，只能偶爾享受外食，然而三十天後，可能會經常出去吃飯。我個人喜歡在去一家新的餐廳前，先做一點準備工作，尤其當與沒有遵循 Myers Way，或是有飲食觀念不同的朋友約會的時候。我通常會在網路上查看餐廳菜單，找出可以吃些什麼。如果不能百分之百肯定，我會打電話給餐廳解釋想避免的食材，互相配合做出適合的餐點。

我會詢問服務生：「我吃紅肉、雞肉、魚肉、水果和蔬菜，你推薦什麼呢？」然後點餐時告訴服務生：「我想吃蒸的花椰菜和雞胸肉，但請不要加醬汁，我知道它有奶油。」就是這麼簡單，我繼續跟朋友聊天。很多人甚至沒有注意到這些特別要求。

當然，你可以和服務生多聊聊。現在很多人都會避免麩質，餐廳甚至會有特別的無麩質菜單。因為這些要求越來越普遍，他們可能也熟悉其他特殊要求。

外食小訣竅

- 記住你是餐廳的客戶，他們是為你服務。請微笑，常說「請」和「謝謝」會有幫助。
- 用橄欖油、檸檬或醋，甚至是酪梨做自己的沙拉醬。
- 用蔬菜作為替代馬鈴薯或穀物類配菜。
- 避免所有醬汁。那是隱藏了奶油、麵粉、糖和含麩質的醬油。要求用簡單的烤魚、雞肉或牛排，用橄欖油代替奶油。提醒他們也要避免醬油，因為通常含有麩質。
- 詢問餐廳如何醃漬肉類。很多時候醃汁包括醬油，很少是無麩質醬油。
- 炒過的食物很好，但要使用橄欖油而非奶油，並且避開麵粉。
- 在前三十天最好避免油炸食物，因為有交叉污染的危險。之後可以偶爾享受點心，如炸蕃薯條。但不要和麩質食物（如炸魚或炸雞）共用同個炸爐。
- 最後（但並非最不重要）要有創意！大多數餐館會很樂意提供簡單的烤魚或雞肉或小塊牛排，並且用蒸煮、燒烤，或炒過的蔬菜當作配菜。

θ 參加宴會時自備餐點

最近，朋友邀請我參加自助餐會，慶祝她的寶貝誕生。我當然想看小寶寶，但我很確定餐盤將充滿乳製品、麩質，和其他我不能吃的東西。我絕對不可能要求新手媽媽為我準備特別的食物。

於是我反問她：「我想帶些食物。妳希望我準備些什麼嗎？」

「喔，」她說：「我想要沙拉！」

好吧，我知道沙拉不能撐過整個聚會。所以，在雜貨店拿起了烤雞。

當我帶著兩道菜餚抵達時說：「我想說也可以吃些雞肉。」問題解決了！我不用說：「我不能吃任何妳準備的食物！」或「妳能替我準備特別的東西嗎？」我設法帶來自己的食物，這並不是件困難的事。

當有人邀請我參加晚宴，我通常會要求帶些食物過去，或許還可以提前知道他們會準備些什麼。現在許多人都知道食物過敏和敏感，所以晚宴主辦人對於提前知道菜單相當歡迎。或者，帶份禮物過去，並且提前吃點東西。你是要去與朋友作伴，而不是為了食物參加，對吧？

如果我知道餐點只是點心，我絕對會事先吃飽，這樣可以專注與人交談。如果碰巧找到一些可以吃的東西，真棒！如果沒有，也沒關係。

「隨時準備好」，往往在這種情況下發揮效用。我通常會帶些可以吃的食物——在包包裡或車上——因此，可以在任何狀況下，都有東西可以吃。我的備用品是鮭魚罐頭、蔬菜和 Epic 肉條（請見「參考資源」）。我對於可以去任何地方感到開心，仍然吃著讓我健康的食物，做任何事情。

θ 享受開心及健康時刻

我希望你不要在 Myers Way 的前三十天，喝任何種類的酒，因為**酒精和糖會抑制免疫系統，餵養不健康的細菌，促使真菌和小腸細菌不正常生長，並使人更難從任何感染中解脫**。我用氣泡水加上絞碎的蔓越莓和萊姆取而代之，讓我覺得自己有些特別的飲料。在社交聚會上的焦點，是和朋友們一起聊天，所以我通常不會想念酒精。

隨著越來越好，可以每隔一段時間享受伏特加或龍舌蘭酒，例如一個月一次或兩次。葡萄酒含有許多糖類，加上發酵過後，這使得它基本上變成一種真菌液體。對於自體免疫患者，或有真菌感染的人，我希望至少避免三十天，可以等狀況變好之後再享用。

啤酒也有發酵過，還含有麩質，所以希望你能永遠避開它。「有色」的酒，如威士忌或波本酒，往往比澄清的酒含有更多的問題成分，因此要盡量避免。請選擇氣泡水作為調酒的基底，而不要用糖或水果的混合糖漿，以免看起來無傷大雅的調酒，事實上是充滿糖，或更糟糕的高果糖玉米糖漿。

請記住，酒精會使免疫系統功能低下，所以請堅持喝一杯或不超過兩杯。

θ 旅行之前先作功課

我隨時隨地都在旅行，走遍各式各樣的地方，但是一直堅持 Myers Way。

如果我能做到，相信你也可以。再次，傾囊相授，以下是我的四大旅行秘訣：

1、做好事先研究：了解入住飯店的菜單，Google 搜尋「無麩質＋（城市名稱）」，以找出在該地區可以選擇的餐館。也可以使用 Google「靠近（酒店名稱或地址）的餐廳」找出附近的飲食選項，然後到網路上查看。

如果到了一個新的城市，了解哪裡有烤魚和沙拉，或者義大利餐廳有檸檬和橄欖油炒雞胸肉，然後事先計畫及預約餐點。

2、打包自己的食物：許多健康的食品不需要冷藏，帶上它們，讓你總是有些可以滿足口慾的東西——不加糖的有機蘋果醬、乾淨的營養棒、無麩質牛肉乾，和罐頭鮭魚。（詳見「參考資源」。）

3、帶上保冷劑和保溫袋：可以將保冷劑放在飯店的冰箱或冰櫃中，然後與蔬菜、水果，或是昨晚剩下的餐點，一同放在保溫袋中。

4、要求一個冰箱或買保溫箱：通常可以將飯店房間內的迷你吧整理一下，作為冰箱（但要確保它不是每次離開房間門就停止運轉），或者大多數飯店會在房間內提供小冰箱，你可以提前要求，告訴他們需要使用它保存醫療用品。

如果無法提供冰箱，在目的地買個便宜的保溫箱，從當地有機食品店或任何雜貨店購買的食物，都可以存放在裡頭。

如果對我在旅行中所依賴的物品感到興趣，請到網站查看：http://store.amymyersmd.com/product- category/more/food/

θ 過節的重點在於人

多數病人告訴我，對他們來說，節日是最具挑戰性的時刻。

有許多誘人的食物，很多人帶著放鬆的心情，難道我們不能在新年時，享受點歡愉時光嗎？

對我來說，假期是與所愛的人共聚的時刻。我仍然對 Myers Way 之前的身體狀況有深刻記憶，所以更喜歡健康和充滿活力。只為了一塊餅乾或蛋糕，冒上莫大的風險？一點都不值得。

這章所提出的建議，應該會讓你處於良好的狀態：將準備好的餐點帶到派對，提前填飽肚子；先準備好，並保持重心在獎勵（健康）上。通常，如果自己不堅持飲食，沒有人會要求你繼續下去。他們只會告訴你：「看起來很好，如此充滿活力和喜悅。」

我個人很喜歡假日，因為可以接觸更多人。幾年前，來自阿拉巴馬（Alabama）的一位親戚告訴我，他的關節開始疼痛。他知道我是一位醫師，但並不知道任何關於我的行醫方式。說實話，當我快速的告訴他麩質的壞處，他很有禮貌的點點頭，便結束了談話。我並沒想到他會接受，

你能想像那種驚喜的心情嗎？隔一年，同一個人走到我身邊，微笑掛在臉上！他說：「我不知道該如何感謝妳，妳改變了我的生活！我照妳所說的，停止吃麩質，猜猜發生什麼？所有的關節痛都消失了！我很高興，沒有屈服在誘惑之下，讓我和家人以一種全新的方式共同渡過假期。」

θ 梅氏家族假期

好吧，我要分享更多的故事，這應證了 Myers Way 可以帶來真正的希望。

當然，有時候看起來需要在嚴格的飲食，與家庭妥協中取得平衡，但到了最後，健康是最好的獎勵，一切似乎都值得。

對我來說，上個聖誕節是美好時刻之一。之前在家裡，每個人都有自己的個別餐點。繼母是位三十五年的茹素者，而我一直是素食者，再加上無麩質，然後開始實行 Myers Way。父親則是正常飲食，加上有個巨大的甜點胃。我們會坐在桌子旁邊，找出每個人可以吃和不可以吃的食物——我不敢想像，要如何煮出大家滿意的一桌菜。

從去年起，父親開始追隨 Myers Way。他患有多發性肌炎（polymyositis）自體免疫疾病，雖然已經發病多年，但近來病情加重，在七十五歲時決定聽從他的女兒。為了支持他，繼母也開始吃肉，並跟隨 Myers Way。

這是我第一次記得，我們一起煮飯、一起吃飯。在聖誕假期後，父親減去了十五磅，他的狀況有了很大改善。他告訴我，幾乎不再吃任何甜食，我親眼看到他好多了。繼母很高興見到她的丈夫狀況絕佳，我喜歡與他們分享過節的每個時刻：一起購物、烹飪，和坐下來吃飯。

我無法形容，這是多麼重要的一餐。看見父親如此高興，更代表 Myers Way 給了他感受活力和生命的全新機會。

所以，如果你是家中唯一跟隨 Myers Way 的人，請先做好心理準備。

你永遠不知道，什麼時候會有人準備好，聽到你變健康的好消息，或者他們將支持你——甚至共同加入這趟美妙的旅程。

第 *11* 章　Navigating the Medical Maze

醫學迷宮導航

要在醫學迷宮中找到出路，是否與患有自體
免疫疾病一樣具有挑戰性？
本書已經涵蓋大多你所需要的幫助，可以
通過改變飲食、治療腸道、減輕毒素負擔、
控制感染、減輕壓力，來緩解及改善症狀，
預防再度發作，甚至扭轉疾病。
我將作為導航和指南，引領身陷迷宮的人走
向出口。

當我發現，許多患者在來看診之前已經看過許多醫生，而且要在偏鄉找到自體免疫專科醫師，是多麼困難的一件事。

我時常在想，要在醫學迷宮中找到出路，是否與患有自體免疫疾病一樣具有挑戰性？我曾經也是患者，加上聽到許多其他患者的故事。所以在這一章，我將作為導航和指南，引領身陷迷宮的人走向出口。

當然我希望，本書已經涵蓋大多你所需要的幫助，可以通過**改變飲食、治療腸道、減輕毒素負擔、控制感染、減輕壓力，來緩解及改善症狀，預防再度發作，甚至扭轉疾病**。

然而，我有時會花上數個月的時間，與病情複雜的病人共同努力：尤其是患有多種自體免疫疾病，或者到這裡之前已忍受多年傳統療法的病人。如果你也有相同情況，那一定會在 Myers Way 三十天後看到些許進步，但可能還需要好幾個月才可能好轉，並開始考慮離開藥物。

正如我常和病人說，花三十多天讓你進入情況，所以還需要三十多天才能找到出路。在這種情況下，你或許會需要一位功能醫學醫師，或繼續與現在的醫師共同努力。當然，無論狀態如何，肯定需要與醫療保健者保持關係。

走出醫學迷宮具有挑戰性——但它可以為你找回健康。以下是我的建議，給自己一個最佳的成功機會。

θ 將自己準備好

在預約之前，寫下所有的問題，當醫師回答時，逐項核對，寫下答案。

甚至可以問醫生，是否能將對話錄音，之後方便進行回顧，甚至與朋友或家人分享。看診時，可能會非常緊張，所以盡量使自己在過程中放鬆。可以用 iPhone 錄音或帶小型錄音筆。如果病人要求，我總是很樂意讓病人記錄我們的門診過程。

θ 保持良好紀錄

保持記錄習慣，可能是最重要的一件事。當去看醫生時，特別是感到焦慮、困惑或緊張，所能做的事情就是有組織的良好記錄。

事實上，我的診間會提供病人一個資料夾，裡面有門診的所有訊息：Myers Way 飲食、推薦的活動方案、所有的實驗室檢查結果，以及填寫過的症狀問卷，還有要求每位病人紀錄的飲食日誌。

你已經在第一章看到 Myers Way 症狀追蹤問卷，也可以在附錄 G 找到副本。正如前面所說，我鼓勵影印個幾份，並在執行 Myers Way 時每週填寫，這是追蹤成果，並與醫生分享的好方法。

每次離開醫師診間之前，請務必要求提供實驗室檢查的副本；離開後，才要求想拿到實驗室報告，可能比登天還難。醫生必須給你報告結果，但如果當下沒有要求拿副本，之後申請或許需要幾個星期、甚至幾個月，傳統醫學醫師才能夠提供報告。

相較之下，大部分功能醫學醫師，在門診時就給你一份副本。如果醫生不想提供，就告訴工作人員：「我想要將報告拍照，才可以方便隨身攜帶！」直到得到所有報告之前，不要輕易離開，隨後放入資料夾或掃描到電腦中，這樣才有持續進步的記錄。

有些人甚至製作表格，用來追蹤每次的檢查結果。

θ 帶著朋友與摯愛

帶著會鼓勵你持續邁向健康的朋友，或是摯愛的人一同看診，是有幫助的。他們可以幫忙做筆記，提醒你問問題，這都有助你記得醫生說了什麼。你也可能得到情感上的支持，畢竟處理自體免疫疾病是個很大的挑戰。

θ 保持堅定

確保所有問題都有獲得答覆。如果醫生沒有時間告訴你想知道的一切，再預約一次。這是你的健康，你有權被告知。

還要注意，「標準治療」不一定是最好的治療。例如，如果進行常規手術，標準的治療包括使用抗生素，以防止感染的風險。但你可能不會被告知，因此需要服用額外的益生菌，來彌補抗生素對體內友好細菌的傷害。

現在的你已經閱讀了這本書，就可以採取這一步。為了做到這一點，需要了解程序中涉及的內容，所以首先應該知道抗生素，或者可能不需要它們。

我知道，對許多人來說，對醫生堅持自己的原則是個相當困難的建議。醫生在我們的文化中有一種光環——「醫生最知道」的權威。我了解，在醫生前堅定立場，就像反對吃穀物一般。你可能擔心，如果提出太多的問題，或堅持自己的想法，醫生會變得不耐煩或不贊成，甚至覺得被冒犯。你可能對於挑戰一位權威人物而感到不舒服。

但是請記住，這攸關自身健康。這屬於你的責任和知情權，保持主動，並為自己做出最好的決定。有些醫生可能會變得不耐煩或生氣，但其他人或許會敞開心胸，願意參與對話，並回應患者所關心的事情。

無論哪種方式，在一天結束後，想著未來可以獲得的健康，用來鼓勵自己。

記住，關鍵在於，是否能夠帶領自己邁向長期健康的生活。找出自己所需的答案總是不容易，但是不值得嗎？

如果和醫師一起堅持還是感到困難，可以帶著態度更為堅定的配偶、伴侶、家庭成員或朋友，擔任健康指導者。特別是當你感到噁心和虛弱，讓別人幫助你再度站起來，是一個驚人並充滿動力的經驗。

你也可以把這本書帶在身邊，將幾個特定的段落標記，進而向醫師表示你所擔心的問題。在表示尊重醫師專業的同時，或許可以詢問他們——是否想要這本書的副本。

還有另一個選擇，當然是找到一個願意分享訊息的醫師。在許多情況下，只要知道自己的想法，當沒有得到自己需要的答案，就會督促自己再繼續尋找，這將使你變得更加堅定。

θ 對醫療團隊友善

這應該不需要提醒，但可悲的是我必須提出來。

在我看來，有整個團隊的協助，能使你得到更好的自己，當然，醫師是這個團隊的重要成員，但他也只是其中一部分。

團隊的其他成員，還包括護理師、負責抽血的醫檢師、接聽電話和預約門診表的服務人員，以及在你到達時，坐在接待處的員工。越認識團隊的人員——了解這些醫療工作人員，為了幫助你更好而做的努力——越容易得到他們的幫助。因為他們會欣賞你對他們的尊重和感謝，自然就會以誠相待。

對我來說，這是人與人基本的相處之道。

然而，如果你有任何「額外」要求——任何多數患者不會要求的東西——與工作人員建立良好關係，更有可能得到回饋。舉例來說，許多人不會額外要求我所建議的實驗室報告副本，如果你一直與工作人員保持友好、禮貌和感謝，他們會更願意接受你的要求。

θ 對醫生友善

我知道我花了很多時間告訴你傳統醫學的缺陷，堅持自己的說法。

但我也對傳統醫學醫師——特別是那些，花費許多時間治療自體免疫患者的醫生——表示同情。

雖然我很滿意看到我的病人，在幾個星期或幾個月內恢復，而大多數傳統醫學醫師不得不承認，他們的病人並非真正復原。這些醫生可能進入醫學院就讀，是因為他們想幫助人們，然而，根據常規的治療方法，他們必須與許多令人沮喪的病例，和症狀越來越嚴重的患者共同生活。

即便患者漸漸獲得改善，卻是因為可能服用大量的高風險藥物，而這些藥物的副作用，是醫生必須要面對的。我不認為我可以處理得更好，因此我對於許多醫師感到同情。

　　我要再一次提醒，**從你進入診間的方式，會直接影響醫生的反應，而態度則影響任何人的工作方式**。畢竟，醫生也是人。如果你表現出友好、積極，願意與醫生接觸，將更有可能得到友善的回應。

θ 徹底研究保險

　　好吧，這裡有一個壞消息：許多功能醫學醫師不接受健保給付。

　　這是因為功能醫學的行醫方式，與傳統醫學不同，我們花費在病人的時間，比起保險公司給付的十五分鐘還要多，而且經常開立沒有涵蓋在常規保險中的檢驗。

　　這個時候，需要病人翻轉一些想法。你可能有一個具有非常高的理賠金額，或者是「災難來臨時」才有給付的保險，以便應付緊急情況，但可以使用存下來的錢來看一位功能醫學醫師。好消息是，一旦恢復了，就不需要保險支付昂貴的自體免疫藥物，因為**你已經治癒了自己**。

　　另一個選擇是，開始準備一個健康儲蓄賬戶（Health Saving Account, HSA），然後用這筆錢支付功能醫學診療。健康儲蓄帳戶，是在有高額度保險以外，用於支付醫療費用的資金。但如果你用於規定之外的地方，必須要付罰金。

　　如果對這種方法有興趣，請諮詢會計師，以了解更多相關資訊。（編按：台灣保險制度不同，請向相關保險單位了解資訊。）

　　你可能還會問，在診所裡是否還有別的夥伴？如營養師（Registered Dietitian, R.D.）或護理師（Nurse Practitioner, N.P.）。營養師或護理師可以在許多方面幫助你，省掉與醫師約診時，花費掉昂貴的時間及金錢。

　　另一種可能有用的方法是，由傳統醫學醫生開立保險有給付的檢查。雖然功能醫學醫師，經常要求傳統醫學沒有的實驗室檢查，但仍可以在傳統醫學項目中，完成部分必要性的實驗室檢查。

　　最後，在美國有許多實驗室，可以選擇在那裡接受檢查。當然你必須自己支付這些檢查費用，但通常會比保險公司收取的費用還要便宜。（「參考資源」中列出了幾個不錯的實驗室。）

θ 對自己的醫師誠實

傳統醫學醫師可能不同意你實施 Myers Way，但仍需要與他們分享你正在做什麼，和正在服用的營養補充品。

要先做好心理準備，他們可能會告訴你——營養補充品都是假的，甚至表明研究顯示出「營養補充品充滿危險」！在我看來，許多研究有其缺陷，因為他們並不是採用高品質營養品來作研究，但這不值得與醫師爭辯。

你有對自己健康作出決定的權利，說穿了，你是唯一能夠作決定的人。

如果你的醫師說，Myers Way 推薦的東西，對目前所服用的藥物有害或是禁忌，並要求查看研究文獻。事實上，我仔細閱讀了文獻，可以告訴你，我要求你做的沒有任何一項有禁忌。

如果能得到醫生支持或許很好，但事實上，並非真正需要。你只是希望他們同意你依循 Myers Way 所做的任何事情，並不會干擾藥物，或是造成危害；你只是希望他們追蹤檢查結果，如果實驗結果讓人滿意，可能還可以遠離藥物，你不過希望醫生接受這一點。

如果覺得無法和醫師共同努力，或者他們完全反對脫離藥物的可能性，那麼也許需要另尋一位醫師。當然這需衡量個人狀況，地理位置、財務狀況，和保險等等的影響。

θ 永不放棄的健康權利

不論對於醫學治療的經驗如何，請千萬不要放棄。

許多病人在來到我的診間之前，已經看過超過一打的醫師，所以請相信——希望就在前方。

同時，本書幾乎涵蓋所有自體免疫疾病需要知道的基本知識。它也是個很好的健康資源，能讓傳統醫學醫師參考，或幫助你找到一位功能醫學醫師。

所以，請繼續致力於照顧健康，良好的健康是與生俱來的權利，你應該要有機會享受健康帶來的益處。

第 **12** 章　A World of Hope: Success Stories

希望就在眼前：
成功經驗談

我深信帶著信仰實行 Myers Way，很快就能夠擁有幾乎沒有痛苦、藥物、副作用，以及疾病症狀的生活，那是一種充滿活力、容光煥發的健康狀態，而不是充滿著困難，或擔心隨時得到另一種自體免疫疾病的壓力。「人生中，第一次感到身體與心靈同步。沒有比這還要更讓人快樂的事情！」本章將分享部分案例的成功經驗談，享受到 Myers Way 帶來甜美果實的案例。

希望就在眼前，一起啟程前往充滿能量的世界，迎向容光煥發的健康！

現在，這本書即將接近尾聲，希望你能感受到，我自身對於 Myers Ways 帶來無限希望的喜悅。

我總是在想，擁有全世界最幸福的工作，在工作的同時，可以看到人們生活的改變——在幾個星期之內，或是幾個月之內，使我非常興奮能夠將改變生活的方式告訴所有人。

我深信，如果帶著信仰實行 Myers Way，很快就能夠擁有幾乎沒有痛苦、藥物、副作用，以及疾病症狀的生活，那是一種充滿活力、容光煥發的健康狀態，而不是充滿著困難，或擔心隨時得到另一種自體免疫疾病的壓力。

本章將分享部分案例的成功經驗談，享受到 Myers Way 帶來的甜美果實的案例。分享故事之前，想讓你們聽聽這個截然不同的故事，傳統醫學的案例激發我繼續堅持執行 Myers Way，直到變得更好。

θ 安琪拉，二十多歲——從未忘記的女孩

當我在急診住院醫師進行第一年訓練時，安琪拉（Angela）是位年輕、但病情並不樂觀的病人。

我在加護病房工作，加護病房裡的病人大都被認為「不好搞」，有些無法自行呼吸，所以必須使用呼吸器治療。他們的生命徵象往往不穩定，必須藉由機器及護理人員，二十四小時不分晝夜的監測。

安琪拉——正處於二十多歲的花樣年華——卻因為肝臟漸漸衰竭，而入住加護病房，她需要肝臟移植才能夠繼續活下去。雖然如此的年輕，類風溼性關節炎還有對症狀已經無效的藥物——類固醇（prednisone）及氨甲喋呤（methotrexate）——卻時時伴隨著她。後來，只好用上更強力的藥物 Remicade（單株抗體），但僅僅注射了一個晚上，就爆發急性肝臟衰竭。

安琪拉的家人呆若木雞的站在休息室裡，她的雙胞胎妹妹，看起來相當健康且容光煥發，就像健康版的安琪拉。而且，安琪拉才剛結婚，丈夫也在休息室中，父母及祖父母也都在場。

　　我反覆的思索，擁有幸福的家庭的她，為何疾病卻如厄運纏身？在加護病房裡工作，大多數面對的是——護理之家送來的長期臥病在床老人家。年輕女孩在人生的黃金歲月中即將結束生命，是多麼的令人震驚及不捨。在了解她同是自體免疫疾病患者後，我和她的距離彷彿拉得更近一些，對於她接下來的病情發展更加不忍。

　　簡單的說，安琪拉需要肝臟移植，不然就會面臨死亡——我向她的家人說明病情。取得活體器官並不容易，更諷刺的是，安琪拉病得還不夠嚴重，所以在捐贈名單上並非第一優先。

　　我告訴她焦慮的家人及丈夫，所能做的只有等待。當她的肝臟功能變得更糟時，我就可以告訴移植小組，讓她接受肝臟移植，延續她的生命。

　　整個晚上我都在追蹤安琪拉的生化數據，看著肝臟酵素（指數）爬到多高。反覆的在她床邊踱步，檢查她的生命跡象，並且輕聲的告訴坐在外面等候的家人。

　　我的情緒像被撕成兩半，一半身為醫師，能夠幫助人們的愉悅，但另一半則是對現今醫療體系造成病患窘境的氣憤。為何我們無法找出，除了擁有致命副作用的藥物以外的方法來治療她？為何不能夠告訴這位年輕的小姐、一個父母疼愛的女兒、一個新婚嬌妻，如何支持免疫系統來重返正常生活？

　　隔天，安琪拉的實驗數據顯示，肝臟功能窘迫（hepatic distress）——肝衰竭的證據，終於她被擺到移植名單中的首位。當準備手術時，我將我的守護小天使交給她——一個金屬錢幣——母親生病時也給了她一個，後來錢幣與她一同長眠，而我總是放在皮包中緬懷她。

　　我將錢幣交給安琪拉，希望她能渡過手術難關。天不從人願，安琪拉轉變成肝性腦病變（hepatic encephalopathy）——一種因為肝臟無法將毒素排出，所導致腦部功能受損，所以她完全處於在混亂的狀態。後來，我只好將守護小天使轉交給她的雙胞胎妹妹保管。

　　幸好，感謝主，手術順利結束，我確信這是故事的終點。

　　結束了加護病房的輪訓，回到急診。當在急診工作時，絕不希望診治過的病人再度返院。幸運地，她恢復健康，並讓原本的醫師定期追蹤。某一天，有位病患想見我，我當下傻眼——竟是安琪拉。

整個住院過程，安琪拉因為肝性腦病變的緣故，不斷的產生幻覺，照理說應該不會記得我。可是她的家人說：「有位年輕的女醫師，為了她奮戰一整夜沒睡！」

她害羞的說：「謝謝妳拯救了我的生命。」她將小天使遞給我看，我相當感動，沒有想到她還留著。

我說：「不是我救了妳，是移植團隊的功勞。」我給了她一個擁抱，之後就趕快返回急診，繼續處理狀況危急的病人。

自從那天起，我就再也沒見過她。安琪拉，如果妳有看到這段話，請務必回來找我，我現在能夠給妳更多幫助，讓妳遠離藥物，告訴妳如何反轉病況，並且避免自己再受其他自體免疫疾病的襲擊。（安琪拉，我是認真的，快來找我！我時時刻刻掛念著妳。）

我從未忘記這位年輕女孩與她的家人。現在我有機會從事更有效率的醫學，可以在問題嚴重到要住進加護病房還有移植之前，就能夠提供幫助。

因此，我也懇求你們轉介病人給我。

θ 蘇珊．六十七歲——我終於能與孫子玩樂

如果你今天才看到蘇珊，一定無法認出她在來門診之前的樣子。

現在真正的蘇珊，是一位充滿笑容、活力十足、能量滿滿的女性。在相片裡，彷彿一切美好的事物都發生在她身上。

但我可以告訴你，蘇珊是努力扭轉病況，遠離藥物遠離，才有今日的好氣色。每日當我看著蘇珊的照片，總是能提醒我，為何一頭栽入，並且確信自己很幸運能夠從事這項事業。

當蘇珊第一次踏入診間時，她整天遭受疼痛摧殘。一位自然樂觀而堅定的人，她盡了最大努力保持冷靜，使自己專注和積極的將故事娓娓道來。在起初的

門診中，只看到她彷彿風中殘燭，帶著一絲微笑；即使坐在舒適的椅子上，她仍強忍痛苦扮起鬼臉，一一列出服用的藥物和描述症狀。

她患有免疫細胞攻擊脊髓的橫斷性脊髓炎（transverse myelitis）。在疾病的末期，肌肉衰弱是常見的症狀，但目前的她仍保持著肌力，只是疼痛纏身。

她吃止痛藥來控制症狀，此外還有止痛藥膏給予幫助。但不幸的是，藥物因為身體耐受性有時會失去效用，並且無法時時刻刻使用疼痛緩解藥物，一個月只能舒緩約三週的疼痛，但第四週卻令人難以忍受。

「我希望每天都能將症狀控制住，雖然知道並非每天都會如此痛苦，但每當我不想要的時候，總是會發作。」她無奈的說。

蘇珊加入 Myers Way 的陣營，跟隨著飲食準則，由於她有真菌過度增生的問題，小心翼翼的透過 4R 計畫修補腸道。因為 80% 的免疫疾病源自腸道，這次的治療過程對她來說相當重要。她也開始著手排毒，並尋求減壓的方式。

她與女兒還有女婿一同住在南卡羅萊納（Southern California），她沮喪的說：「我最喜歡的減壓方式，就是與我的孫子玩，但因為疼痛纏身，我無法稱心如意的與他們共同生活。」

大約施行 Myers Way 兩個月後，蘇珊去拜訪孫子們，並且從卡羅萊納來了通電話。我問她一切過得如何，她居然隻字不提疼痛，最後我忍不住問了她。

我可以在電話的另一頭聽到喘氣聲。

蘇珊大嘆：「我的天啊，簡直無法相信，我來這裡**與孩子們玩了兩週，都沒注意到忘了帶止痛藥膏過來，因為我完全沒有感到任何疼痛。**」

過了幾個月後，蘇珊的女兒及女婿去度假，她邀請孫子們一起渡過數週假期。她寫了封信給我，開心的提到：「我之前完全無法跟他們玩在一塊，現在我居然可以照顧他們兩個星期。」信的後面加註了一句話，我將它放在網站上：「**這是我人生中，第一次感到身體與心靈同步。沒有比這還要更讓人快樂的事情。**」

θ 珍妮佛，三十六歲——正為五千公尺跑步訓練中

珍妮佛是位迷人女士，帶著一頭及肩的烏黑捲髮。雖然當我見到她時，她因為抗體攻擊自身肌肉，造成多發性肌炎（polymyositis），疼痛與肌肉無力從未間斷。

儘管已有好長一段時間沒有鍛鍊身體，看起來依舊相當結實。我的父親有相同的狀況，多年來，我親眼目擊這種疾病如何使身體逐漸衰弱。珍妮佛是一位高中排球隊教練，希望自己能夠保持良好狀態，接受訓練，並且帶領球隊比賽，但疾病是個重大的打擊。

若無法保持巔峰，就無法在場上盡情奔馳帶領球隊，她知道，如果疾病不能好轉，並做得比傳統醫學醫師還要多的話，甚至可能失去工作。

她住在德州的小鎮上，好幾英哩外的風濕免疫科醫師開了可體松（類固醇）給她。副作用讓人難以承受——包括體重增加、疲勞，以及消化方面的問題——她永遠不會是第一位抱怨的病患，並且如同其他人一樣，會跳過幾天不服藥，給自己休息的空檔。她已經盡己所能，並且告訴我：「如果 Myers Way 能夠扭轉疾病，她願永遠實行！」

她持續回診原先的醫師，並且與我共同努力了好幾個月。為了健康的腸道，她實行 Myers Way 以及 4R 計畫，放棄麩質和發炎性食物、治療腸道，以及令人困擾的小腸不正常菌叢（SIBO）及真菌過度增生。一切進行得相當順利，她的醫師將藥物減輕了。

之後，珍妮佛詢問醫師：「是否能夠完全不服用藥物？」醫師竟然勃然大怒：「這是由我來決定，不是妳！如果不聽我的話，就不要當我的病人。」

珍妮佛感到相當挫折。即使她與我繼續努力下去，但被自己的醫師炒魷魚是讓人非常沮喪的事。她知道幾英哩內，只有這麼一位風濕免疫科醫師——必須要開好幾小時的車才能見到我——附近沒有即時的醫療照護，為此讓她感到恐懼。

即使感到逐漸變好，但她與我都不滿意進度。雖然她嚴格執行無麩質飲食，之前曾把真菌增生治療好了，但同樣的狀況卻一再復發。當一位病患反覆持續的真菌感染，可能是重金屬或黴菌所造成，通常會進一步評估這兩個項目。

　　所以我問她，家裡或是學校是否有漏水。她告訴我，最近她與丈夫在裝修居家，記得廚房裡有些黴菌。同時，她也注意到學校體育館的天花板，磁磚有水漬。

　　我幫忙做了檢測，並且確認，尿液中有高濃度的有毒黴菌。好了，有毒黴菌是個問題，但是從哪邊來的呢？於是，我決定請她丈夫作測試，因為只要是陽性反應，就可以知道來源是家中或是學校。第六章曾提到，只有四分之一人口的基因，對於黴菌毒素是有反應的——由特定種類的黴菌會釋放揮發性化合物——所以，我知道珍妮佛的丈夫或許有接觸，但不會出現任何症狀。

　　結果出爐，他的丈夫也被感染。他以為用漂白水就能夠將廚房的黴菌完全殺光。事實上，外面看起來黴菌消失了，但只是冰山一角。

　　所以，珍妮佛的丈夫開始著手處理黴菌問題（對抗有毒黴菌，請見附錄Ｃ），珍妮佛在我的警告下，在使用抗黴菌及吸附黴菌的藥物治療時，先投靠親戚。我另外開給她穀胱甘肽（glutathione）幫助排毒。

　　接下來就是令人吃驚及戲劇化的改變。經過數週之後，症狀顯著的改善。她完全擺脫掉藥物，並且肌肉磷酸酶（Creatine phosphokinase, CPK）、肌肉發炎的生化指標，之前服用藥物時從未正常過的數值，居然下降到正常值。沒想到，問題就這樣解決了。

　　過了幾個月後，珍妮佛搬回沒有黴菌的家中。她的肌力恢復了，症狀靠邊站，實驗室數據保持正常，也安全保住工作。

　　最近聽到她的消息，是她正在準備五千公尺跑步，興奮地重拾健康。

θ 彼得，十歲男孩——我不用再吃任何藥了！

　　彼得是位小男孩，因為幼年型類風溼性關節炎（Juvenile rheumatoid arthritis），父母帶他來就診。

　　看到小孩前來診間，心中其實五味雜陳，一方面，看到一個如此年輕的小孩患有自體免疫疾病，不免令人心碎，特別是類風濕性關節炎，會造成難以忍受的疼痛。另一方面，因為賭注是如此之高，我很高興能夠介入，且真正做出改變。

畢竟，自體免疫疾病無法被治癒，所以一位十歲的男孩走進診間，能夠預想到接下來數十年的變化，假使沒有成功改善病況，往後只會越來越糟。我必須確保能夠扭轉病況，支持這孩子的免疫系統，將得到其他自體免疫疾病的可能性降到最低。不然，他在人生的道路上將會充滿荊棘。

除了年紀，彼得的人生道路滿佈崎嶇。**剖腹產出生、喝奶粉長大**──如同第四章所見，**兩大導致腸漏和免疫問題的重要的危險因子**。

事實上，還在襁褓時期的彼得，耳朵反覆感染，並發生過兩次中耳炎。第四章提到，**耳道感染是乳製品敏感的指標之一**，並常**以抗生素作為治療方式，破壞友好的菌叢，導致腸漏，最終造成免疫系統的壓力**。

十八個月大時，彼得接受了疝氣手術──更多的壓力及抗生素。五歲時，盲腸炎緊急手術──更多的壓力及抗生素。他只在地球上渡過五年，免疫系統卻遭受多次打擊。

接下來的四年中，相對穩定，他的父母暫時獲得歇息。他的父親在連鎖健康食品公司擔任高階主管，母親則是位醫師。你可以想像，在父母的照顧之下，他應該會比大多數的孩子吃得還要健康──無糖的麥片、不喝高玉米糖漿製成的汽水，以及幾乎不吃速食。

但就像大多數有愛心的父母，彼得的父母讓他吃全麥三明治、肉球義大利麵，起司、大杯的牛奶，以及餅乾、布丁或冰淇淋。麩質和乳製品緩緩的刺激他的免疫系統，加上糖類偶爾重擊。最終，體內產生了一群免疫化學物質──「免疫複合體」（Immunne Complex），在彼得的體內流竄，沉積在關節裡。

事實上有幾次警訊，透露出彼得的免疫系統開始出現問題，但他的父母無法察覺。八歲的秋天，鏈球菌喉炎（strep throat）、流感困擾著彼得──免疫系統開始衰弱的指標。接下來的春天，蕁麻疹（hives）──另一個因為麩質導致免疫系統壓力的線索。

我很希望當時就能幫彼得看診，可惜醫師不是我。當時的醫師，將蕁麻疹視為對鄰居的貓過敏，所以開立了抗組織胺。但過了幾天後，蕁麻疹又復發了。

對於傳統醫學醫師來說，下一步當然是增加藥物劑量，所以在接下來幾個月沒有改善的情況下，開始使用類固醇。

這樣的情況下，他的免疫系統壓力越來越大——想像指揮中心的警衛，開火數小時後沒有得到休息，最終失去控制的情況。他的關節開始疼痛，有時痛到無法走路。

幼年型類風濕性關節炎相當罕見（難過的是，逐漸增加），所以彼得好一陣子才被診斷出來。這位年輕的小男孩被送去照 X 光——一開始是手肘，再來是手腕——然後同時，每天中午蕁麻疹和關節痛都會發作。最後，在戴爾兒童醫院（Dell Children's Medical Center）才能確定他的診斷。

同時彼得的母親確信，傳統醫學的同事可以找出解決問題的方法，彼得的父親也同意。所以，他們也只能接受類固醇療法，畢竟，醫生說這是標準治療。然而，無法減輕彼得的痛苦，在詢問醫師的意見，並在彼得母親的首肯之下，開始使用強力的免疫抑制劑。

起初似乎相當有效，同年八月，彼得的紅疹及關節疼痛消失了，於是大家相當開心，開始準備讓彼得重返校園。然而，十一月的時候，關節疼痛和紅疹再度襲捲而來，並伴隨著嚴重的搔癢感，彼得因此無法入眠。在父親的堅持下，開始使用每針好幾千美金，並伴隨嚴重副作用的生物製劑。

彼得的父親對他太太說：「必須停止這一切，我們的孩子才十歲，已經在吃三種藥了，無法想像他的未來會如何！」

彼得的父親後來說服了太太，願意讓我試試看。醫師頭銜讓太太稍微安心一些，畢竟我們有相近的語言。我鬆了一口氣，幸好她願意試試我的方法。「你必須在前幾個月百分之百依循 Myers Way，假使父母親其中一位不願意，狀況就會不同；當其中一方不支持的時候，最糟的狀況是夫妻離婚。」當一個可憐的小孩在其中一方過著無麩質、無乳製品的生活，另一邊卻吃著垃圾食物，以上對話就是可怕的選項。

所幸，得到彼得父母的全力支持，於是我開始治療。

彼得開始實行 Myers Way，他的父母也一起。同時他們注意到，在嚴格執行計畫後，不用耗費其它精力，體重就開始減輕。母親的偏頭痛得到改善，父親的輕度憂鬱症更是明顯趨於穩定。

同時，彼得的病狀突飛猛進。檢查結果明確指出，他有麩質及乳製品過敏，可能從嬰兒時期就開始，在獲得這位小男孩的首肯後，排除這些食物。另外還懷疑他有真菌感染，糞便測試證實了該想法，還找到寄生蟲——可能是露營的時候得到的。當治療腸道感染的同時，蕁麻疹和發癢完全消失不見。

所以，一步步下來，他開始將藥物減量。一開始是類固醇，過了幾個月後，免疫抑制劑也不需要了。最後，終於不再需要注射生物製劑。

彼得的父母在三月時，第一次帶他前來就診，隔年學期開始時，他也開始嶄新的人生，還長得更強壯更有活力。最棒的是，不用再使用任何藥物了。

他在最後一次就診時，開心的說：「我不用再吃任何藥了！爸媽說我不必再回來了，但我會想妳的，邁爾斯醫師。」

我告訴他：「彼得，我也會想你的！」看他健步如飛的衝出診間，終於能夠像個正常十歲男孩活蹦亂跳，是如此的欣慰。

我不知道他將來成就會如何，但至少我很高興，他的未來不會再被惱人的症狀、藥物和副作用所環繞。Myers Way 使他能夠健康長久的過生活。

θ 吉米・邁爾斯（Jim Myers），七十七歲——很高興我女兒是位醫師！

沒錯，這是我父親。

這或許是我一生中最喜歡的成功案例，成功的果實在經歷數年的失敗後，沒想到更加甜美！

如果有人試圖要說服家裡的人，去做一些你認為健康的事情——戒菸、減肥、運動、嘗試無麩質飲食——就知道這會有多難。你知道如果媽媽、爸爸、兄弟姊妹願意聽你的話，生活一定有大大的改善，但是他們只會認為你還是包著尿布的小鬼，或只是個滿嘴大道理一頭熱的年輕人。

為此，你一定感到無比挫折，他們覺得你還是個孩子，而不是成熟、理智，以及博學多聞的成年人，正在給他們相當正確的建議。

現在你或許會想：「對艾米來說一定不同，她是個醫生。」錯了，**俗話說先知總是孤獨，就像我身為一位功能醫學醫師，在家中卻沒有人願意理解**。我成天幫助蘇珊、珍妮佛、彼得，或是其他數以千計的病患，感謝我讓他們的生活步入正軌。我卻花費整個假期試圖說服家人，然而父親卻繼續吃著麩質，無視我的完美建議！

父親與珍妮佛有相同的疾病，多發性肌炎——抗體攻擊肌肉帶來疼痛的疾病。最終，使他的肌力不足，動了數次手術，還有三種強力藥物：類固醇、免疫抑制劑和生物製劑。

如同珍妮佛一樣，這是多發性肌炎的標準治療方法。可是這些藥物通常都不太有效，疼痛與肌肉無力持續。加上許多難以承受的副作用，父親則是體重增加和感到憂鬱。

然而，最重要的是，藥物抑制免疫系統，使得父親更容易感染。好多年前，他得到嚴重的肺炎，必須長時間住院，甚至還需要插胸管引流。「大概就這樣了。」我和親戚都覺得大限已到，趕回家見父親最後一面。

嗯，我父親命很硬，撐了過去，將自己從鬼門關拉回。但因為高齡七十七歲，必須成天坐在輪椅上。他可以用助行器走一小段路，但他寧願整日黏在椅子上。「所以，艾米，妳怎麼想？」每當假期來臨時，他總是這樣問我。

「爸，我上次也說了，而且每次都說一樣的話，是飲食造成的結果！」我試著壓抑自己的情緒，好讓自己看起來不像個憤怒的小孩子。我只是很討厭自己的父親，明知自身體狀況不好，卻總是喝酒、吃蛋糕、喝咖啡，尤其我又是非常了解這些食物對他身體造成的問題。

最後，我覺得受夠了。不想每次回家都要花時間爭論，這無形讓我心碎且滿懷挫折。更糟的是，感覺父親因為認為我像是在傳教，所以越來越固執，不願意接受意見。如果要他改變飲食，除非他想通了自己願意，有自己的理由，並且在他想要的時間，才能開始。

我對他說：「我不想再談論相關的事情，不想要整個假期搞得烏煙瘴氣，你會問我只是因為好奇，問了之後再反駁所有說的事情。沒關係，但現在你知道我怎麼想了，我們不需要再說一次。除非你是真的想要聽我說些什麼，再跟我說。」

還是要為我父親說點話，他其實一直以我為榮，也不是懷疑我作為一位醫師的能力。只是他已經七十多歲了，要改變或許有點困難。他曾經放棄吃麩質一小段時間，但他不覺得有任何改變。我相信他必須要放棄其它食物，加上纏病多年的自體免疫疾病，不是短暫的時間就可以改善一切。

我理解，假使沒有立即見效，就很難繼續維持下去。

他不只有令人難受的疾病，更重要的是，他的關節很不好，必須接受髖關節置換手術，當時計畫在 2014 年的 1 月進行。當我回家過感恩節時，他一如往常的用關愛眼神看著我說：「喔，艾米，妳看起來好極了！妳都做了些什麼？」

「爸，很簡單，只是改變飲食而已。」我瞬間理解，或許這是等待已久的切入時機，我知道父親相當害怕即將來臨的手術，髖關節置換手術對於健康的人來說，並不是什麼大手術，但是對於服用大量免疫抑制劑的七十多歲老人家來說，是截然不同的狀況。所以我開始恐嚇他。

「啊，老爸。在手術前你有三十天準備期，何不嘗試看看我的飲食，看看進行得如何？你也知道，應該讓自己保持最佳狀態。」

可能事某些原因，齒輪轉動了。他在與我對抗五年之後說：「好吧，我應該可以試看看吧。」

所以，他開始實行 Myers Way。如同第十章提到的，瘦了整整十五磅，對他來說是個很大的進步，畢竟當時的他超重四十五磅。他開始覺得移動變得比較輕鬆，髖關節疼痛甚至有些許改善——或許是關節負重減輕，或 Myers Way 將免疫系統冷靜下來，抗體減少攻擊肌肉。

我在聖誕節的時候回家一趟，剛好在手術之前，渡過了邁爾斯式聖誕節。最終全家人一起準備食材，享受相同的餐點，全家人團結在一起。對我來說，可說是聖誕奇蹟。

同時，手術三十天前，父親的醫師停止生物製劑，好利於手術進行。感謝一切，手術進行得相當順利，他恢復得比以前還要快速。我確信 Myers Way 的免疫系統支持法，幫助了他快速復原。

我在手術後對他說：「爸，為何我們不測一下肌肉磷酸酶？」因為多發性肌炎的緣故，所以他的肌肉磷酸酶多年來一直居高不下——事實上，生物製劑曾使他的數值下降。在壓力極大的手術，和三十天未服用生物製劑的狀況下，父親及醫師都預期肌肉磷酸酶數值會飆高。沒有人想要進行測驗，他們不希望再聽到任何壞消息。

在我的堅持之下，還是作了檢查，他的肌肉磷酸酶數值竟降到過去不曾見過的數字。**醫學證據顯示，Myers Way 會帶來可量化的改變。**

父親順利出院，但是傷口癒合得不如預期——不用想也知道，因為服用其他免疫抑制劑，使得免疫系統無法正常運作。我要求他停止服用這些藥物，並且第一次，他的醫師同意了。後來，他再度入院，治療傷口感染的問題。

理論上來說，沒有藥物控制，他的肌肉磷酸酶數值應該是要上升。但沒想到，測試之後，發現完全正常——在沒有藥物的狀況下！

父親不常與我通電話，但他那天笑嘻嘻的對我說：「艾米，妳絕對不相信，我的肌肉磷酸酶數值完全正常！」

我的眼淚當下就要迸出來，感動得不能自我，差點無法回話。想到一直以來，我渴求的假期晚餐，大家吃相同的餐點，最後終於做到了。父親完成多年來他無法做到的，繼母也因為 Myers Way 容光煥發，很高興我終於能將 Myers Way 分享給心中最掛念的人！

θ 你自己的希望故事

現在你已經讀完這本書，希望你已經踏上旅程——或是正準備開始。

無論已經確診為自體免疫疾病，或是身處光譜中的某一位置，我知道 Myers Way 將幫助你感覺更好，看起來更美，希望就在眼前，一起啟程前往充滿能量的世界，迎向容光煥發的健康。

這本書將繼續作你的後盾，我會在 AmyMyersMD.com 與邁爾斯家族的成員守護著你。

祝福大家踏向人生中最美好的健康旅程。

致謝

這本書是團隊努力的結晶，因為我有個最驚人的團隊，讓這項艱鉅的任務執行起來幾乎不費吹灰之力。

是的，歷經艱辛和長時間努力，我們完成了！多虧了充滿效率又聰穎的天才蕾秋・克蘭茨（Rachel Kranz），賦予文字生命。有了她，才得以完成這個計畫。

衷心感謝吉第安・威爾（Gideon Weil），我的編輯，他從很早以前就相信我。如果不是他慧眼看出隱藏在背後的故事，並鼓勵我分享所知道的自體免疫，就不會有這本書存在。從一開始，他就引導我思考這個計畫，並自始至終一路相伴。

我的經紀人——史蒂芬妮・泰德（Stephanie Tade），在一路上為我尋覓最大利益。妳的付出對我和這本書來說意義重大。妳幫我挑選了一個最佳團隊。

謝謝營養師布黎安・威廉斯（Brianne Williams），設計書中一道道美味營養又充滿療癒的食譜。妳就像一顆閃耀的星星，很開心每天都有妳陪著我和我們的患者。

正如您所讀到的，我的生活中有許多美妙的經驗，同時也有許多挫折。這趟旅途、這些經歷和身邊的親朋好友，造就了現在的我。我無法親自一一致謝，請您們知道，我是如此感激，是您們共同拼湊了我的夢想。

以下是一些支持著我的卓越人物，在此一併獻上我的感謝：

馬克・海曼醫師（Dr. Mark Hyman），如果沒有您和您的支持，我現在不會在這裡。您是我人生中最偉大的恩典。

我的奧斯汀健康團隊（Austin UltraHealth team）：因為您們，我才能在臨床工作之外，做我想做的事情。護理師茱莉・史旺（Julie Swan），您對患者的照護和奉獻實在無與倫比。謝謝艾里・芬恩（Ali Fine）監督商店和社交媒體，並且為此書設計精美插圖。卡洛林・霍爾特姆（Caroline Haltom）有著永無止盡的雍容、樂觀，彷彿什麼事都難不倒她。珍・卡農（Jen Cannon）就像母雞一樣，將我們緊密圍在一起，感謝您與我風雨同舟，沒有您，我無法成功。

狄魯・普羅喜（Dhru Purohit）是我遇過最無私大度的人，一肩扛起許多事務，提供諸多意見與支持。感激您以及整個 CLEAN 團隊所做的一切。

凱蒂・亨德里克斯醫師（Dr. Katie Hendricks），您改變了我的人生！

謝謝所有照亮這條路，並為我開啟許多扇門的前輩——杰弗里・布蘭（Jeffrey Bland）、亞力山卓・楊格（Alejandro Junger）、大衛・博瑪特（David Perlmutter）、弗蘭克・李普曼（Frank Lipman）和蘇珊・布魯姆（Susan Blum）博士們。我的功能醫學協會同儕和期刊討論小組——卡拉・菲茨杰拉德（Kara Fitzgerald）、大衛・布雷迪（David Brady）、大衛・哈斯（David Hasse）、帕特里克・漢那威（Patrick Hanaway）和伯大・尼海斯（Bethany Hays）博士們，您們在這方面的聰明才智和努力激勵了我。謝謝托德・勒平博士（Todd Lepine）成為我最新研究主題的智多星，並協助我確認本書符合科學。

大力感謝 Paleo 社群接納我的訊息，提供實踐的園地。謝謝羅布・沃夫（Robb Wolf）一路上的支持與建議。

謝謝 MindBodyGreen 團隊，提供平台傳播我的想法，謝謝我的 AmyMyersMD.com 社群，持續支持並每天宣導我的理念。謝謝 The Dr.Oz Show 的製作人，協助進一步推廣。謝謝 HarperOne 整體團隊把我的聲音發送至全世界。

深深地發自內心，謝謝患者的信念和對我的信任。謝謝您們為 The Myers Way 計畫的貢獻，並且重拾健康。您們是我每天起床的動力，很感激能跟每一個您合作。

澤維爾（Xavier），你是我的全部。我愛你。

最最最重要的，謝謝我的守護天使——我的母親。她教我永遠不要安於現狀，保持好奇心，隨時充滿疑問，選擇較少人走的蹊徑，當個真實的人，不要害怕與眾不同，秉持自己所堅信的。是母親造就了現在的我。

Appendix

附錄

附錄 A

基因改造食品（Genetically Modified Organism ,GMOs）

以我們的世代來說，基因改造食品（GMOs）可能是最大的健康隱憂之一。

然而，許多人尚未意識到 GMOs 的存在。在第五章，我已經解釋 GMOs 如何影響腸道及免疫系統。在此呼籲重視食物供應鏈裡的重大威脅，身為消費者和地球居民，更應該採取行動對抗。以下是簡短的介紹，並提供參考資源。

儘管 GMOs 已經主宰美國市場上多數可獲得的食品，但就長期效應來看，事實上仍未被研究完成。法國發表了一個有顯著效應的長期研究，在兩年的時間裡，實驗鼠被餵食含有 30% 基因改造玉米的糧食。兩年聽起來並不長，但實驗鼠的壽命平均為三年，所以對於實驗鼠而言，幾乎算是整個生命週期。這項研究中，70% 餵食 GMOs 的雌鼠提早死亡，對照組卻只有 20%。

首先，統計數字聽起來很嚇人，我希望能有更多研究能比較優劣，但截至目前為止並沒有。問題出在哪裡？為何不多作一些安全試驗？

你一定不喜歡這個答案，我也是。基本上，**當一個公司希望食品藥物管理局（FDA）批准一項新產品，都需要經過研究測試保證商品的安全性**。如果沒有其他研究，由公司出資作的研究測試，是 FDA 用來決定商品是否安全的依據。**除了製造商，誰會願意出資研究未經測試的產品？**當商品衝擊市場，誰會願意與大型產業，例如孟山都（Monsanto）對抗？於是，許多基因改造食品，往往只經過三個月或甚至更短時間的測試，便進入市場銷售。

歐洲對於基因改造食品的相關法規，比美國更為嚴謹，這又衍生了另一個問題，為何美國不和他們一樣關注這個議題？

你一定還是不會喜歡這個答案，我依然也是。但可以用一個字告訴你為何如此：錢！

政府對於有錢有權的大財團如孟山都的影響力，遠遠不及歐洲政府，於是財團們有許多捷徑將 GMOs 帶入市場銷售。最終，我們並不清楚有多少基因改造食品在市面上流竄。**即便民調超過 90% 認為需要有食品標示，但目前聯邦法律並沒有強制規定基因改造食品必須標註在包裝上**（編按：台灣 FDA 目前僅針對特定包裝食品，採取有條件的標示規範）。

並非沒有人嘗試過。2012 年，加州首度舉辦基因改造食品是否應該要有標示的公投，結果是險勝——52% 對上 48%。明顯的是，反對者在選舉中的花費是支持者的五倍，4600 萬對上 920 萬美金。920 萬中的微小部分，是我和我的診所所捐獻，當時的我還上廣播節目，呼籲聽眾要站出來捍衛自己的權利。所以，你可以知道我不是出張嘴而已！

主要反對 GMOs 標註的，都是大有來頭的美國食品公司：孟山都（Monsanto）、杜邦（DuPont）、百事（PepsiCo）、美國雜貨製造商協會（Grocery Manufacturers Association, GMA）、卡夫食品（Kraft Foods），以及可口可樂（Coca-Cola）。這些公司目前主要依賴 GMOs，他們不希望消費者停止購買 GMOs 標籤的食物。

即使沒有我們所希望的研究結果，**許多證據證實 GMOs 會導致過敏、自閉症、ADD/ADHD、腸漏症以及消化問題。**如同第五章所提到，**GMOs 會引起發炎造成免疫系統過度負擔。**

現在，你一定在想 GMOs 會在哪些食品中出現。我告訴你在哪裡不會出現比較快：

- 任何標註「非基因改造」（non-GMO）的食物。
- 任何食物標註「100% 有機」，但要特別注意一定要 100%。若是只有標註「有機」，或許內容會含有 30% 是基因改造，卻還是標註有機。
- 牛肉標註「100% 草飼」或「草飼，完全草飼」（grass-finished）。許多小牛是草飼的，但長大後到屠宰前卻是吃穀物，而穀物是基因改造的。
- 儘管當地小農告訴您是 100% 天然的，但要問他們一些正確的問題，因為他們或許飼養很多動物，餵食牠們玉米、大豆或是苜蓿。基本上玉米、大豆或苜蓿在美國幾乎都是基因改造。當吃下非有機肉類及畜產類，攝取的就是 GMOs。
- 任何自己栽種的食物，當然要購買非基因改造種子。

現在了解到 GMOs 不會在哪裡出現，接下來要和你分享並非完整，但簡要的說明 GMOs 會出現的頭號名單。

為何說「非完整」，正因為 GMOs 的運用越來越氾濫，只能擁有目前的資訊。隨著本書的出版，勢必會期望名單上能添加更多項目。請從環境工作組織網站（www.ewg.org/research/shoppers- guide- to- avoiding- ge- food）查詢最新的消費者指南。當你開始使用後，如果可以，也請慷慨解囊贊助。因為他們的努力工作，才讓我們可以得到保護。

或許在開始 Myers Way 的前三十天不吃米飯、番茄或小麥，但之後可以吃些番茄。請注意：買有機的！

以下需要謹記在心，以避免吃到 GMOs 的原則：

· 請讀標籤。

· 避免包裝食物。

· 請當心即使像 Whole Foods，或是其他標榜有機的商店，仍充斥著 GMOs。不過，2018 年 Whole Foods 承諾將要標註所有 GMOs 商品，甚至成立網站指導如何避免 GMOs。

美國當地的 GMO 食品

· 玉米：包括所有以高果糖玉米糖漿製成的產品。（現在知道為何可口可樂與百事公司如此反對加州基改公投，因為高果糖玉米糖漿是汽水的糖分主要來源）。玉米被用來飼養許多動物，當食入非有機肉類，等於吃入基因改造玉米。

· 大豆：包含大豆卵磷脂在內，廣泛使用在包裝食品上，甚至黑巧克力棒！在 Myers Way 的起初三十天內，不會吃到巧克力棒，但許多人在之後可能會吃到。黑巧克力棒是我最喜歡的甜點之一，但必須確保它是 100% 有機，或小心翼翼的看成分表是否含有大豆卵磷脂。大豆也同樣被用來飼養動物，所以食入非有機肉類時，等於吃入基因改造大豆。

· 苜蓿：或許不會食用苜蓿，但吃的動物或許是被基因改造苜蓿所飼養。

- 棉花及棉花籽油：當然你不吃棉花，但就我所知，沒有理由不穿基因改造棉所製成的衣物。然而，棉花籽油使用在許多包裝食品。避免所有的包裝食品（不會有壞處），或是留意閱讀成分表。

- 油菜或菜籽油：由基因改造種子製成的油類，沒有非基因改造的選項。

- 糖：在美國，55% 的糖是甜菜製成，95% 的糖用甜菜是基因改造產品。當然 Myers Way 禁止糖類。

- 木瓜：超過 75% 在夏威夷生產的木瓜，是基因改造產品。

- 櫛瓜及夏南瓜：有部分是基因改造產品，請購買有機的較為安全。

- 其他有基因改造風險，並且被食品藥物管理局證實的：亞麻、菊苣、鮭魚、小麥、梅子、米、番茄。

θ 如果想知道更多

建議瀏覽警告 GMOs 有健康風險的先驅——負責任科技協會（Institute for Responsible Technology, IRT）的網站（www.responsibletechnology.org）。

當然如果願意的話，請慷慨解囊贊助他們繼續工作。當我拜訪協會創辦人傑佛瑞·史密斯（Jeffrey Smith），他告訴我最有效的方法是——**用鈔票讓商品下架。只要停止購買 GMOs 產品，並購買非基改產品，依靠基因改造賺錢的公司，只能被迫轉向生產非基因改造產品。**

此外，請經常造訪環境工作組織網站，可了解更多最新資訊。

最後，如果有基改公投的投票權、有能力贊助組織，或是限制基因改造產品，請務必採取行動。家人的健康，遠比像孟山都這種大企業的存在，還要重要！畢竟家人是你最重要的資產，但對製造 GMOs 的企業來說，最重要的就只是他們的資產。

重金屬（Heavy Metals）

假使依循 Myers Way 三個月後，無法達到預期中的改善，或許應該考慮重金屬的問題。請檢視是否有以下的危險因子：

- 曾經或是現在有汞合金填充物（牙齒）。
- 居住在火力發電廠附近。
- 在中國待過一段時間，尤其是重度煤礦工業城鎮。
- 連續吃鮪魚超過一個月。
- 近期有過真菌過度增生（有時真菌增生是為了避免汞危害）。
- MTHFR 基因有單一或多位點突變。
- 時常飲用或以未過濾的水沐浴。

如果想知道是否身受重金屬困擾，請依循以下兩個步驟：

θ 找尋功能醫學醫師作檢測

有兩種檢測較能信任，第一種是紅血球測試，可以了解重金屬在過去三個月中體內的暴露狀況（因為這是紅血球的壽命時間）。透過紅血球測試，可以了解體內藉由食物、牙齒填充物，或是從空氣吸收多少了重金屬。

假使想知道長期重金屬暴露和體內的累積量，請作「挑戰」（challenge）測試。首先，取得尿液標本作為基準點（看有多少重金屬在尿液中，可以反應目前的暴露量）。接下來喝下含有 2,3- 二硫基丙磺酸（2,3-dimercapto-1-propanesulfonicacid, DMPS）的液體，幫助體內（尤其是骨頭）儲存的重金屬螯合，或是過濾出來。六小時之後，收集尿液給實驗室測量體內的儲存量，或有多少重金屬被釋放到尿液之中。

θ 如果需要，請進行螯合治療

藉由挑戰測試得知有多少重金屬累積在骨頭中，就能評估是否要進行螯合（chelate）治療——將體內重金屬排出的程序。

如果體內明顯含有重金屬，但數值不高，我將會使用天然的螯合劑，例如香菜（cilantro）。假使數值是高的，將會使用食品藥物管理局認可的重金屬結合劑：二巰基丁酸（dimercaptosuccinic acid，DMSA），可以用來結合鉛（lead）和其它體內重金屬。

我給患者一天服用三次 DMSA 連續三天，接著休息十一天。這個療程可在任何地方進行，持續三到十二個月，每三個月一次追蹤測試。過程中，必須以礦物質和穀胱甘肽支持排毒作用。即使每個人使用不同的治療準則，但功能醫學醫師處理方式基本上是類似的。

θ 警語

請當心：當醫師告訴你需要進行螯合治療，或在治療的一開始就要求作螯合治療時。因為必須先將腸道修補好，暢通排毒途徑，以及在螯合治療開始前保養好自己，否則可能弊大於利。

螯合會將重金屬自骨頭中拉進體內，再由尿液排出。**假使腸漏和排毒途徑無法正常運作，會發生所有重金屬被重新吸收，並進入身體系統的另類暴露風險**——即使是少量，長久累積下來便相當可觀。

當你遇到腸道還尚未完全治癒好之前，就要進行螯合治療的醫生——請快逃！

附錄 C

毒性黴菌（Toxic Mold）

病患在第一次前來就診時，我會在問卷中詢問黴菌的暴露狀況。

當我發現任何明顯的黴菌來源，會告訴病患這或許是導致自體免疫疾病的重要原因，並且嘗試找尋更多可能的來源。

假使病患已經完成 Myers Way 的四大基石，卻仍看不見明顯改善，或是病患有反覆的真菌過度增生，便會考慮毒性黴菌的可能性。

接著讓我們來關注這個議題。

θ 毒素的來源？

特定種類的黴菌會排出氣體，稱之為揮發性有機化合物（Volatile organic compounds, VOCs），雖然並非所有的黴菌都會製造毒素，但我們必須體認到此一危害。常見的菌種有：

- 黃麴黴（Aspergillus）
- 青黴屬（Penicillium）
- 鐮刀屬（Fusarium）
- 葡萄穗黴菌屬（Stachybotrys）
- 擬青黴屬（Paecilomyces）
- 木黴（Trichoderma）

我們認為 25% 的人口中，含有易受此類黴菌感染的基因，但往往這些族群遭黴菌感染時的症狀都相當嚴重。以下是常見與黴菌感染的相關症狀：

- 注意力不集中 / 過動症
- 纖維肌肉痛
- 過敏、氣喘、慢性鼻竇炎
- 頭痛
- 焦慮
- 失眠
- 自體免疫
- 神經學症狀
- 慢性疲勞症候群
- 反覆真菌感染
- 憂鬱
- 所有形式的皮膚紅疹：包括濕疹

75% 的族群並不容易遭受黴菌毒素感染，但假使醫師未受過專業訓練，常常會有出現所有黴菌毒素感染的症狀，卻無法在診間輕易被診斷出來的狀況發生。

◆ 疑似黴菌感染的危險因子如下：

- 老舊的住家
- 家中有漏水情形
- 家中有地下室

- 建造在山丘旁的房子
- 平整屋頂的平房
- 潮濕的環境

◆ 以下為著名的黴菌來源

- 大型複合型建築
- 辦公大樓

- 旅館
- 學校

　假使居住或工作在共用暖氣、換氣，和空調系統的場所，則是另一個需要考慮的因子。由於黴菌毒素會遍佈在管路當中，使得問題變得更加複雜。

θ 如何檢測毒性黴素

　傳統的黴菌檢測對你沒有幫助，因為只有偵測空氣品質和黴菌孢子的濃度，並非揮發性有機化合物，所以有以下兩個選擇：

- 將你的空氣清淨機濾網剪一小塊，送至檢驗室檢查（請詳見參考資源）。
- 資源中有一間公司可以施行 ERMI（Environmental relative moldiness index）測試，可以測定釋放毒素的黴菌種類。

　假使想進行這項測試，必須要通知想要購買這間房子的買主。意思是，假使黴菌無法輕易找尋，可能必須破壞牆壁、翻箱倒櫃找出黴菌來源，並將其清除。

　事實上，我必須說自己並非檢測房屋的支持者，我寧願檢測人，但這其中仍有陷阱。

　標準檢測是尿液檢查，但是只能測出三種主要的黴菌毒素，如果是對不常見的黴菌起反應，就無法檢測出來。此外，檢測出來的數值與臨床症狀，並沒有正相關：你可能病得很嚴重，數值卻不高，或數值很高卻沒有症狀。還有，這種檢測相當昂貴。但還是得依賴這唯一的檢測方式。

假使無法負擔這項測試，建議尋找其它地方待上一陣子——旅館、朋友家或假期公寓等——任何想得到沒有黴菌的地方。帶越少行囊越好——喜愛的枕頭、小孩喜愛的毛茸茸玩具都要避免——看看離開家裡幾天之後，會不會感覺變好一些。畢竟自己的身體比檢測更敏感，假使住在外面感覺更好，或是回家後感覺更差，非常有可能是對黴菌毒素敏感。

　　此外，還須找出黴菌毒素其他可能存在點。假使只在家中工作，或是小孩也在家中自學，居家是唯一需要考量的地方。但若是工作地點和學校都牽涉進來，就有更多的問題需要解決。

　　所以，通常要求住在家中的其他人也要接受檢測。如果他們檢測結果為陽性——即使沒有任何症狀發生——幾乎可以確定黴菌是存在家中。如果檢測結果為陰性，來源就可能是家中或學校。

　　我知道這相當具有挑戰性，沒有人希望聽到自己家中藏有黴菌，而且需花費相當的金錢來清除乾淨。以下是解決方式：

- 如果可以找到滲漏處，雇用專業的黴菌清潔人員。請注意清除所使用的化學物質，這或許會對脆弱的免疫系統造成問題。
- 請補充第九章提到的榖胱胺肽，以及 Myers Way 提到的營養補充品。
- 尋求功能醫學醫師的專業協助，開立清除真菌和黴菌感染的藥物。最常見的處方是 Cholestyramine，能與毒素結合後，安全的排出體外。

　　解決毒性黴菌問題相當具有挑戰，卻也非常值得。請參見第六章和十二章那些清除黴菌後的成功案例！

附錄 D
生物牙醫（Biological Dentistry）

第六章提到口腔是感染的可能來源，包括根管治療、拔智齒、牙套、矯正器、填充物、牙冠及牙釘——嘴巴充滿著生物危害的潛在來源，但傳統牙醫卻很少意識到這項問題。

幸運地，功能醫學可以彌補傳統醫學的不足之處，也有生物牙醫彌補傳統牙醫的短缺。生物牙醫不只是在意你的牙齒，更在乎安全，在嘴巴中使用生物相容性的材料，並按照安全的程序施作。

首先必須謹記在心的是，**在口腔內的所有物質都會影響免疫系統**。畢竟整體是同個系統，我們無法將口腔和身體其他組織分開。所以只要有一塊牙科材料在口中——牙冠、填充物、鐵線等——免疫系統就不分日夜持續受到刺激。

有什麼解決方法嗎？生物牙醫會替你進行檢測（www.ccrlab.com）找出對於哪一類牙材產生反應。假使牙醫沒有遵循此套準則，建議德國廠商 VOCO 所生產的牙材，都有著生物相容性，如果可以選擇，請使用這類材料。

θ 關於「汞」

緊接著需要擔心的是，傳統上用來充填的銀粉物質——汞。

當我與生物牙醫閒聊時，忿恨不停地討論為何地球上第二毒的金屬元素，要永久留在病人的口中？研究顯示，口腔中的汞的確會對免疫系統造成衝擊。

當然，每個人對於毒素的耐受度不同，就像某些人菸癮很重，卻不會得到肺癌。但當你患有自體免疫疾病，或身處於光譜時，免疫系統將不堪一再的被挑戰，這時就應該要避免過度的壓力。

請找位能夠將口中銀粉填充物安全移除的生物牙醫吧！

還無法百分之百相信嗎？備受牙醫、醫師及學者尊敬的國際口腔醫學與毒物學會（International Academy of Oral Medicine and Toxicology, IAOMT）提供了一段影片——牙齒就如抽菸一般，不斷的吸收汞蒸氣（www.youtube.com/watch？v=9ylnQ- T7oiA）。假使有使用銀粉填充的牙齒，等於每天在口中上演這一幕。

傳統牙醫總是會說汞填充物是安全的，請不要相信他們！

順道一提，1970年代，牙醫使用錫和銅在銀粉填充物中。錫具有毒性，但事實上銅會帶來更大的危害。銅使得體內受到銀暴露的機會上升。

一些案例中，假使有牙冠置入，牙醫會以銀粉填充物作為基底，再將牙冠放在上頭。不只有汞所帶來的危害，並會產生一股電流——對抗著體內自然流動的電流。病人曾經向我抱怨，感覺口中數種金屬物質有嗡嗡叫的聲音。我將他們轉至生物牙醫將汞移除之後，就不再有類似經驗。

當你準備將銀粉填充物移除時，請務必尋找生物牙醫。傳統牙醫並不熟悉如何安全的將填充物移除，避免遭受汞蒸氣的危害。

θ 根管治療

下一個需要在意的是根管治療。根管治療是當牙齒神經壞死後將其移除，但牙齒仍然留在口腔當中。

將已經壞死的組織留在體內，在醫學當中是一件荒謬的事情，我認為應該要做處理。**有毒的細菌會在壞死的組織中滋生，沒有血液供應的情況下，免疫物質及殺手化學物質無法傳送到壞死組織，來阻止細菌增生**，抗生素也無法有效的起作用。

解決辦法是將牙齒移除，或是臭氧療法。即使假牙相當方便，但拔除牙齒這件事仍是充滿挑戰性。請記住，**根管是細菌滋生的良好場所**，並造成發炎。當患有自體免疫疾病或身處免疫光譜上，不要再給予免疫系統更多壓力。務必請求生物牙醫的協助，找出其他解決方案。

假使牙醫要求你做根管治療，不要用走的，快跑！請至生物牙醫尋求協助。

θ 空腔

空腔為壞死的骨組織仍存在骨頭中，最常見的位置是在下顎。

當有創傷，例如拔除智齒，細菌將會湧入空洞當中。牙齦組織與骨增生蓋過空洞，同時，有害菌仍存在其中，每天持續刺激免疫系統。

生物牙醫可以將此區域清除乾淨，藉由手術開個小洞，清洗乾淨，使用臭氧對抗細菌。當此區域癒合完全後，免疫系統也將鬆了一口氣。

空腔有時使用 X 光或斷層掃描皆不容易診斷，請尋求有經驗的生物牙醫幫助。

θ 牙套及矯正器

這些器材常含有不銹鋼，聽起來相當安全。但仔細想想，不鏽鋼含有鎳，是種致癌物。

大部分矯正器以鎳及鈦線製成——提供強而有力的矯正，卻對健康造成危害。生物牙醫可以幫助減輕鎳暴露，並使用安全材料。

θ 找尋生物牙醫

很慶幸地，生物牙醫如同功能醫學正在蓬勃發展之中，以下為尋找生物牙醫的幾個方式：

- 在網路上搜尋「生物牙醫」或是「整合牙醫」。
- 請造訪 IAOMT 的網站（www.iaomt.org），找尋他們的會員。
- 詢問功能醫學醫師作轉介。

以下三個基本問題，讓你在找尋新牙醫時，了解他們是否適任：

1、是否使用橡膠壩（rubber dam）？

橡膠壩是移除汞填充物的必需品。如果有使用，代表他們適任。

2、用來保護自己及員工的方法？

將汞填充物移除時，牙醫及員工都暴露在危險之下。假使牙醫沒有採取任何保護措施，來保護自己及員工，代表他們並非真正在乎造成健康危害。因此，他們也不知道該如何保護你！

3、是否使用汞分離器

　　當汞填充物被移除時，直接會流入汙水系統中排除。汞分離器將汞與汙水分離，以便其丟棄。

θ 想了解更多……

　　請看這本很棒的書：由胡金斯及利維（Hal A. Huggins and Thomas E. Levy.）所著作的《Uninformed Consent：The Hidden Dangers in Dental Care》。

　　其它相關資源包括：1993 年，由胡金斯出版的《It's All in Your Head：The Link Between Mercury Amalgams and Illness》，或是我在 www.autoimmunesummit.com 上與生物牙醫對談的專區。

附錄 E
家中排毒（Detoxifying Your Home）

毒素無所不在，使人單單為了保護自己，遠離免疫系統所造成的病徵，就感到疲憊不堪。然而我總是說：知識就是力量。現在你已經了解毒素，就可以採取行動，將個人環境中的毒素排除。

我鼓勵所有自體免疫疾病患者，和在光譜上的族群，務必進行家中排毒，如此一來，能讓免疫系統免於天天受到挑戰。

第六章已提供主要排毒建議，以下是其它建議方式：

θ 傳統床墊

睡眠的環境和床墊相當重要──我無法忍受糟糕的睡眠品質！人生有將近一半的時間在睡眠，而大部分體內修補和排毒機制，都在睡眠時運作。

傳統床墊中存在有害的化學物質和阻燃劑，會持續釋放毒氣數年。

◆ 較佳的選擇

100% 天然乳膠床墊，以及有機毛毯墊。

θ 市售床件組

大部分的商業寢具製造商，都使用防燃劑、殺蟲劑、漂白水和染料。

◆ 較佳的選擇

有機、未經化學處理過的被單、毛巾和枕頭。

θ 清潔用品

2009 年，美國愛護動物協會（American Society for the Prevention of Cruelty to Animals, ASPCA）指出家庭清潔用品是寵物中毒的十大原因之一。

在貓體內的溴化阻燃劑，比在人類中發現的還高出二十三倍，而狗則是發現全氟碳化物比人類高二點四倍。

化學物質也在購買的用品中被發現，例如防燃布料和防汙地毯，可以想像寵物是如何隨時暴露在你購買和噴灑的有害物質之中。

◆ 較佳的選擇

幸好有許多替代品，請詳見參考資源。

θ 乾洗

乾洗劑常含有許多化學物質。

◆ 較佳的選擇

找尋乾淨且環保的乾洗劑。

假使必須使用傳統乾洗劑，先將衣服外的塑膠套拿掉，放在戶外數個小時後，再移回衣櫃中

θ 塑膠浴簾

塑膠浴簾會釋放上百種揮發化學物質，在空氣中飄散，吸進嘴中。其中包含塑化劑，影響荷爾蒙系統。

◆ 較佳的選擇

有機棉花內裡的浴簾。

θ 傳統地毯

傳統地毯大多為合成的石化物纖維所製成，內含超過一百二十種有害化學物質，並證實與氣喘、過敏、神經問題和癌症相關。

毒素大多含在橡膠填充物和黏合劑，持續多年釋放有害氣體。

◆ 較佳的選擇

- 棉花毯或是羊毛毯。
- 不需要黏合劑的再回收地墊。
- 彩色混擬土。
- 可更新之木質，例如竹板或是軟木。

θ 揮發性化學油漆

正如其名：含有揮發性化學物質的油漆，使用後空氣中充滿有害的物質。

◆ 較佳的選擇

非揮發性化學油漆：要確認是否為真正非揮發性的產品。許多號稱非揮發性化學油漆，其實只有白色基底，但所添加其他顏色就不是非揮發性。

θ 軟墊家具

軟墊家具可能填滿了由石油化煉而成的聚氨酯泡棉，並含有阻燃劑及其他化學物質。內部所含的木屑，也會釋放出甲醛。

◆ 較佳的選擇：

實木製成的家具，天然橡膠墊，羊毛墊以及有機布料。

θ 窗簾以及門簾

大部分的簾子都含有防燃劑、殺蟲劑、漂白劑和染劑。

◆ 較佳的選擇

· 有機，未經處理過的棉花內襯簾子。

· 竹簾。

θ 想知道更多……

請看我與環境工作組織的執行長——海瑟·懷特（Heather White）的訪談。（www.autoimmune summit.com）以了解更多。

附錄 F

改善睡眠（Improving Your Sleep）

睡眠障礙及疲勞，是我們診所最常見的兩大主訴。

適量的深層睡眠，是支持免疫系統的最佳方式，以下是改善睡眠的十大祕訣：

1、造訪 www.dansplan.com 下載由睡眠專科丹‧帕迪（Dan Pardi）提供的免費線上計畫：Dan's Plan，內容關於理想健康與睡眠。

假使想要了解更多關於丹‧帕迪的睡眠計畫，可以在我的頻道：www.dramymyers.com/tag/sleep/ 觀看訪談。

2、購買琥珀燈泡，並在家中裝上，當太陽開始下山時開啟。

最常造成睡眠障礙的原因，通常是在太陽下山後，暴露在錯誤光譜的燈光中。

身體被設定在天空變黑時想睡，而太陽升起時起床。但自然的生理時鐘，卻被二十四小時充滿電力的世界破壞了，因為身體一直暴露在明亮環境之下，包括白熾燈和熒光燈泡的燈光之下。

身體認為燈泡所發出的光為太陽光，因此提醒身體必須保持清醒。**使用琥珀燈泡，能夠幫助身體在太陽下山後，與地球節律同步**，提醒身體該進入睡眠狀態，避免保持清醒。

3、假使在夜間使用電腦工作，或是使用 IPAD，請於 www.justgetflux.com 下載免費的 f.lux 應用程式。

在電子設備上閃爍的藍光，會使人保持清醒——但是 f.lux 應用程式會在太陽下山後，將螢幕以琥珀光飽和。可以設定應用程式中所喜歡夜間燈光樣式，重置以方便觀看電影或電視節目，如果想保持清醒時，可以設定短時間或長時間的暫停。理想情況下，可以使用裝置來追求健康的睡眠——睡眠、清醒週期，在日落之後變得昏昏欲睡，並相對較早睡覺。

4、確定理想的睡眠時數。就在週末嘗試看看！

晚上睡覺後，查看需要多久時間才會醒來。重複實驗個幾次，以確定理想的睡眠時數。每個人情況都不同，因此每次睡眠的需求也不同，這取決於有多大的壓力，或對身體有什麼要求。

睡眠是身體癒合的最佳時機，如果追尋 Myers Way 來扭轉自體免疫疾病，可能需要比平常更多的睡眠——通常需要比自己假設還要多的時間。找出身體的理想睡眠時數，並確保足夠睡眠。

5、提高每天晚上睡眠的意願，並由理想睡眠時數決定。

換句話說，如果需要在早上七點起床準備工作，理想睡眠時間是九個小時，那就建立好每天晚上十點準備睡眠的儀式。

理想情況下，也會在週末相同時段進入睡眠，只要您保持一貫的節奏，就會得到更好的睡眠。

6、在臥室裝上遮光窗簾。

即使微量的光線照射到眼瞼，就會擾亂睡眠的深度和質量。**身體被設計為適應地球的日落和日出的自然節奏**，所以如果來自路燈或鄰居建築物的光，投射到睡覺的臥室，身體就會認為自己應該要清醒，睡眠就受到影響。

7、在睡前，用瀉鹽泡個熱水澡。

熱水澡和非工作時間，是放鬆的好時機，含有鎂的瀉鹽，能夠放鬆肌肉。

8、走到戶外，讓自己暴露在自然光下，每天至少三次，每次至少三十分鐘。

如果身體有自然光線提示正處於「清醒」週期，到了夜晚，身體將更加準備好回應黑暗，並視為「睡眠」週期。

9、戒掉睡前酒！酒精會影響睡眠週期。

當然，不能在 Myers Way 的前三十天喝酒，但或許幾個月後會。所以，當決定偶爾添加酒精飲料到飲食選項，請確保至少在睡之前的幾個小時飲用。如此一來，睡得很深時，免疫系統才可以消除酒精所帶來的壓力。

10、如果需要短暫的睡眠幫助，使用天然補充品，考慮補充天然的血清素前驅物 5 羥基色胺酸（5-HTP, 5-hydroxyltryptophan）。

血清素為幫助調整睡眠，可以產生天然的抗憂鬱劑效果，是保持心情穩定的神經傳導物質。

其他選項例，如褪黑激素，是在腦中提醒身體該睡覺的化學物質。鎂幫助肌肉放鬆、身體放鬆，使睡眠更深更平靜。建議使用高品質規格的營養補充品，請見參考資源。

θ 想知道更多……

請在網站上（www.autoimmunesummit.com）觀看我與睡眠專家丹帕迪的訪談。

附錄 G

Myers Way 症狀的追蹤問卷（The Myers Way Symptom Tracker）

以下症狀，評估過去七日內發生的嚴重程度作評分：

0= 沒有，1= 少許，2= 輕微，3= 中度，4= 嚴重

頭

___ 頭痛

___ 偏頭痛

___ 昏倒

___ 睡眠障礙

總分 ___

心智

___ 腦霧

___ 記憶力變差

___ 認知障礙

___ 難以下決定

___ 口齒不清

___ 學習 / 注意力不集中

總分 ___

眼睛

___ 腫脹發紅的眼瞼

___ 黑眼圈

___ 眼睛水腫

___ 視力模糊

___ 眼睛癢、分泌物

總分 ___

耳

___ 耳朵癢

___ 耳朵痛、感染

___ 耳朵分泌物

___ 嗡嗡響、聽力喪失

總分 ___

鼻

___ 鼻塞

___ 分泌物過多

___ 流鼻水 / 鼻涕

___ 鼻竇問題

___ 經常打噴嚏

總分 ___

嘴巴、喉嚨

___ 慢性咳嗽

___ 經常清喉嚨

___ 喉嚨痛

___ 嘴唇腫

___ 口腔潰瘍

總分 ___

心臟

___ 不規則心跳

___ 心搏過速

___ 胸痛

總分 ___

肺臟

___ 胸悶

___ 氣喘、支氣管炎

___ 呼吸急促

___ 呼吸困難

總分 ___

皮膚

___ 痤瘡

___ 蕁麻疹、濕疹、皮膚乾燥

___ 掉髮

___ 熱潮紅

___ 過度冒汗

總分 ___

體重

___ 減重困難

___ 對食物渴望

___ 體重超重

___ 體重不足

___ 衝動進食

___ 水分滯留、水腫

總分 ___

消化

___ 噁心、嘔吐

___ 腹瀉

___ 便祕

___ 腹脹

___ 打嗝、排氣

___ 心灼熱、消化不良

___ 腸痛、胃痛、胃痙攣

總分 ___

情緒

___ 焦慮

___ 憂鬱

___ 掉髮

___ 熱潮紅

___ 過度冒汗

總分 ___

能量活動

___ 疲勞

___ 昏睡

___ 過動

___ 不安

總分 ___

關節肌肉

___ 關節疼痛 / 痠痛

___ 關節炎

___ 肌肉僵硬

___ 肌肉痠痛 / 疼痛

___ 虛弱 / 疲勞

總分 ___

其它

___ 經常感冒 / 感染

___ 頻尿 / 迫尿

___ 生殖器癢 / 分泌物

___ 肛門癢

總分 ___

各項加總 _____

336

參考資源

θ 整合型牙醫（BIOLOGICAL DENTISTRY）
- "Biological Dentistry with Stuart Nunnally, DDS"（podcast): www.dramymyers.com/2013/07/08/tmw-episode-12-biological-dentistry-with-stuart-nunnally-dds/
- International Academy of Biological Dentistry and Medicine:http://iabdm.org/
- International Academy of Oral Medicine and Toxicology(IAOMT): http://iaomt.org/
- It's All in Your Head: The Link Between Mercury Amalgams and Illness,book by Hal A. Huggins (New York: Penguin, 1993)
- My Magic Mud: www.mymagicmud.com/my-magic-mud-natural-teeth-whitening-remedy/
- "Smoking Teeth = Poison Gas"（video by the International Academyof Oral Medicine and Toxicology): www.youtube.com/watch?v=9ylnQ-T7oiA
- Uninformed Consent: The Hidden Dangers in Dental Care, book byHal A. Huggins and Thomas E. Levy (Newburyport, Mass.:Hampton Roads Publishing, 1999)

θ 身體清潔用品
- Babo Botanicals: www.babobotanicals.com/
- "Chemical-FreeGluten-FreeSkin Care with Bob Root"（podcast):www.dramymyers.com/2013/07/01/tmw-episode-11-chemical-free-gluten-free-skin-care-with-bob-root/
- Environmental Working Group: www.ewg.org/
- "Green Beauty with W3LL PEOPLE"（podcast): www.dramymyers.com/2013/08/12/tmw-episode-17-green-beauty-with-w3ll-people/
- Keys body care products: http://store.amymyersmd.com/page/1/?s=KEYS&post_type=product
- Thorne shampoo: http://store.amymyersmd.com/?s=thorne&post_type=product
- W3LL PEOPLE makeup and beauty products: http://w3llpeople.com

θ 社群
- Amy Myers, MD: www.amymyersmd.com
- Facebook: www.facebook.com/AmyMyersMD
- Meetup: www.meetup.com/

θ 居家消毒與個人衛生
- "Detoxification with Dr. Myers"（podcast): www.dramymyers.com/2013/12/30/the-myers-way-episode-29-detoxification-with-dr-myers/

◆空氣清淨
- IQAir GC MultiGas air purifier: http://store.amymyersmd.com/shop/air-purifier/
- IQAirHealthPro Plus air filter: http://store.amymyersmd.com/shop/iqair-health-pro-plus-air-filter/

◆沐浴用品配件
- Organic cotton shower curtains: www.westelm.com/search/results.html?words=organic+cotton+shower+curtain
- Showerhead water filters: www.aquasana.com/shower-head-water-filters

◆寢具
  · Eco-Wiseorganic bedding: www.ecowise.com/category_s/1860.htm
  · West Elm organic bedding: www.westelm.com/shop/bedding/organic-bedding-style/?cm_type=gnav
◆清潔用品
  · CleanWell hand-sanitizingwipes: http://store.amymyersmd.com/shop/cleanwell-hand-sanitizing-wipes/
  · Dr. Bronner's pure castile soap: http://store.amymyersmd.com/shop/dr-bronners-pure-castile-soap/
  · Ecover automatic dishwasher tablets: http://store.amymyersmd.com/shop/ecover-dishwashing-tablets/
  · Ecover bathroom cleaner: http://store.amymyersmd.com/shop/ecover-bathroom-cleaner/
  · Ecover laundry liquid: http://store.amymyersmd.com/shop/ecover-laundry-liquid/
  · Ecover toilet bowl cleaner: http://store.amymyersmd.com/shop/ecover-toilet-bowl-cleaner/
  · Miele HEPA vacuum cleaner: http://store.amymyersmd.com/shop/miele-hepa-vacuum-cleaner/
◆室內地板
  · Eco-Wise
    flooring: www.ecowise.com/flooring_and_countertops_s/1857.htm
  · Green Building Supply: www.greenbuildingsupply.com/All-Products/Flooring
  · West Elm wool rugs: www.westelm.com/shop/rugs-windows/rugs-by-material/wool-rugs/?cm_type=lnav
◆家具
  · West Elm furniture: www.westelm.com/shop/furniture/?cm_type=gnav
◆床墊
  · Urban Mattress: www.urbanmattress.com/
◆粉刷
  · Eco-Wisezero VOC paint: www.ecowise.com/category_s/1817.htm
  · Home Depot low and zero VOC paint: www.ecooptions.homedepot.com/clean-air/low-zero-voc-paint/
◆桑拿
  · Sunlighten saunas: http://store.amymyersmd.com/shop/sunlighten-saunas/
◆濾水器
  · Aquasana water filters: www.aquasana.com/?discountcode=drmyers&utm_medium=referral&utm_source=drmyers&utm_campaign=_
◆窗戶消毒
  · West Elm curtains: www.westelm.com/shop/rugs-windows/window-panels-curtains-shades/

θ 食物與用餐

◆食品雜貨店
  · Natural Grocers: www.naturalgrocers.com/

- Sprouts Farmers Market: www.sprouts.com/
- Trader Joe's: www.traderjoes.com/
- Whole Foods Market: www.wholefoodsmarket.com/

◆ 有機畜產漁產
- US Wellness Meats: www.grasslandbeef.com/StoreFront.bok?affId=168453
- Vital Choice: www.vitalchoice.com/shop/pc/home.asp?idaffiliate=3198

◆ 採購指引
- Environmental Working Group's Dirty Dozen Plus and CleanFifteen: www.ewg.org/foodnews/
- Environmental Working Group's Fish List: http://static.ewg.org/files/fishguide.pdf
- Environmental Working Group's Shopper's Guide to Avoiding GE Food: www.ewg.org/research/shoppers-guide-to-avoiding-ge-food
- Mercury levels in fish: www.nrdc.org/health/effects/mercury/guide.asp

◆ 特殊飲食應用程式
- Locate Special Diet: http://locatespecialdiet.com/
- Urbanspoon: www.urbanspoon.com/

θ 基因改造關懷組織
- Environmental Working Group's Shopper's Guide to Avoiding GE Food: www.ewg.org/research/shoppers-guide-to-avoiding-ge-food
- Food Democracy Now!: www.fooddemocracynow.org
- Genetic Roulette, film by Jeffrey M. Smith and the Institute forResponsible Technology: www.geneticroulettemovie.com
- The Institute for Responsible Technology: www.responsibletechnology.org
- Seeds of Deception: Exposing Industry and Government Lies Aboutthe Safety of the Genetically Engineered Foods You're Eating, book byJeffrey M. Smith (Portland, Me.: Yes!Books, 2003)

θ 廚房用品

◆ 飲料儲存
- Aquasana glass bottles: http://store.amymyersmd.com/shop/aquasana-glass-bottles-6-pack/
- KleenKanteen (20 ounce size): http://store.amymyersmd.com/shop/klean-kanteen-20oz/
- KleenKanteen (27 ounce size): http://store.amymyersmd.com/shop/klean-kanteen-27oz/

◆ 食物儲存
- Ball Mason jars: http://store.amymyersmd.com/shop/ball-mason-jars/
- BPA-freeZiploc bag information: www.ziploc.com/Sustain ability/Pages/Safety-and-Plastics.aspx
- Pyrex glass storage containers: http://store.amymyersmd.com/shop/pyrex-glass-storage-10-piece-set/
- up & up BPA-freefreezer bags: www.target.com/p/up-up-trade-double-zipper-quart-size-freezer-bags-50-ct/-/A-14730774#prodSlot=medium_1_3

◆ 烹調設備
- All-Cladstainless steel saucepan: http://store.amymyersmd.com/shop/all-clad-stainless-steel-sauce-pan/

- Crock-Pot slow cooker: http://store.amymyersmd.com/shop/crock-pot-5-qt-slow-cooker/
- KitchenAid Artisan stand mixer: http://store.amymyersmd.com/shop/kitchenaid-artisan-5-qt-stand-mixer/
- Lodge enameled cast-ironDutch oven: http://store.amymyersmd.com/shop/lodge-enameled-cast-iron-dutch-oven/
- Lodge enameled cast-ironskillet: http://store.amymyersmd.com/shop/lodge-enameled-cast-iron-skillet/
- Lodge preseasoned cast-iron skillet: http://store.amymyersmd.com/shop/lodge-preseasoned-cast-iron-skillet/
- Oceanstar bamboo kitchen utensils: http://store.amymyersmd.com/shop/oceanstar-bamboo-kitchen-utensils-7-piece-set/

◆榨汁機與攪拌器
- Breville juicer: http://store.amymyersmd.com/shop/breville-juicer/
- Vitamix 5200 blender: http://store.amymyersmd.com/shop/vitamix-5200-blender/

θ 實驗室
- 23andMe: www.23andme.com
- Clifford Consulting and Research: www.ccrlab.com
- Commonwealth Laboratories: www.hydrogenbreathtesting.com
- Cyrex Laboratories: www.cyrexlabs.com
- DiagnosTechs: www.diagnostechs.com/
- Doctor's Data: www.doctorsdata.com
- Dunwoody Labs: www.dunwoodylabs.com
- Fertility and Cryogenics Lab: www.fclab.us
- Genova Diagnostics: www.gdx.net
- IGeneX: www.igenex.com/Website/
- Immuno Laboratories: www.immunolabs.com/patients/
- Immunosciences Lab: www.immunoscienceslab.com
- iSpot Lyme: http://ispotlyme.com/
- Laboratory Corporation of America: www.labcorp.com/wps/portal
- Pharmasan Labs: www.pharmasanlabs.com
- Quest Diagnostics: www.questdiagnostics.com/home.html
- RealTime Laboratories: www.realtimelab.com

θ 休閒與紓壓
- Acupuncture information and resources: www.nccaom.org/
- HeartMath emWave2 personal stress reliever: http://store.amymyersmd.com/shop/heartmath-emwave-2-personal-stress-reliever/
- HeartMath Inner Balance sensor for iOS: http://store.amymyersmd.com/shop/heartmath-inner-balance-sensor-for-ios/
- HeartMath Inner Balance sensor for iPhone5 and iPad Air: http://store.amymyersmd.com/shop/heartmath-inner-balance-sensor-for-iphone5-and-ipad-air/
- Lavender oil: http://store.amymyersmd.com/shop/now-foods-organic-lavender-oil/
- Relaxation and meditation CDs: www.healthjourneys.com

θ 研究與治療

- American Academy of Environmental Medicine: www.aaemonline.org/
- American Board of Integrative and Holistic Medicine: www.holisticboard.org/
- American Botanical Council: www.abc.herbalgram.org
- American College for Advancement in Medicine: www.acamnet.org/
- American College of Nutrition: www.americancollegeofnutrition.org
- Cancer Treatment Centers of America: www.cancercenter.com
- Center for Integrative Medicine, University of Maryland Schoolof Medicine:www.compmed.umm.edu
- Clinton Foundation: www.clintonfoundation.org
- The Institute for Functional Medicine: www.functionalmedicine.org/
- The Institute for Molecular Medicine: www.immed.org
- The Institutes for the Achievement of Human Potential: www.iahp.org
- Linus Pauling Institute, Oregon State University: http://lpi.oregonstate.edu
- National Center for Complementary and Alternative Medicine:www.nccam.nih.gov
- National Institutes of Health: www.nih.gov
- Personalized Lifestyle Medicine Institute: http://plminstitute.org/
- Personalized Medicine Coalition: www.personalizedmedicinecoalition.org
- Preventive Medicine Research Institute: www.pmri.org
- Slow Food USA: www.slowfoodusa.org
- United Natural Products Alliance: www.unpa.com

◆自體免疫疾病研究與支援

- American Autoimmune Related Diseases Association: www.aarda.org/
- Autism Research Institute: www.autism.com
- Autoimmune Summit: www.autoimmunesummit.com
- Crohn's & Colitis Foundation of America: www.ccfa.org/
- Graves' Disease & Thyroid Foundation: www.gdatf.org/
- Lupus Foundation of America: www.lupus.org/
- Multiple Sclerosis Association of America: www.mymsaa.org/
- National Psoriasis Foundation: www.psoriasis.org/
- Scleroderma Foundation: www.scleroderma.org/

◆麩質不耐與乳糜瀉病症研究與支援

- Celiac Disease Foundation: http://celiac.org/
- Celiac Support Association: www.csaceliacs.info/
- Center for Celiac Research and Treatment, Massachusetts GeneralHospital for Children: www.celiaccenter.org
- Gluten Intolerance Group: www.gluten.net/
- National Foundation for Celiac Awareness: www.celiaccentral.org/support-groups/

◆生理壓力研究與支援

- The Center for Mind-BodyMedicine: www.cmbm.org
- The Hendricks Institute: www.hendricks.com/

θ 睡眠輔助

- Bucky Luggage 40 Blinks ultralight sleep mask: http://store.amymyersmd.com/shop/bucky-luggage-40-blinks-ultralight-sleep-mask/
- Bulbrite amber lightbulbs: http://store.amymyersmd.com/shop/bulbrite-amber-light-bulbs/
- Dan's Plan: www.dansplan.com
- Feit amber lightbulbs: http://store.amymyersmd.com/shop/feit-amber-light-bulbs/
- Free f.lux app: www.justgetflux.com
- Simply Right Epsom salts: http://store.amymyersmd.com/shop/simply-right-epsom-salts/
- "Sleep Expert Dan Pardi" (podcast): www.dramymyers.com/2013/06/24/tmw-episode-10-sleep-expert-dan-pardi/

θ 營養補充品

- Allergy Research Group: www.allergyresearchgroup.com
- Bairn Biologics: www.bairnbiologics.com
- Biotics Research: www.bioticsresearch.com
- CitriSafe: www.citrisafecertified.com
- Designs for Health: www.designsforhealth.com
- Douglas Laboratories: www.douglaslabs.com
- Great Lakes Gelatin: www.greatlakesgelatin.com
- Lauricidin: www.lauricidin.com
- Metabolic Maintenance: www.metabolicmaintenance.com
- Metagenics: www.metagenics.com
- NeuroScience: www.neurorelief.com
- Prescript-Assist: www.prescript-assist.com
- ProThera/Klaire Labs: www.protherainc.com
- Pure Encapsulations: www.pureencapsulations.com
- Thorne Research: www.thorne.com
- Xymogen: www.xymogen.com

θ 黴菌毒素

- Environmental Relative Moldiness Index and ERMI testing services:www.emlab.com/s/services/ERMI_testing.html
- The Myers Way Podcast: www.amymyersmd.com/2013/05/19/TMW-episode-5-mycotoxins
- Real Time Laboratories: www.realtimelab.com/
- Surviving Mold: www.survivingmold.com/

相關文獻

第 01 章　我們的自體免疫旅程

Boelaert, K., P. R. Newby, M. J. Simmonds, R. L. Holder, J. D. Carr-Smith,J. M.Heward, N. Manji, et al. "Prevalence and Relative Risk of Other AutoimmuneDiseases in Subjects with Autoimmune Thyroid Disease."American Journal ofMedicine 123, no. 2 (February 2010): 183.

Ch'ng, C. L., M. Keston Jones, and Jeremy G. C. Kingham. "Celiac Disease andAutoimmune Thyroid Disease."Clinical Medicine and Research 5, no. 3 (October2007): 184–92.

Harel, M., and Y. Shoenfeld. "Predicting and Preventing Autoimmunity, Myth orReality?"Annals of the New York Academy of Sciences 1069 (June 2006): 322–45.

Hewagama, A., and B. Richardson. "The Genetics and Epigenetics of AutoimmuneDiseases."Journal of Autoimmunity 33, no. 1 (August 2009): 3.

Okada, H., C. Kuhn, H. Feillet, and J.-F.Bach. "The 'Hygiene Hypothesis' forAutoimmune and Allergic Diseases: An Update."Clinical and Experimental Immunology160, no. 1 (April 2010): 1–9.

Rook, G. A., C. A. Lowry, and C. L. Raison. "Hygiene and Other Early ChildhoodInfluences on the Subsequent Function of the Immune System."Brain Research(April 13, 2014).

Selgrade, M. K., G. S. Cooper, D. R. Germolec, and J. J. Heindel. "Linking EnvironmentalAgents and Autoimmune Disease: An Agenda for Future Research."Environmental Health Perspectives 107, suppl. 5 (October 1999): 811–13.

Shoenfeld, Y., B. Gilburd, M. Abu-Shakra,H. Amital, O. Barzilai, Y. Berkun, M.Blank, et al. "The Mosaic of Autoimmunity: Genetic Factors Involved in AutoimmuneDiseases: 2008."Israel Medical Association Journal 10, no. 1 (January 2008):3–7.

Smyk, D., E. Rigopoulou, H. Baum, A. K. Burroughs, D. Vergani, and D. P. Bogdanos."Autoimmunity and Environment: Am I at Risk?"Clinical Reviews in Allergyand Immunology 42, no. 2 (April 2012): 199–212.University of Michigan Health System. "The Hygiene Hypothesis: Are CleanlierLifestyles Causing More Allergies for Kids?" ScienceDaily. September 9, 2007.

Weight-Control Information Network. "Overweight and Obesity Statistics." http://win.niddk.nih.gov/statistics/.

Willett, W. C. "Balancing Life-Styleand Genomics Research for Disease Prevention."Science 296, no. 5568 (April 2002): 695–98.

Inflammation: The Three Stages of Rheumatoid Arthritis."European Journal of Immunology 44, no. 6 (June 2014): 1593–99.

The Institute for Functional Medicine. "21st Century Medicine: A New Model forMedical Education and Practice."www.functionalmedicine.org/functionalmedicine-in-practice/deeper/.

MedlinePlus. "Propylthiouracil." www.nlm.nih.gov/medlineplus/druginfo/meds/a682465.html.

National Institute of Arthritis and Musculoskeletal and Skin Diseases website. www.niams.nih.gov.

Office on Women's Health, U.S. Department of Health and Human Services."AutoimmuneDiseases Fact Sheet." www.womenshealth.gov/publications/our-publications/fact-sheet/autoimmune-diseases.html.

Vojdani, A., E. Mumper, D. Granpeesheh, L. Mielke, D. Traver, K. Bock, K. Hirani,et al. "Low Natural Killer Cell Cytotoxic Activity in Autism: The Role of Glutathione,IL-2,and IL-15."Journal of Neuroimmunology 205, nos. 1–2 (December2008): 148–54.

Vojdani, A., T. O'Bryan, J. A. Green, J. McCandless, K. N. Woeller, E. Vojdani,A. A. Nourian, and E. L. Cooper. "Immune Response to Dietary Proteins, Gliadin,and Cerebellar Peptides in Children with Autism."Nutritional Neuroscience7, no. 3 (June 2004): 151–61.

"Autoimmunity in America" Statistics

American Autoimmune Related Diseases Association. "Autoimmune Statistics."www.aarda.org/autoimmune-information/autoimmune-statistics/.

American Autoimmune Related Diseases Association and National Coalition ofAutoimmune Patient Groups. "The Cost Burden of Autoimmune Disease: TheLatest Front in the War on Healthcare Spending." 2011. www.diabetesed.net/page/_files/autoimmune-diseases.pdf.

National Institutes of Health. "Autoimmune Diseases Coordinating Committee:Autoimmune Diseases Research Plan." 2002. www.niaid.nih.gov/topics/autoimmune/Documents/adccreport.pdf.

"Inflammatory Conditions Along the Autoimmune Spectrum"

American Academy of Allergy Asthma and Immunology. "Asthma Statistics." www.aaaai.org/about-the-aaaai/newsroom/allergy-statistics.aspx.

Arthritis Foundation website. www.arthritis.org.Centers for Disease Control and Prevention website. www.cdc.gov.

第 02 章　自體免疫的迷思與事實

Cooper, G. S., M. L. K. Bynum, and E. C. Somers. "Recent Insights in the Epidemiologyof Autoimmune Diseases: Improved Prevalence Estimates and Understandingof Clustering of Diseases."Journal of Autoimmunity 33, nos. 3–4

(November–December 2009): 197–207.

Cooper, G. S., F. W. Miller, and J. P. Pandey. "The Role of Genetic Factors inAutoimmune Disease: Implications for Environmental Research."EnvironmentalHealth Perspectives 107, suppl. 5 (October 1999): 693–700.

Dooley, M. A., and S. L. Hogan. "Environmental Epidemiology and Risk Factorsfor Autoimmune Disease."Current Opinion in Rheumatology 15, no. 2 (March 2003):99–103.

Fasano, A. Gluten Freedom. Hoboken, N.J.: John Wiley & Sons, 2014.

Fasano, A. "Systemic Autoimmune Disorders in Celiac Disease."Current Opinionin Gastroenterology 22, no. 6 (November 2006): 674–79.

Hewagama, A., and B. Richardson. "The Genetics and Epigenetics of AutoimmuneDiseases."Journal of Autoimmunity 33, no. 1 (August 2009): 3.

Invernizzi, P., and M. E. Gershwin. "The Genetics of Human Autoimmune Disease."Journal of Autoimmunity 33, nos. 3–4 (November–December 2009): 290–99.

Kussmann, M., and P. J. van Bladeren. "The Extended Nutrigenomics—Understandingthe Interplay Between the Genomes of Food, Gut Microbes, and Human Host."Frontiers in Genetics 2 (May 2011): 21.

Lu, Q. "The Critical Importance of Epigenetics in Autoimmunity."Journal of Autoimmunity41 (March 2013): 1–5.

Powell, J. J., J. van de Water, and M. E. Gershwin. "Evidence for the Role of EnvironmentalAgents in the Initiation or Progression of Autoimmune Conditions."Environmental Health Perspectives 107, suppl. 5 (October 1999): 667–72.

Radbruch, A., and P. E. Lipsky, eds. Current Concepts in Autoimmunity and ChronicInflammation. Vol. 305 of Current Topics in Microbiology and Immunology. Berlin:Springer Verlag, 2006.

Walsh, S. J., and L. M. Rau. "Autoimmune Diseases: A Leading Cause of DeathAmong Young and Middle-Aged Women in the United States."American Journalof Public Health 90, no. 9 (September 2000): 1463–66.

CellCept (Mycophenolic Acid)

American College of Rheumatology. "Mycophenolate Mofetil (CellCept) and MycophenolateSodium (Myfortic)."www.rheumatology.org/Practice/Clinical/Patients/Medications/Mycophenolate_Mofetil_(CellCept)_and_Mycophenolate_Sodium_(Myfortic)/.

Genentech USA. "Frequently Asked Questions About CellCept." www.cellcept.com/cellcept/about.htm.

MedicineNet.com. "Mycophenolate Mofetil—Oral,CellCept." Last modified April16, 2014. www.medicinenet.com/mycophenolate_mofetil-oral/article.htm.

Enbrel (Etanercept)

Immunex Corporation. "Safety Information and Side Effects of ENBREL." www.enbrel.com/possible-side-effects.jspx.

Humira (Adalimumab)

AbbVie. "Humira (Adalimumab)." www.humira.com.

Imuran (Azathioprine)

American College of Rheumatology. "Azathioprine (Imuran)." www.rheumatology.org/Practice/Clinical/Patients/Medications/Azathioprine_(Imuran)/.

Kineret (Anakinra)

MedicineNet.com. "Anakinra—Injection,Kineret." Last modified April 16, 2014.www.medicinenet.com/anakinra-injectable/article.htm.

Swedish Orphan Biovitrum. "Kineret (Anakinra)." www.kineretrx.com/patient/about-kineretr/side-effects/.

NSAIDs, Prednisone

Berner, J., and C. Gabay. "Best Practice Use of Corticosteroids in RheumatoidArthritis." [In French.] Revue Medicale Suisse 10, no. 421 (March 2014): 603–6, 608.

MedicineNet.com. "What Are the Side Effects of NSAIDS?" Last modified October22, 2013. www.medicinenet.com/nonsteroidal_antiinflammatory_drugs/page2.htm#what_are_the_side_effects_of_nsaids.

MedlinePlus. "Ibuprofen." www.nlm.nih.gov/medlineplus/druginfo/meds/a682159.html.

MedlinePlus. "Prednisone." www.nlm.nih.gov/medlineplus/druginfo/meds/a601102.html.

Plaquenil (Hydroxychloroquine)

American College of Rheumatology. "Hydroxychloroquine (Plaquenil)." www.rheumatology.org/Practice/Clinical/Patients/Medications/Hydroxychloro quine_(Plaquenil)/.

MedlinePlus. "Hydroxychloroquine." www.nlm.nih.gov/medlineplus/druginfo/meds/a601240.html.

Semmelweis, Ignaz Philipp

The Complete Dictionary of Scientific Biography. New York: Charles Scribner's Sons,2008. www.encyclopedia.com/topic/Ignaz_Philipp_Semmelweis.aspx.

Trexall (Methotrexate)

American College of Rheumatology. "Methotrexate (Rheumatrex, Trexall)." www.rheumatology.org/Practice/Clinical/Patients/Medications/Metho trexate(Rheumatrex,_Trexall)/.

Chan, E. S., and B. N. Cronstein. "Methotrexate—HowDoes It Really Work?"Nature Reviews: Rheumatology 6, no. 3 (March 2010): 175–78.

MedlinePlus. "Methotrexate." www.nlm.nih.gov/medlineplus/druginfo/meds/a682019.html.

第 03 章　敵人就是自己：關於自體免疫的運作

American Association of Physicians of Indian Origin. AAPI's Nutrition Guide toOptimal Health: Using Principles of Functional Medicine and Nutritional Genomics.2012. http://aapiusa.org/uploads/files/docs/AAPI%20E%20book-%20Entire%20E%20Book%202-2-2012.pdf.

Arizona Center for Advanced Medicine. "Inflammation." June 26, 2013. http://arizonaadvancedmedicine.com/inflammation/.

Avena, N. M., P. Rada, and B. G. Hoebel. "Evidence for Sugar Addiction: Behavioraland Neurochemical Effects of Intermittent, Excessive Sugar Intake."Neuroscienceand Biobehavioral Reviews 32, no. 1 (2008): 20–39.

Backes, C., N. Ludwig, P. Leidinger, C. Harz, J. Hoffmann, A. Keller, E. Meese, etal. "Immunogenicity of Autoantigens."BMC Genomics 12 (July 2011): 340.Bosma-den

Boer, M. M., M.-L.van Wetten, and L. Pruimboom. "Chronic Inflammatory

Diseases Are Stimulated by Current Lifestyle: How Diet, Stress Levels,and Medication Prevent Our Body from Recovering."Nutrition and Metabolism 9,no. 1 (April 2012): 32.

Eisenmann, A., C. Murr, D. Fuchs, and M. Ledochowski. "Gliadin IgG Antibodiesand Circulating Immune Complexes."Scandinavian Journal of Gastroenterology44, no. 2 (2009): 168–71.

The Institute for Functional Medicine. "A New Era in Preventing, Managing, andReversing Cardiovascular and Metabolic Dysfunction." Annual InternationalConference, Scottsdale, Ariz., May 31–June 3, 2012.

The Institute for Functional Medicine. "Immune Advanced Practice Module." www.functionalmedicine.org/listing.aspx?cid=35.

Isasi, C., I. Colmenero, F. Casco, E. Tejerina, N. Fernandez, J. I. Serrano-Vela,M. J. Castro, et al. "Fibromyalgia and Non-CeliacGluten Sensitivity: A Descriptionwith Remission of Fibromyalgia."Rheumatology International (April 12, 2014).

Kantamala, D., M. Vongsakul, and J. Satayavivad. "The In Vivo and In Vitro Effectsof Caffeine on Rat Immune Cells Activities: B, T, and NK Cells."Asian PacificJournal of Allergy and Immunology 8, no. 2 (December 1990): 77–82.

Kovarik, J. "From Immunosuppression to Immunomodulation: Current Principlesand Future Strategies."Pathobiology 80, no. 6 (2013): 275–81.

LeBert, D. C., and A. Huttenlocher. "Inflammation and Wound Repair."Seminarsin Immunology (May 19, 2014).

Mannik, M., F. A. Nardella, and E. H. Sasso. "Rheumatoid Factors in Immune Complexes of Patients with Rheumatoid Arthritis."Springer Seminars in Immunopathology10, nos. 2–3 (1988): 215–30.

Massachusetts General Hospital. "Inflammation 101: Your Immune System." www.gluegrant.org/immunesystem.htm.

Mathsson, L., J. Lampa, M. Mullazehi, and J. Ronnelid. "Immune Complexes fromRheumatoid Arthritis Synovial Fluid Induce FcγRIIa Dependent and Rheumatoid Factor Correlated Production of Tumour Necrosis Factor-áby Peripheral BloodMononuclear Cells."Arthritis Research and Therapy 8 (2006): R64.

Morris, G., M. Berk, P. Galecki, and M. Maes. "The Emerging Role of Autoimmunityin Myalgic Encephalomyelitis/Chronic Fatigue Syndrome (ME/cfs)."Molecular Neurobiology49, no. 2 (April 2014): 741–56.

Munoz, L. E., C. Janko, C. Schulze, C. Schorn, K. Sarter, G. Schett, and M. Herrmann."Autoimmunity and Chronic Inflammation—TwoClearance-RelatedStepsin the Etiopathogenesis of SLE."Autoimmunity Reviews 10, no. 1 (November 2010):38–42.

Pawelec, G., D. Goldeck, and E. Derhovanessian. "Inflammation, Ageing, andChronic Disease."Current Opinion in Immunology 29C (April 2014): 23–28.

Pollard, K. M., ed. Autoantibodies and Autoimmunity: Molecular Mechanisms in Healthand Disease. Hoboken, N.J.: John Wiley & Sons, 2006.Pomorska-Mol,M., I. Markowska-Daniel,K. Kwit, E. Czy ̇zewska, A. Dors, J. Rachubik,

and Z. Pejsak. "Immune and Inflammatory Response in Pigs During AcuteInfluenza Caused by H1N1 Swine Influenza Virus."Archives of Virology (May 21,2014).

Radbruch, A., and P. E. Lipsky, eds. Current Concepts in Autoimmunity and ChronicInflammation. Vol. 305 of Current Topics in Microbiology and Immunology. Berlin:Springer Verlag, 2006.

Rescigno, M. "Intestinal Microbiota and Its Effects on the Immune System."CellularMicrobiology (May 1, 2014).Sompayrac, L. M. How the Immune System Works. 4th ed. New York: John Wiley &Sons, 2012.

Vojdani, A., and I. Tarash. "Cross-ReactionBetween Gliadin and Different Foodand Tissue Antigens."Food and Nutrition Sciences 4, no. 1 (January 2013): 20–32.

Wang, J., and H. Arase. "Regulation of Immune Responses by Neutrophils."Annalsof the New York Academy of Sciences (May 21, 2014).

第04章　治療腸道

Adebamowo, C. A., D. Spiegelman, C. S. Berkey, F. W. Danby, H. H. Rockett, G.A. Colditz, W. C. Willett, et al. "Milk Consumption and Acne in AdolescentGirls."Dermatology Online Journal 12, no. 4 (May 2006): 1.

Adebamowo, C. A., D. Spiegelman, C. S. Berkey, F. W. Danby, H. H. Rockett, G.A. Colditz, W. C. Willett, et al. "Milk Consumption and Acne in Teenaged Boys."Journal of the American Academy of Dermatology 58, no. 5 (May 2008): 787–93.

Ashraf, R., and N. P. Shah. "Immune System Stimulation by Probiotic Microorganisms."Critical Reviews in Food Science and Nutrition 54, no. 7 (2014): 938–56.

Aydo ̆gan, B., M. Kiro ̆glu, D. Altintas, M. Yilmaz, E. Yorgancilar, and U. Tuncer."The Role of Food Allergy in Otitis Media with Effusion."Otolaryngology: Headand Neck Surgery 130, no. 6 (June 2004): 747–50.

Biasucci, G., B. Benenati, L. Morelli, E. Bessi, and G. Boehm. "Cesarean DeliveryMay Affect the Early Biodiversity of Intestinal Bacteria."Journal of Nutrition 138,no. 9 (September 2008): 1796S–1800S.

Blum, K., and J. Payne. Alcohol and the Addictive Brain, 99–216. New York: Free Press,1991.

Brandtzaeg, P. "Gatekeeper Function of the Intestinal Epithelium."Beneficial Microbes4, no. 1 (March

2013): 67–82.Brown, K., D. DeCoffe, E. Molcan, and D. L. Gibson. "Corrections to Article:Diet-InducedDysbiosis of the Intestinal Microbiota and the Effects on Immunityand Disease. Nutrients 4, no. 8 (2012): 1095–119."Nutrients 4, no. 11 (2012): 1552–53.

Brown, K., D. DeCoffe, E. Molcan, and D. L. Gibson. "Diet-InducedDysbiosis ofthe Intestinal Microbiota and the Effects on Immunity and Disease."Nutrients 4,no. 8 (2012): 1095–119.

Buendgens, L., J. Bruensing, M. Matthes, H. Duckers, T. Luedde, C. Trautwein, F.Tacke, et al. "Administration of Proton Pump Inhibitors in Critically Ill MedicalPatients Is Associated with Increased Risk of Developing Clostridium Difficile-AssociatedDiarrhea."Journal of Critical Care 29, no. 4 (August 2014): 696.e11–15.

Charalampopoulos, D., and R. A. Rastall, eds. Prebiotics and Probiotics Science andTechnology. Vols. 1–2. New York: Springer, 2009.

Chen, J., X. He, and J. Huang. "Diet Effects in Gut Microbiome and Obesity."Journal of Food Science 79, no. 4 (April 2014): R442–51.

Corleto, V. D., S. Festa, E. Di Giulio, and B. Annibale. "Proton Pump InhibitorTherapy and Potential Long-Term Harm."Current Opinion in Endocrinology, Diabetes,and Obesity 21, no. 1 (February 2014): 3–8.

Crook, W. G. The Yeast Connection: A Medical Breakthrough. New York: Vintage, 1986.

Danby, F. W. "Acne, Dairy, and Cancer."Dermato-Endocrinology1, no. 1 (January–February 2009): 12–16.

Danby, F. W. "Nutrition and Acne."Clinics in Dermatology 28, no. 6 (November–December 2010): 598–604.

Decker, E., G. Engelmann, A. Findeisen, P. Gerner, M. Laaβ, D. Ney, C. Posovszky,et al. "Cesarean Delivery Is Associated with Celiac Disease but Not InflammatoryBowel Disease in Children."Pediatrics 125, no. 6 (June 2010): e1433–40.

Doe, W. F. "The Intestinal Immune System."Gut 30 (1989): 1679–85.

Dominguez-Bello,M. G., E. K. Costello, M. Contreras, M. Magris, G. Hidalgo, N.Fierer, and R. Knight. "Delivery Mode Shapes the Acquisition and Structure of the Initial Microbiota Across Multiple Body Habitats in Newborns."Proceedingsof the National Academy of Sciences of the United States of America 107, no. 26 (June2010): 11971–75.

Eberl, G. "A New Vision of Immunity: Homeostasis of the Superorganism."MucosalImmunology 3, no. 5 (September 2010): 450–60.

Fasano, A. "Celiac Disease Insights: Clues to Solving Autoimmunity."ScientificAmerican, August 2009.

Fasano, A. "Leaky Gut and Autoimmune Diseases."Clinical Reviews in Allergy andImmunology 42, no. 1 (February 2012): 71–78.

Fasano, A. "Zonulin and Its Regulation of Intestinal Barrier Function: The BiologicalDoor to Inflammation, Autoimmunity, and Cancer."Physiological Reviews91, no. 1 (January 2011): 151–75.

Fasano, A., and T. Shea-Donohue."Mechanisms of Disease: The Role of IntestinalBarrier Function in the Pathogenesis of Gastrointestinal Autoimmune Diseases."Nature Clinical Practice: Gastroenterology and Hepatology 2, no. 9 (September 2005):416–22.

Hamad, M., K. H. Abu-Elteen,and M. Ghaleb. "Estrogen-DependentInduction ofPersistent Vaginal Candidosis in Naive Mice."Mycoses 47, no. 7 (August 2004):304–9.

Hardy, H., J. Harris, E. Lyon, J. Beal, and A. D. Foey. "Probiotics, Prebiotics, andImmunomodulation of Gut Mucosal Defences: Homeostasis and Immunopathology."Nutrients 5, no. 6 (June 2013): 1869–1912.

Hawrelak, J. A., and S. P. Myers. "The Causes of Intestinal Dysbiosis: A Review."Alternative Medicine Review 9, no. 2 (June 2004): 180–97.

Hering, N. A., and J. D. Schulzke. "Therapeutic Options to Modulate Barrier Defectsin Inflammatory Bowel Disease."Digestive Diseases 27, no. 4 (2009): 450–54.

Huebner, F. R., K. W. Lieberman, R. P. Rubino, and J. S. Wall. "Demonstration ofHigh Opioid-LikeActivity in Isolated Peptides from Wheat Gluten Hydrolysates."Peptides 5, no. 6 (November–December 1984): 1139–47.

Huurre, A., M. Kalliomaki, S. Rautava, M. Rinne, S. Salminen, and E. Isolauri."Mode of Delivery—Effects on Gut Microbiota and Humoral Immunity."Neonatology93, no. 4 (2008): 236–40.

The Institute for Functional Medicine. "Advanced Practice GI Module." www.functionalmedicine.org/conference.aspx?id=2744&cid=35&section=t324.

The Institute for Functional Medicine. Textbook of Functional Medicine. September2010. www. functionalmedicine.org/listing_detail.aspx?id=2415&cid=34.

Juntti, H., S. Tikkanen, J. Kokkonen, O. P. Alho, and A. Niinimaki. "Cow's MilkAllergy Is Associated with Recurrent Otitis Media During Childhood."ActaOto-Laryngologica119, no. 8 (1999): 867–73.

Kazi, Y. F., S. Saleem, and N. Kazi. "Investigation of Vaginal Microbiota in SexuallyActive Women Using Hormonal Contraceptives in Pakistan."BMC Urology 18,no. 12 (August 2012): 22.

Kitano, H., and K. Oda. "Robustness Trade-Offsand Host–Microbial Symbiosis inthe Immune System."Molecular Systems Biology 2 (2006): 2006.0022.

Krause, R., E. Schwab, D. Bachhiesl, F. Daxbock, C. Wenisch, G. J. Krejs, andE. C. Reisinger. "Role of Candida in Antibiotic-AssociatedDiarrhea."Journal ofInfectious Diseases 184, no. 8 (October 2001): 1065–69.

Kumar, V., M. Jarzabek-Chorzelska,J. Sulej, K. Karnewska, T. Farrell, and S. Jablonska."Celiac Disease and Immunoglobulin A Deficiency: How Effective Are theSerological Methods of Diagnosis?"Clinical and Vaccine Immunology 9, no. 6(November 2002): 1295–1300.

Lam, J. R., J. L. Schneider, W. Zhao, and D. A. Corley. "Proton Pump Inhibitorand Histamine 2 Receptor Antagonist Use and Vitamin B12 Deficiency."Journalof the American Medical Association 310, no. 22 (December 2013): 2435–42.

Lammers, K. M., R. Lu, J. Brownley, B. Lu, C. Gerard, K. Thomas, P. Rallabhandi,et al. "Gliadin Induces an Increase in Intestinal Permeability and Zonulin Releaseby Binding to the Chemokine Receptor CXCR3."Gastroenterology 135, no. 1 (July2008): 194–204, e3.

Lankelma, J. M., M. Nieuwdorp, W. M. de Vos, and W. J. Wiersinga. "The GutMicrobiota in Sickness and Health." [In Dutch.] Nederlands Tijdschrift voorGeneeskunde 157 (2014): A5901.

Ludvigsson, J. F., M. Neovius, and L. Hammarstrom. "Association Between IgADeficiency and Other Autoimmune Conditions: A Population-BasedMatchedCohort Study."Journal of Clinical Immunology 34, no. 4 (May 2014): 444–51.

Man, A. L., N. Gicheva, and C. Nicoletti. "The Impact of Ageing on the IntestinalEpithelial Barrier and Immune System."Cellular Immunology 289, nos. 1–2 (May–June 2014): 112–18.

McDermott, A. J., and G. B. Huffnagle. "The Microbiome and Regulation of MucosalImmunity."Immunology 142, no. 1 (May 2014): 24–31.

Melnik, B. C. "Evidence for Acne-PromotingEffects of Milk and Other InsulinotropicDairy Products."Nestle Nutrition Institute Workshop Series: Pediatric Program67 (2011): 131–45.

Naglik, J. R., D. L. Moyes, B. Wachtler, and B. Hube. "Candida albicans Interactionswith Epithelial Cells and Mucosal Immunity."Microbes and Infection 13, nos. 12–13(November 2011): 963–76.

National Digestive Diseases Information Clearinghouse (NDDIC), U.S. Departmentof Health and Human Services."The Digestive System and How It Works." Lastmodified September 18, 2013. http://digestive. niddk.nih.gov/ddiseases/pubs/yrdd/.

Nicholson, J. K., E. Holmes, J. Kinross, R. Burcelin, G. Gibson, W. Jia, andS. Pettersson. "Host-Gut Microbiota Metabolic Interactions."Science 336, no.6086 (June 2012): 1262–67.

Pizzorno, J. E., and M. T. Murray. Textbook of Natural Medicine. 4th ed. London:Churchill Livingstone, 2012.

Proal, A. D., P. J. Albert, and T. G. Marshall. "The Human Microbiome and Autoimmunity."Current Opinion in Rheumatology 25, no. 2 (March 2013): 234–40.

Rescigno, M. "Intestinal Microbiota and Its Effects on the Immune System."CellularMicrobiology (May 1, 2014).

Rigon, G., C. Vallone, V. Lucantoni, and F. Signore. "Maternal Factors Pre-andDuring Delivery Contribute to Gut Microbiota Shaping in Newborns."Frontiersin Cellular and Infection Microbiology (July 4, 2012).

Roberfroid, M., G. R. Gibson, L. Hoyles, A. L. McCartney, R. Rastall, I. Rowland,D. Wolvers, et al. "Prebiotic Effects: Metabolic and Health Benefits."BritishJournal of Nutrition 104, suppl. 2 (August 2010): S1–S63.

Rogier, E. W., A. L. Frantz, M. E. Bruno, L. Wedlund, D. A. Cohen, A. J. Stromberg,and C. S. Kaetzel. "Secretory Antibodies in Breast Milk Promote Long-TermIntestinal Homeostasis by Regulating the Gut Microbiota and Host Gene Expression."Proceedings of the National Academy of Sciences of the United States of America111, no. 8 (February 2014): 3074–79.

Ruscin, J. M., R. L. Page II, and R. J. Valuck. "Vitamin B(12) Deficiency Associatedwith Histamine(2)-Receptor Antagonists and a Proton-PumpInhibitor."Annalsof Pharmacotherapy 36, no. 5 (May 2002): 812–16.

Sapone, A., K. M. Lammers, V. Casolaro, M. Cammarota, M. T. Giuliano, M. de Rosa, R. Stefanile, et al. "Divergence of Gut Permeability and Mucosal ImmuneGene Expression in Two Gluten-AssociatedConditions: Celiac Disease and Gluten Sensitivity."BMC Medicine 9 (March 2011): 23.

Sathyabama, S., N. Khan, and J. N. Agrewala. "Friendly Pathogens: Prevent orProvoke Autoimmunity."Critical Reviews in Microbiology 40, no. 3 (August 2014):273–80.

Scrimgeour, A. G., and M. L. Condlin. "Zinc and Micronutrient Combinations toCombat Gastrointestinal Inflammation."Current Opinion in Clinical Nutrition andMetabolic Care 12, no. 6 (November 2009): 653–60.

Shoaie, S., and J. Nielsen. "Elucidating the Interactions Between the Human GutMicrobiota and Its Host Through Metabolic Modeling."Frontiers in Genetics 5(April 2014): 86.

Simonart, T. "Acne and Whey Protein Supplementation Among Bodybuilders."Dermatology 225, no. 3 (2012): 256–58.

Spampinato, C., and D. Leonardi. "Candida Infections, Causes, Targets, and ResistanceMechanisms: Traditional and Alternative Antifungal Agents."BioMedResearch International 2013 (2013), Article ID 204237.

Taibi, A., and E. M. Comelli. "Practical Approaches to Probiotics Use."AppliedPhysiology, Nutrition, and Metabolism 39, no. 8 (August 2014): 980–86.

Teschemacher, H. "Opioid Receptor Ligands Derived from Food Proteins."CurrentPharmaceutical Design 9, no. 16 (2003): 1331–44.

Teschemacher, H., and G. Koch. "Opioids in the Milk."Endocrine Regulations 25,no. 3 (September 1991): 147–50.

Teschemacher, H., G. Koch, and V. Brantl. "Milk Protein–Derived Opioid ReceptorLigands."Biopolymers 43, no. 2 (1997): 99–117.

Togami, K., Y. Hayashi, S. Chono, and K. Morimoto. "Involvement of IntestinalPermeability in the Oral Absorption of Clarithromycin and Telithromycin."Biopharmaceutics and Drug Disposition (May 6, 2014).

Truss, C. O. "Metabolic Abnormalities in Patients with Chronic Candidiasis: TheAcetaldehyde Hypothesis."Journal of Orthomolecular Psychiatry 13, no. 2 (1984):66–93.

Ul Haq, M. R., R. Kapila, R. Sharma, V. Saliganti, and S. Kapila. "ComparativeEvaluation of Cow β-CaseinVariants (A1/A2) Consumption on Th2-Mediated Inflammatory Response in Mouse Gut."European Journal of Nutrition 53, no. 4(June 2014): 1039–49.

Van de Wijgert, J. H., M. C. Verwijs, A. N. Turner, and C. S. Morrison. "HormonalContraception Decreases Bacterial Vaginosis but Oral Contraception May IncreaseCandidiasis: Implications for HIV Transmission."AIDS 27, no. 13 (August 2013):2141–53.

Vieira, S., O. Pagovich, and M. Kriegel. "Diet, Microbiota, and Autoimmune Diseases."Lupus 23, no. 6 (2014): 518–26.

Vojdani, A., P. Rahimian, H. Kalhor, and E. Mordechai. "Immunological Cross-ReactivityBetween Candida albicans and Human Tissue."Journal of Clinical andLaboratory Immunology 48, no. 1 (1996): 1–15.

West, C. E., M. C. Jenmalm, and S. L. Prescott. "The Gut Microbiota and Its Rolein the Development of Allergic Disease: A Wider Perspective."Clinical and ExperimentalAllergy (April 29, 2014).

Wilhelm, S. M., R. G. Rjater, and P. B. Kale-Pradhan."Perils and Pitfalls of Long-TermEffects of Proton Pump Inhibitors."Expert Review of Clinical Pharmacology6, no. 4 (July 2013): 443–51.

Wright, J., and L. Lenard. Why Stomach Acid Is Good for You: Natural Relief fromHeartburn, Indigestion, Reflux, and GERD. New York: M. Evans, 2001.

Yu, L. C., J. T. Wang, S. C. Wei, and Y. H. Ni. "Host-Microbial Interactions andRegulation of Intestinal Epithelial Barrier Function: From Physiology to Pathology."World Journal of Gastrointestinal Pathophysiology 3, no. 1 (February 2012): 27–43.

Zakout, Y. M., M. M. Salih, and H. G. Ahmed. "Frequency of Candida Species inPapanicolaou Smears Taken from Sudanese Oral Hormonal Contraceptives Users."Biotech and Histochemistry 87, no. 2 (February 2012): 95–97.

Antoniou, M., C. Robinson, and J. Fagan. "GMO Myths and Truths: An Evidence-BasedExamination of the Claims Made for the Safety and Efficacy of GeneticallyModified Crops and Foods." Earth Open Source. June 2012. http://earthopensource.org/files/pdfs/GMO_Myths_and_Truths/GMO_Myths_and_Truths_1.3.pdf.

Ballantyne, S. The Paleo Approach: Reverse Autoimmune Disease and Heal Your Body.Las Vegas: Victory Belt, 2013.

Bergmans, H., C. Logie, K. van Maanen, H. Hermsen, M. Meredyth, and C. vander Vlugt. "Identification of Potentially Hazardous Human Gene Products inGMO Risk Assessment."Environmental Biosafety Research 7, no. 1 (January–March2008): 1–9.

Bjarnason, I., P. Williams, A. So, G. D. Zanelli, A. J. Levi, J. M. Gumpel, T. J. Peters,et al. "Intestinal Permeability and Inflammation in Rheumatoid Arthritis: Effectsof Non-SteroidalAnti-InflammatoryDrugs."Lancet 2, no. 8413 (November 1984):1171–74.

Bonds, R. S., T. Midoro-Horiuti,and R. Goldblum. "A Structural Basis for FoodAllergy: The Role of Cross-Reactivity."Current Opinion in Allergy and ClinicalImmunology 8, no. 1 (February 2008): 82–86.

Catassi, C., J. C. Bai, B. Bonaz, G. Bouma, A. Calabro, A. Carroccio, G. Castillejo,et al. "Non-CeliacGluten Sensitivity: The New Frontier of Gluten Related Disorders."Nutrients 5, no. 10 (October 2013): 3839–53.

Cordain, L., L. Toohey, M. J. Smith, and M. S. Hickey. "Modulation of ImmuneFunction by Dietary Lectins in Rheumatoid Arthritis."British Journal of Nutrition83 (2000): 207–17.

David, W. Wheat Belly. Emmaus, PA: Rodale, 2011.

Dieterich, W., B. Esslinger, D. Trapp, E. Hahn, T. Huff, W. Seilmeier, H. Wieser,et al. "Cross Linking to Tissue Transglutaminase and Collagen Favours GliadinToxicity in Coeliac Disease."Gut 55, no. 4 (April 2006): 478–84.

Drago, S., R. el Asmar, M. di Pierro, M. Grazia Clemente, A. Tripathi, A. Sapone,M. Thakar, et al. "Gliadin, Zonulin, and Gut Permeability: Effects on Celiac andNon-CeliacIntestinal Mucosa and Intestinal Cell Lines."Scandinavian Journal ofGastroenterology 41, no. 4 (April 2006): 408–19.

Eswaran, S., J. Tack, and W. D. Chey. "Food: The Forgotten Factor in the IrritableBowel Syndrome."Gastroenterological Clinics of North America 40, no. 1 (March2011): 141–62.

Farrell, R. J., and C. P. Kelly. "Celiac Sprue."New England Journal of Medicine 346,no. 3 (January 2002): 180–88.

Fasano, A. "Physiological, Pathological, and Therapeutic Implications of Zonulin-MediatedIntestinal Barrier Modulation: Living Life on the Edge of the Wall."American Journal of Pathology 173, no. 5 (November 2008): 1243–52.

Fasano, A. "Zonulin, Regulation of Tight Junctions, and Autoimmune Diseases."Annals of the New York Academy of Sciences 1258, no. 1 (July 2012): 25–33.

Freed, D. L. J. "Do Dietary Lectins Cause Disease?"British Medical Journal 318(April 17, 1999): 1023.

Gasnier, C., C. Dumont, N. Benachour, E. Clair, M. C. Chagnon, and G. E. Seralini."Glyphosate-Based Herbicides Are Toxic and Endocrine Disruptors in HumanCell Lines."Toxicology 262, no. 3 (August 2009): 184–91.

Hadjivassiliou, M., R. A. Grunewald, M. Lawden, G. A. Davies-Jones,T. Powell,and C. M. Smith. "Headache and CNS White Matter Abnormalities Associatedwith Gluten Sensitivity."Neurology 56, no. 3 (February 2001): 385–88.

Hadjivassiliou, M., D. S. Sanders, R. A. Grunewald, N. Woodroofe, S. Boscolo, andD. Aeschlimann. "Gluten Sensitivity: From Gut to Brain."Lancet Neurology 9 (2010).

Hansen, C. H., L. Krych, K. Buschard, S. B. Metzdorff, C. Nellemann, L. H. Hansen,D. S. Nielsen, et al. "A Maternal Gluten-FreeDiet Reduces Inflammationand Diabetes Incidence in the Offspring of NOD Mice."Diabetes (April 2, 2014).

Hausch, F., L. Shan, N. A. Santiago, G. M. Gray, and C. Khosla. "Intestinal DigestiveResistance of Immunodominant Gliadin Peptides."American Journal of Physiology:Gastrointestinal and Liver Physiology 283, no. 4 (October 2002): G996–G1003.

Humbert, P., F. Pelletier, B. Dreno, E. Puzenat, and F. Aubin. "Gluten Intoleranceand Skin Diseases."European Journal of Dermatology 16, no. 1 (January–February2006): 4–11.

Ingenbleek, Y., and K. S. McCully. "Vegetarianism Produces Subclinical Malnutrition,Hyperhomocysteinemia, and Atherogenesis."Nutrition 28, no. 2 (February2012): 148–53.

The Institute for Responsible Technology. "Health Risks."www.responsibletecnology.org/health-risks.

The Institute for Responsible Technology website.www.responsibletechnology.org.

Jackson, J. R., W. W. Eaton, N. G. Cascella, A. Fasano, and D. L. Kelly. "Neurologicand Psychiatric Manifestations of Celiac Disease and Gluten Sensitivity."PsychiatricQuarterly 83, no. 1 (March 2012): 91–102.

Ji, S. The Dark Side of Wheat: A Critical Appraisal of the Role of Wheat in Human Disease.http://curezone.com/upload/PDF/Articles/jurplesman/DarkSideWheat_GreenMedInfo.pdf.

Jonsson, T., S. Olsson, B. Ahren, T. C. Bog-Hansen,A. Dole, and S. Lindeberg."Agrarian Diet and Diseases of Affluence—DoEvolutionary Novel Dietary LectinsCause Leptin Resistance?"BMC Endocrine Disorders 5 (December 2005): 10.

Junker, Y., S. Zeissig, S. J. Kim, D. Barisani, H. Wieser, D. A. Leffler, V. Zevallos,et al. "Wheat Amylase Trypsin Inhibitors Drive Intestinal Inflammation viaActivation of Toll-LikeReceptor 4."Journal of Experimental Medicine 209, no. 13(December 2012): 2395–408.

Kagnoff, M. F. "Celiac Disease: Pathogenesis of a Model Immunogenetic Disease."Journal of Clinical Investigation 117, no. 1 (January 2007): 41–49.

Kharrazian, D. "The Gluten, Leaky Gut, Autoimmune Connection™ Seminar."Apex Seminars, 2013. Koerner, T. B., C. Cleroux, C. Poirier, I. Cantin, A. Alimkulov, and H. Elamparo."Gluten Contamination in the Canadian Commercial Oat Supply."Food Additivesand Contaminants: Part A; Chemistry, Analysis, Control, Exposure, and Risk Assessment 28, no. 6 (June 2011): 705–10.

Kornbluth, A., D. B. Sachar, and the Practice Parameters Committee of the AmericanCollege of Gastroenterology. "Ulcerative Colitis Practice Guidelines inAdults: American College of Gastroenterology, Practice Parameters Committee."American Journal of Gastroenterology 105, no. 3 (March 2010): 501–23.

Ludvigsson, J. F., and A. Fasano. "Timing of Introduction of Gluten and CeliacDisease Risk."Annals of Nutrition and Metabolism 60, suppl. 2 (2012): 22–29.

Mesnage, R., S. Gress, N. Defarge, and G.-E.Seralini. "Human Cell Toxicity ofPesticides Associated to Wide Scale Agricultural GMOs."Theorie in der Okologie17 (2013): 118–20.

Nachbar, M. S., and J. D. Oppenheim. "Lectins in the United States Diet: ASurvey of Lectins in Commonly Consumed Foods and a Review of the Literature."American Journal of Clinical Nutrition 33, no. 11 (November 1980): 2338–45.

Pascual, V., R. Dieli-Crimi,N. Lopez-Palacios,A. Bodas, L. M. Medrano, and C.Nunez. "Inflammatory Bowel Disease and Celiac Disease: Overlaps and Differences."World Journal of Gastroenterology 20, no. 17 (May 2014): 4846–56.

Pellegrina, D., O. Perbellini, M. T. Scupoli, C. Tomelleri, C. Zanetti, G. Zoccatelli,M. Fusi, et al. "Effects of Wheat Germ Agglutinin on Human GastrointestinalEpithelium: Insights from an Experimental Model of Immune/Epithelial CellInteraction."Toxicology and Applied Pharmacology 237, no. 2 (June 2009): 146–53.

Perlmutter, D. Grain Brain. New York: Little Brown, 2013.

Richard, S., S. Moslemi, H. Sipahutar, N. Benachour, and G. E. Seralini. "DifferentialEffects of Glyphosate and Roundup on Human Placental Cells and Aromatase."Environmental Health Perspectives 113, no. 6 (2005): 716–20.

Rubio-Tapia,A., R. A. Kyle, E. L. Kaplan, D. R. Johnson, W. Page, F. Erdtmann,T. L. Brantner, et al. "Increased Prevalence and Mortality in Undiagnosed CeliacDisease."Gastroenterology 137, no. 1 (July 2009): 88–93.

Samsel, A., and S. Seneff. "Glyphosate, Pathways to Modern Diseases II: Celiac Sprue and Gluten Intolerance."Interdisciplinary Toxicology 6, no. 4 (2013): 159–84.

Samsel, A., and S. Seneff. "Glyphosate's Suppression of Cytochrome P450 Enzymesand Amino Acid Biosynthesis by the Gut Microbiome: Pathways to ModernDiseases."Entropy 15 (2013): 1416–63.

Sapone, A., L. de Magistris, M. Pietzak, M. G. Clemente, A. Tripathi, F. Cucca, R.Lampis, et al. "Zonulin Upregulation Is Associated with Increased Gut Permeabil-ity in Subjects with Type 1 Diabetes and Their Relatives."Diabetes 55, no. 5 (May2006): 1443–49.

Sapone, A., K. M. Lammers, G. Mazzarella, I. Mikhailenko, M. Carteni, V. Casolaro,and A. Fasano. "Differential Mucosal IL–17 Expression in Two Gliadin-InducedDisorders: Gluten Sensitivity and the Autoimmune Enteropathy Celiac Disease."International Archives of Allergy and Immunology 152, no. 1 (2010): 75–80.

Shaoul, R., and A. Lerner. "Associated Autoantibodies in Celiac Disease."Autoimmunity Reviews 6, no. 8 (September 2007): 559–65.

Shor, D. B. B., O. Barzilai, M. Ram, D. Izhaky, B. S. Porat-Katz,J. Chapman, M.Blank, et al. "Gluten Sensitivity in Multiple Sclerosis: Experimental Myth orClinical Truth?"Annals of the New York Academy of Sciences 1173 (September 2009):343–49.

Sjoberg, V., O. Sandstrom, M. Hedberg, S. Hammarstrom, O. Hernell, and M. L.Hammarstrom. "Intestinal T-Cell

Responses in Celiac Disease—Impactof CeliacDisease Associated Bacteria."PLoS ONE 8, no. 1 (2013): e53414.

Smith, J. M. "Genetically Engineered Foods May Cause Rising Food Allergies—GeneticallyEngineered Corn." In the Institute for Responsible Technology newsletterSpilling the Beans. June 2007.

Smith, J. M., and the Institute for Responsible Technology. Genetic Roulette. DVD.Directed by Jeffrey M. Smith. Fairfield, Ia.: The Institute for Responsible Technology,2012. 85 mins. http://geneticroulettemovie.com.

Sollid, L. M., and B. Jabri. "Triggers and Drivers of Autoimmunity: Lessons fromCoeliac Disease."Nature Reviews: Immunology 13, no. 4 (April 2013): 294–302.

Thompson, T., A. R. Lee, and T. Grace. "Gluten Contamination of Grains, Seeds,and Flours in the United States: A Pilot Study."Journal of the American DieteticAssociation 110, no. 6 (June 2010): 937–40.

Tripathi, A., K. M. Lammers, S. Goldblum, T. Shea-Donohue,S. Netzel-Arnett, M.S. Buzza, T. M. Antalis, et al. "Identification of Human Zonulin, a PhysiologicalModulator of Tight Junctions, as Prehaptoglobin– 2."Proceedings of the NationalAcademy of Sciences of the United States of America 106, no. 39 (September 2009):16799–804.

Urbano, G., M. Lopez-Jurado,P. Aranda, C. Vidal-Valverde,E. Tenorio, and J.Porres. "The Role of Phytic Acid in Legumes: Antinutrient or Beneficial Function?"Journal of Physiology and Biochemistry 56, no. 3 (September 2000): 283–94.

Verdu, E. F., D. Armstrong, and J. A. Murray. "Between Celiac Disease and IrritableBowel Syndrome: The 'No Man's Land' of Gluten Sensitivity."AmericanJournal of Gastroenterology 104 (June 2009): 1587–94.

Vojdani, A. "The Characterization of the Repertoire of Wheat Antigens and PeptidesInvolved in the Humoral Immune Responses in Patients with Gluten Sensitivityand Crohn's Disease"ISRN Allergy 2011 (2011), Article ID 950104.

Vojdani, A., and I. Tarash. "Cross-ReactionBetween Gliadin and Different Foodand Tissue Antigens."Food and Nutrition Sciences 4, no. 1 (January 2013): 20–32.

第06章 馴服毒素

Amy Myers MD. "Biological Dentistry with Stuart Nunnally DDS." Podcast audio.www.dramymyers. com/2013/07/08/tmw-episode-12-biological-dentistry-with-stuart-nunnally-dds/.

Burazor, I., and A. Vojdani. "Chronic Exposure to Oral Pathogens and Autoimmune Reactivity in Acute Coronary Atherothrombosis."Autoimmune Diseases2014 (2014), Article ID 613157.

Carvalho, A. N., J. L. Lim, P. G. Nijland, M. E. Witte, and J. van Horssen. "Glutathionein Multiple Sclerosis: More than Just an Antioxidant?"Multiple Sclerosis(May 19, 2014).

Centers for Disease Control and Prevention. "Fourth National Report on HumanExposure to Environmental Chemicals." 2009. www.cdc.gov/exposure report/pdf/FourthReport.pdf. [The Fourth Report presents data for 212 chemicals andincludes the findings from nationally representative samples for 1999–2004.]

Centers for Disease Control and Prevention. "Fourth National Report on HumanExposure to Environmental Chemicals. Updated Tables, July 2014." 2014. www.cdc.gov/exposurereport/pdf/FourthReport_UpdatedTables_Jul2014.pdf.

Clauw, D. J. "Fibromyalgia: A Clinical Review."Journal of the American MedicalAssociation 311, no. 15 (April 2014): 1547–55.

Crinnion, W. Clean, Green, and Lean. New York: John Wiley & Sons, 2010.

Darbre, P. D., and P. W. Harvey. "Paraben Esters: Review of Recent Studies ofEndocrine Toxicity, Absorption, Esterase, and Human Exposure, and Discussionof Potential Human Health Risks."Journal of Applied Toxicology 28, no. 5 (July 2008): 561–78.

Di Pietro, A., B. Baluce, G. Visalli, S. La Maestra, R. Micale, and A. Izzotti. "ExVivo Study for the Assessment of Behavioral Factor and Gene Polymorphismsin Individual Susceptibility to Oxidative DNA Damage Metals-Induced."InternationalJournal of Hygiene and Environmental Health 214, no. 3 (June 2011): 210–18.

Dr. Ben Lynch Network Sites. "MTHFR.Net."http://MTHFR.net.

Environmental Working Group. "EWG's 2014 Shopper's Guide to Pesticides inProduce." April 2014. www.ewg.org/foodnews/.

Environmental Working Group. "Pollution in People:Cord Blood Contaminantsin Minority Newborns." 2009. http://static.ewg.org/reports/2009/minority_cord_blood/2009-Minority-Cord-Blood-Report.pdf.

Fujinami, R. S., M. G. von Herrath, U. Christen, and J. L. Whitton. "MolecularMimicry, Bystander Activation, or Viral Persistence: Infections and AutoimmuneDisease."Clinical Microbiology Reviews 19, no. 1 (January 2006): 80–94.

Genetics Home Reference. "What Are Single Nucleotide Polymorphisms (SNPs)?"http://ghr.nlm.nih.gov/handbook/genomicresearch/snp.

Gill, R. F., M. J. McCabe, and A. J. Rosenspire. "Elements of the B Cell SignalosomeAre Differentially Affected by Mercury Intoxication."Autoimmune Diseases2014 (2014), Article ID 239358.

Houlihan, J., R. Wiles, K. Thayer, and S. Gray. "Body Burden: The Pollution inPeople."Environmental Working Group. 2003.

Huggins, H. A. Uninformed Consent: The Hidden Dangers in Dental Care. Newburyport,MA: Hampton Roads Publishing, 1999.

Hybenova, M., P. Hrda, J. Prochazkova, V. D. Stejskal, and I. Sterzl. "The Role ofEnvironmental Factors in Autoimmune Thyroiditis."Neuro Endocrinology Letters31, no. 3 (2010): 283–89.

The Institute for Functional Medicine. "Advanced Practice Detoxification Modules."www.functionalmedicine.org/conference.aspx?id=2744&cid=35& section=t324.

The Institute for Functional Medicine. "Illuminating the Energy Spectrum: Exploringthe Evidence and Emerging Clinical Solutions for Managing Pain, Fatigue,and Cognitive Dysfunction." Annual International Conference, Dallas, TX, May30–June 1, 2013. https://www.functionalmedicine.org/conference.aspx?id=2664&cid=0&section=t241.

Johansson, O. "Disturbance of the Immune System by Electromagnetic Fields—APotentially Underlying Cause for Cellular Damage and Tissue Repair ReductionWhich Could Lead to Disease and Impairment."Pathophysiology 16, nos. 2–3(August 2009): 157–77.

Kaur, S., S. White, and P. M. Bartold. "Periodontal Disease and Rheumatoid Arthritis:A Systematic Review."Journal of Dental Research 92, no. 5 (May 2013): 399–408.

Liang, S., Y. Zhou, H. Wang, Y. Qian, D. Ma, W. Tian, V. Persaud-Sharma,et al."The Effect of Multiple Single Nucleotide Polymorphisms in the Folic AcidPathway Genes on Homocysteine Metabolism."BioMed Research International 2014(2014), Article ID 560183.

Motts, J. A., D. L. Shirley, E. K. Silbergeld, and J. F. Nyland. "Novel Biomarkersof Mercury-InducedAutoimmune Dysfunction: A Cross-SectionalStudy in AmazonianBrazil."Environmental Research 132C (July 2014): 12–18.

Nakazawa, D. J. The Autoimmune Epidemic: Bodies Gone Haywire in a World Out ofBalance and the Cutting Edge Science That Promises Hope. New York: Simon andSchuster, 2008.

Nuttall, S. L., U. Martin, A. J. Sinclair, and M. J. Kendall. "Glutathione: In Sicknessand in Health."Lancet 351, no. 9103 (February 1998): 645–46.

Ong, J., E. Erdei, R. L. Rubin, C. Miller, C. Ducheneaux, M. O'Leary, B. Pacheco,et al. "Mercury, Autoimmunity, and Environmental Factors on Cheyenne RiverSioux Tribal Lands."Autoimmune Diseases 2014 (2014), Article ID 325461.

Pinhel, M. A., C. L. Sado, S. Longo Gdos, M. L. Gregorio, G. S. Amorim, G. M.Florim, C. M. Mazeti, et al. "Nullity of GSTT1/GSTM1 Related to Pesticides IsAssociated with Parkinson's Disease."Arquivos de Neuropsiquiatr 71, no. 8 (August2013): 527–32.

Prochazkova, J., I. Sterzl, H. Kucerova, J. Bartova, and V. D. Stejskal. "The BeneficialEffect of Amalgam Replacement on Health in Patients with Autoimmunity."Neuro Endocrinology Letters 25, no. 3 (June 2004): 211–18.

Salehi, I., K. G. Sani, and A. Zamani. "Exposure of Rats to Extremely Low-FrequencyElectromagnetic Fields (ELF-EMF)Alters Cytokines Production."ElectromagneticBiology and Medicine 32, no. 1 (March 2013): 1–8.

Seymour, G. J., P. J. Ford, M. P. Cullinan, S. Leishman, and K. Yamazaki. "RelationshipBetween Periodontal Infections and Systemic Disease."Clinical Microbiologyand Infection 13, suppl. 4 (October 2007): 3–10.

Sirota, M., M. A. Schaub, S. Batzoglou, W. H. Robinson, and A. J. Butte. "AutoimmuneDisease Classification by Inverse Association with SNP Alleles."PLoSGenetics 5, no. 12 (December 2009): e1000792.

Song, G. G., S. C. Bae, and Y. H. Lee. "Association of the MTHFR C677T andA1298C Polymorphisms with Methotrexate Toxicity in Rheumatoid Arthritis: AMeta-Analysis."Clinical Rheumatology (May 3, 2014).

Stejskal, J., and V. D. Stejskal. "The Role of Metals in Autoimmunity and the Linkto Neuroendocrinology."Neuro Endocrinology Letters 20, no. 6 (1999): 351–64.

Teens Turning Green. "Sustainable Food Resources: Dirty Thirty." http://www.teensturninggreen.org/wordpress/wp-content/uploads/2013/03/dirtythirty-10-11-10.pdf.

Tsai, C. P., and C. T. Lee. "Multiple Sclerosis Incidence Associated with the Soil Leadand Arsenic Concentrations in Taiwan."PLoS ONE 8, no. 6 (June 2013): e65911.

Yang, Q., Y. Xie, and J. W. Depierre. "Effects of Peroxisome Proliferators on theThymus and Spleen of Mice."Clinical and Experimental Immunology 122, no. 2(November 2000): 219–26.

Bisphenol A (BPA)

Alizadeh, M., F. Ota, K. Hosoi, M. Kato, T. Sakai, and M. A. Satter. "AlteredAllergic Cytokine and Antibody Response in Mice Treated with Bisphenol A."Journal of Medical Investigation 53, nos. 1–2 (February 2006): 70–80.

Kharrazian, D. "The Potential Roles of Bisphenol A (BPA) Pathogenesis in Autoimmunity."Autoimmune Diseases 2014 (2014), Article ID 743616.

Rogers, J. A., L. Metz, and V. W. Yong. "Review: Endocrine Disrupting Chemicalsand Immune Responses: A Focus on Bisphenol-Aand Its Potential Mechanisms."Molecular Immunology 53, no. 4 (April 2013): 421–30.

The EPA's Statistics on Chemicals

Faber, S., and T. Cluderay. "1,000 Chemicals."EnviroBlog (blog). EnvironmentalWorking Group. May 15, 2014. www.ewg.org/enviroblog/2014/05/1000-chemicals.

U.S. Environmental Protection Agency. "TSCA Chemical Substance Inventory."www.epa.gov/oppt/existingchemicals/pubs/tscainventory/basic.html.

U.S. Environmental Protection Agency website. www.epa.gov.

Flame Retardants

Lunder, S. "Flame Retardants Are Everywhere in Homes, New Studies Find."EnviroBlog(blog). Environmental Working Group. November 28, 2012. www.ewg.org/enviroblog/2012/12/toxic-fire-retardants-are-everywhere-homes-new-studies-find.

Indoor Air Quality

American Thoracic Society. "HEPA Filters Reduce Cardiovascular Health RisksAssociated with Air Pollution, Study Finds." Science Daily. January 21, 2011.www.sciencedaily.com/releases/2011/01/110121144009.htm.

Environmental Working Group. "EWG's Healthy Home Tips for Parents." 2008.http://static.ewg.org/reports/2008/EWGguide _ goinggreen.pdf.

Reisman, R. E., P. M. Mauriello, G. B. Davis, J. W. Georgitis, and J. M. DeMasi."A Double-BlindStudy of the Effectiveness of a High-EfficiencyParticulate Air(HEPA) Filter in the Treatment of Patients with Perennial Allergic Rhinitis andAsthma."Journal of Allergy and Clinical Immunology 85, no. 6 (June 1990): 1050–57.

U.S. Environmental Protection Agency. "Indoor Air Quality (IAQ)." www.epa.gov/iaq/.

U.S. Environmental Protection Agency. "Targeting Indoor Air Pollutants: EPA's Approach and Progress." March 1993. http://nepis.epa.gov

Perfluorooctanoic Acid (PFOA)

Environmental Working Group and Commonweal. "PFOA (PerfluorooctanoicAcid)." Human Toxome Project. www.ewg.org/sites/humantoxome/chemicals/chemical.php?chemid=100307.

U.S. Environmental Protection Agency. "Perfluorooctanoic Acid (PFOA) and FluorinatedTelomers." www.epa.gov/oppt/pfoa/pubs/pfoainfo.html.

Skin Care, Cosmetics

Amy Myers MD. "Chemical-Free,Gluten-FreeSkin Care with Bob Root." Podcastaudio. www.dramymyers.com/2013/07/01/tmw-episode-11-chemical-free-gluten-free-skin-care-with-bob-root/.

Amy Myers MD. "Green Beauty with W3LL PEOPLE." Podcast audio. www.dramymyers.com/2013/08/12/tmw-episode-17-green-beauty-with-w3ll-people/.

Environmental Working Group. "EWG's Skin Deep Cosmetics Database." www.ewg.org/skindeep/.Root, B. Chemical-FreeSkin Health. N.p.: M42 Publishing, 2010.

Sigurdson, T., and S. Fellow. "Exposing the Cosmetics Cover-Up:True HorrorStories of Cosmetic Dangers." Environmental Working Group. October 29, 2013.www.ewg.org/research/exposing- cosmetics-cover/true-horror-stories-of-cosmetic-dangers.

Toxic Mold / Mycotoxins

Guilford, F. T., and J. Hope. "Deficient Glutathione in the Pathophysiology ofMycotoxin-RelatedIllness."Toxins [Basel] 6, no. 2 (February 2014): 608–23.

Schaller, J. Mold Illness and Mold Remediation Made Simple: Removing Mold Toxins fromBodies and Sick Buildings. Tampa, Fla.: Hope Academic Press, 2005.

Shoemaker, R. C. Mold Warriors: Fighting America's Hidden Health Threat. Baltimore:Gateway Press, 2005.

Shoemaker, R. C. Surviving Mold: Life in the Era of Dangerous Buildings. Baltimore:Otter Bay Books, 2010.

Surviving Mold website. www.survivingmold.com.

Trichloroethylene (TCE)

Gilbert, K. M., B. Przybyla, N. R. Pumford, T. Han, J. Fuscoe, L. K. Schnackenberg,R. D. Holland, et al. "Delineating Liver Events in Trichloroethylene-InducedAutoimmune Hepatitis."Chemical Research in Toxicology 22, no. 4 (April 2009):626–32.

Gilbert, K. M., B. Rowley, H. Gomez-Acevedo,and S. J. Blossom. "Coexposure toMercury Increases Immunotoxicity of Trichloroethylene."Toxicological Sciences119, no. 2 (February 2011): 281–92.

Water Safety, Fluoride

Centers for Disease Control and Prevention. "Community Water Fluoridation."www.cdc.gov/fluoridation/faqs/.

Choi, A. L., G. Sun, Y. Zhang, and P. Grandjean. "Developmental Fluoride Neurotoxicity:A Systematic Review and Meta-Analysis."Environmental Health Perspectives120, no. 10 (October 2012): 1362–68.

Connett, P. "50 Reasons to Oppose Fluoridation." Fluoride Action Network. Lastmodified September 2012. http://fluoridealert.org/articles/50-reasons/.

Diesendorf, M., J. Colquhoun, B. J. Spittle, D. N. Everingham, and F. W. Clutterbuck."New Evidence on Fluoridation."Australia and New Zealand Journal of PublicHealth 21, no. 2 (April 1997): 187–90.

Environmental Working Group. "Dog Food Comparison Shows High FluorideLevels: Health Effects of

Fluoride." June 26, 2009. www.ewg.org/research/dog-food-comparison-shows-high-fluoride-levels/health-effects-fluoride.

Environmental Working Group. "EPA Proposes to Phase Out Fluoride Pesticide."July 14, 2011.www.ewg.org/news/testimony-official-correspondence/epa-proposes-phase-out-fluoride-pesticide.

Environmental Working Group. "FDA Should Adopt EPA Tap Water Health Goalsas Enforceable Limits for Bottled Water." November 18, 2008. www.ewg.org/news/testimony-official-correspondence/fda-should-adopt-epa-tap-water-health-goals-enforceable.

Environmental Working Group. "Is Your Bottled Water Worth It?: Bottle Vs.Tap—DoubleStandard." June 10, 2009. www.ewg.org/research/your-bottled-water-worth-it/bottle-vs-tap-double-standard.

Environmental Working Group. "Over 300 Pollutants in U.S. Tap Water." December2009. www.ewg.org/tapwater/.

Null, G. "Fluoride: Killing Us Softly." Global Research. December 5, 2013. www.globalresearch.ca/fluoride-killing-us-softly/5360397.

U.S. Environmental Protection Agency. "Ground Water and Drinking Water."http://water.epa.gov/drink/.

第 07 章　治療感染・舒緩壓力

Adrenal Fatigue website. www.adrenalfatigue.org.

Alam, J., Y. C. Kim, and Y. Choi. "Potential Role of Bacterial Infection in AutoimmuneDiseases: A New Aspect of Molecular Mimicry."Immune Network 14, no.1 (February 2014): 7–13.

Allen, K., B. E. Shykoff, J. L. Izzo Jr. "Pet Ownership, but Not ACE InhibitorTherapy, Blunts Home Blood Pressure Responses to Mental Stress."Hypertension38 (October 2001): 815–20.

American College of Rheumatology. "Study Provides Greater Understanding ofLyme Disease-Causing Bacteria." Press release. July 2009. www.rheuma tology.org/about/newsroom/2009/2009_07_steere.asp.

Assaf, A. M. "Stress-InducedImmune-RelatedDiseases and Health Outcomes ofPharmacy Students: A Pilot Study."Saudi Pharmaceutical Journal 21, no. 1 (January2013): 35–44.Bach, J.-F."The Effect of Infections on Susceptibility to Autoimmune and AllergicDiseases."New England Journal of Medicine 347 (September 2002): 911–20.

Bagi, Z., Z. Broskova, and A. Feher. "Obesity and Coronary Microvascular Disease—Implicationsfor Adipose Tissue-MediatedRemote Inflammatory Response."Current Vascular Pharmacology 12, no. 3 (2014): 453–61.

Brady, D. M. "Molecular Mimicry, the Hygiene Hypothesis, Stealth Infections, andOther Examples of Disconnect Between Medical Research and the Practice of Clinical Medicine in Autoimmune Disease."Open Journal of Rheumatology andAutoimmune Diseases 3 (2013): 33–39.

Campos-Rodriguez,R., M. Godinez-Victoria,E. Abarca-Rojano,J. Pacheco-Yepez,H. Reyna-Garfias,R. E. Barbosa-Cabrera,and M. E. Drago-Serrano."StressModulates Intestinal Secretory Immunoglobulin A."Frontiers in Integrative Neuroscience7 (December 2, 2013): 86.

Casiraghi, C., and M. S. Horwitz. "Epstein-BarrVirus and Autoimmunity: TheRole of a Latent Viral Infection in Multiple Sclerosis and Systemic Lupus ErythematosusPathogenesis."Future Virology 8, no. 2 (2013): 173–82.

Chastain, E. M. L., and S. D. Miller. "Molecular Mimicry as an Inducing Triggerfor CNS Autoimmune Demyelinating Disease."Immunological Reviews 245, no. 1(January 2012): 227–38.

Collingwood, J. "The Power of Music to Reduce Stress." Psych Central. http://psychcentral.com/lib/the-power-of-music-to-reduce-stress/000930?all=1.

Cusick, M. F., J. E. Libbey, and R. S. Fujinami. "Molecular Mimicry as a Mechanismof Autoimmune Disease."Clinical Reviews in Allergy and Immunology 42, no. 1(February 2012): 102–11.

Davis, S. L. "Environmental Modulation of the Immune System via the EndocrineSystem."Domestic Animal Endocrinology 15, no. 5 (September 1998): 283–89.

De Brouwer, S. J., H. van Middendorp, C. Stormink, F. W. Kraaimaat, I. Joosten,T. R. Radstake, E. M. de Jong, et al. "Immune Responses to Stress in RheumatoidArthritis and Psoriasis."Rheumatology [Oxford] (May 20, 2014).

Delogu, L. G., S. Deidda, G. Delitala, and R. Manetti. "Infectious Diseases andAutoimmunity."Journal of Infection in Developing Countries 5, no. 10 (October 2011):679–87.

Draborg, A. H., K. Duus, and G. Houen. "Epstein-BarrVirus in Systemic Autoimmune Diseases."Clinical and Developmental Immunology 2013 (2013), Article ID535738.

Ercolini, A. M., and S. D. Miller. "The Role of Infections in Autoimmune Disease."Clinical and Experimental Immunology 155, no. 1 (January 2009): 1–15.

Gądek-Michalska,A., J. Tadeusz, P. Rachwalska, and J. Bugajski. "Cytokines, Prostaglandins,and Nitric Oxide in the Regulation of Stress-ResponseSystems."Pharmacological Reports 65, no. 6 (2013): 1655–62.

Gagliani, N., B. Hu, S. Huber, E. Elinav, and R. A. Flavell. "The Fire Within:Microbes Inflame Tumors."Cell 157, no. 4 (May 2014): 776–83.

Getts, D. R., E. M. L. Chastain, R. L. Terry, and S. D. Miller. "Virus Infection,Antiviral Immunity, and Autoimmunity."Immunological Reviews 255, no. 1 (September2013): 197–209.

Godbout, J. P., and R. Glaser. "Stress-InducedImmune Dysregulation: Implicationsfor Wound Healing, Infectious Disease, and Cancer."Journal of NeuroimmunePharmacology 1, no. 4 (December 2006): 421–27.

Gomez-Merino,D., C. Drogou, M. Chennaoui, E. Tiollier, J. Mathieu, and C. Y. Guezennec. "Effects of Combined Stress During Intense Training on CellularImmunity, Hormones, and Respiratory Infections."N euroimmunomodulation 12,no. 3 (2005): 164–72.

Grossman, P., L. Niemann, S. Schmidt, and H. Walach. "Mindfulness-BasedStressReduction and Health Benefits: A Meta-Analysis."Journal of Psychosomatic Research57, no. 1 (July 2004): 35–43.

Gupta, A., R. Rezvani, M. Lapointe, P. Poursharifi, P. Marceau, S. Tiwari, A. Tchernof,et al. "Downregulation of Complement C3 and C3aR Expression in SubcutaneousAdipose Tissue in Obese Women."PLoS ONE 9, no. 4 (April 2014):e95478.

The Institute for Functional Medicine. "The Challenge of Emerging Infections inthe 21st Century: Terrain, Tolerance, and Susceptibility." Annual InternationalConference, Bellevue, Wash., April 28–30, 2011.

Irwin, M., M. Daniels, S. C. Risch, E. Bloom, and H. Weiner. "Plasma Cortisoland Natural Killer Cell Activity During Bereavement."Biological Psychiatry 24, no.2 (June 1988): 173–78.

Kabat-Zinn,J., A. O. Massion, J. Kristeller, L. G. Peterson, K. E. Fletcher, L. Pbert,W. R. Lenderking, et al. "Effectiveness of a Meditation-BasedStress ReductionProgram in the Treatment of Anxiety Disorders."American Journal of Psychiatry149, no. 7 (July 1992): 936–43.

Khansari, D. N., A. J. Murgo, and R. E. Faith. "Effects of Stress on the ImmuneSystem."Immunology Today 11 (1990): 170–75.

Labrique-Walusis,F., K. J. Keister, and A. C. Russell. "Massage Therapy for StressManagement: Implications for Nursing Practice."Orthopedic Nursing 29, no. 4(July–August 2010): 254–57; quiz 258–59.

Lunemann, J. D., T. Kamradt, R. Martin, and C. Munz. "Epstein-Barr Virus: EnvironmentalTrigger of Multiple Sclerosis?"Journal of Virology 81, no. 13 (July 2007):6777–84.

Mameli, G., D. Cossu, E. Cocco, S. Masala, J. Frau, M. G. Marrosu, and L. A. Sechi."Epstein-BarrVirus and Mycobacterium Avium Subsp. Paratuberculosis PeptidesAre Cross Recognized by Anti-MyelinBasic Protein Antibodies in Multiple SclerosisPatients."Journal of Neuroimmunology 270, nos. 1–2 (May 2014): 51–55.

Marshall, T. "VDR Receptor Competence Induces Recovery from Chronic AutoimmuneDisease." Presented at the Sixth International Congress on Autoimmunity,Porto, Portugal, September 10–14, 2008. Directed by Autoimmunity ResearchFoundation. http://autoimmunityresearch.org/transcripts/ICA2008_Transcript_TrevorMarshall.pdf.

Maru, G. B., K. Gandhi, A. Ramchandani, and G. Kumar. "The Role of Inflammationin Skin Cancer."Advances in Experimental Medicine and Biology 816 (2014):437–69.

Nelson, P., P. Rylance, D. Roden, M. Trela, and N. Tugnet. "Viruses as PotentialPathogenic Agents in Systemic Lupus Erythematosus."Lupus 23, no. 6 (May 2014):596–605.

Pender, M. P. "CD8+ T-CellDeficiency, Epstein-BarrVirus Infection, Vitamin DDeficiency, and Steps to Autoimmunity: A Unifying Hypothesis."AutoimmuneDiseases 2012 (2012), Article ID 189096.

Pohl, J., G. N. Luheshi, and B. Woodside. "Effect of Obesity on the Acute InflammatoryResponse in Pregnant and Cycling Female Rats."Journal of Neuroendocrinology25, no. 5 (May 2013): 433–45.

Prasad, R., J. C. Kowalczyk, E. Meimaridou, H. L. Storr, and L. A. Metherell."Oxidative Stress and Adrenocortical Insufficiency."Journal of Endocrinology 221,no. 3 (June 2014): R63–R73.

Rapaport, M. H., P. Schettler, and C. Bresee. "A Preliminary Study of the Effectsof Repeated Massage on Hypothalamic-Pituitary-Adrenaland Immune Functionin Healthy Individuals: A Study of Mechanisms of Action and Dosage."Journalof Alternative and Complementary Medicine 18, no. 8 (August 2012): 789–97.

Rashid, T., and A. Ebringer. "Autoimmunity in Rheumatic Diseases Is Induced byMicrobial Infections via Crossreactivity or Molecular Mimicry."AutoimmuneDiseases 2012 (2012), Article ID 539282.

Rigante, D., M. B. Mazzoni, and S. Esposito. "The Cryptic Interplay Between SystemicLupus Erythematosus and Infections."Autoimmunity Reviews 13, no. 2 (February2014): 96–102.

Rose, N. R. "The Role of Infection in the Pathogenesis of Autoimmune Disease."Seminars in Immunology 10, no. 1 (February 1998): 5–13.

Sapolsky, R. Why Zebras Don't Get Ulcers. New York: Holt, 2004.

Segerstrom, S. C., and G. E. Miller. "Psychological Stress and the Human ImmuneSystem: A Meta-Analytic Study of 30 Years of Inquiry."Psychological Bulletin 130,no. 4 (July 2004): 601–30.

Sfriso, P., A. Ghirardello, C. Botsios, M. Tonon, M. Zen, N. Bassi, F. Bassetto, etal. "Infections and Autoimmunity: The Multifaceted Relationship."Journal ofLeukocyte Biology 87, no. 3 (March 2010): 385–95.

Shoenfeld, Y., G. Zandman-Goddard,L. Stojanovich, M. Cutolo, H. Amital, Y.Levy, M. Abu-Shakra,et al. "The Mosaic of Autoimmunity: Hormonal andEnvironmental Factors Involved in Autoimmune Diseases—2008."Israel MedicalAssociation Journal 10, no. 1 (January 2008): 8–12.

Smolders, J. "Vitamin D and Multiple Sclerosis: Correlation, Causality, and Controversy."Autoimmune Diseases 2011 (2011), Article ID 629538.

Szymula, A., J. Rosenthal, B. M. Szczerba, H. Bagavant, S. M. Fu, and U. S.Deshmukh. "T Cell Epitope Mimicry Between Sjogren's Syndrome Antigen A(SSA)/Ro60 and Oral, Gut, Skin, and Vaginal Bacteria."Clinical Immunology 152,nos. 1–2 (May–June 2014): 1–9.

Uchakin, P. N., D. C. Parish, F. C. Dane, O. N. Uchakina, A. P. Scheetz, N. K.Agarwal, and B. E. Smith. "Fatigue in Medical Residents Leads to Reactivationof Herpes Virus Latency."Interdisciplinary Perspectives on Infectious Diseases 2011(2011), Article ID 571340.

Vojdani, A. "A Potential Link Between Environmental Triggers and Autoimmunity."Autoimmune Diseases 2014 (2014), Article ID 437231.

Wilson, J., and J. V. Wright. Adrenal Fatigue: The 21st Century Stress Syndrome. Petaluma,CA: Smart Publications, 2001.

Wucherpfennig, K. W. "Mechanisms for the Induction of Autoimmunity by InfectiousAgents."Journal of Clinical Investigation 108, no. 8 (October 2001): 1097–104.

Wucherpfennig, K. W. "Structural Basis of Molecular Mimicry."Journal of Autoimmunity16, no. 3 (May 2001): 293–302.

Yang, C. Y., P. S. Leung, I. E. Adamopoulos, and M. E. Gershwin. "The Implicationof Vitamin D and Autoimmunity: A Comprehensive Review."Clinical Reviews inAllergy and Immunology 45, no. 2 (October 2013): 217–26.

Yeung, S.-C.J. "Graves' Disease." Medscape. Last updated May 30, 2014. http://emedicine.medscape.com/article/120619-overview.

第 08 章　讓 Myers Way 完美實踐

Amy Myers MD. "Sleep Expert Dan Pardi." Podcast audio. www.dramy myers.com/2013/06/24/tmw-episode-10-sleep-expert-dan-pardi/.

Burkhart, K., and J. R. Phelps. "Amber Lenses to Block Blue Light and ImproveSleep: A Randomized Trial."Chronobiology International 26, no. 8 (December 2009):1602–12.

Cordain, L., S. B. Eaton, A. Sebastian, N. Mann, S. Lindeberg, B. A. Watkins,J. H. O'Keefe, et al. "Origins and Evolution of the Western Diet: Health Implicationsfor the 21st Century."American Journal of Clinical Nutrition 81, no. 2 (February2005): 341–54.

Environmental Working Group. "Cell Phone Radiation Depends on Wireless Carrier."November 12, 2013. www.ewg.org/research/cell-phone-radiation-depends-wireless-carrier.

The Institute for Functional Medicine. Clinical Nutrition: A Functional ApproachTextbook. 2nd ed. 2004.

The Institute for Functional Medicine. "Functional Perspectives on Food and Nutrition:

The Ultimate Upstream Medicine." Annual International Conference, SanFrancisco, CA, May 29–31, 2014. www.functionalmedicine.org/conference.aspx?id=2711&cid=35&section=t281.

The Institute for Functional Medicine. Textbook of Functional Medicine. September2010. www. functionalmedicine.org/listing _ detail.aspx?id=2415&cid=34.

Johansson, O. "Disturbance of the Immune System by Electromagnetic Fields—APotentially Underlying Cause for Cellular Damage and Tissue Repair ReductionWhich Could Lead to Disease and Impairment."Pathophysiology 16, nos. 2–3(August 2009): 157–77.

Liu,Y., A. G. Wheaton, D. P. Chapman, and J. B. Croft. "Sleep Duration and ChronicDiseases Among U.S. Adults Age 45 Years and Older: Evidence from the 2010Behavioral Risk Factor Surveillance System."Sleep 36, no. 10 (October 2013):1421–27.

Wu, C., N. Yosef, T. Thalhamer, C. Zhu, S. Xiao, Y. Kishi, A. Regev, et al. "Inductionof Pathogenic TH17 Cells by Inducible Salt-SensingKinase SGK1."Nature496, no. 7446 (April 2013): 513–17.

第 09 章　Myers Way 三十天飲食計畫及食譜

Protocol

Garcia-Nino,W. R., and J. Pedraza-Chaverri."Protective Effect of Curcumin AgainstHeavy Metals-Induced Liver Damage."Food and Chemical Toxicology 69C (July2014): 182–201.

Gleeson, M. "Nutritional Support to Maintain Proper Immune Status DuringIntense Training."Nestle Nutrition Institute Workshop Series 75 (2013): 85–97.

Lieberman, S., M. G. Enig, and H. G. Preuss. "A Review of Monolaurin and LauricAcid: Natural Virucidal and Bactericidal Agents."Alternative and ComplementaryTherapies 12, no. 6 (December 2006): 310–14.

Ogbolu, D. O., A. A. Oni, O. A. Daini, and A. P. Oloko. "In Vitro AntimicrobialProperties of Coconut Oil on Candida Species in Ibadan, Nigeria."Journal ofMedicinal Food 10, no. 2 (June 2007): 384–87.

Ozdemir, O. "Any Role for Probiotics in the Therapy or Prevention of AutoimmuneDiseases? Up-to-DateReview."Journal of Complementary and Integrative Medicine10 (August 2013).

Patavino, T., and D. M. Brady. "Natural Medicine and Nutritional Therapy as anAlternative Treatment in Systemic Lupus Erythematosus."Alternative MedicineReview 6, no. 5 (October 2001): 460–71.

Ramadan, G., and O. El-Menshawy."Protective Effects of Ginger-TurmericRhizomesMixture on Joint Inflammation, Atherogenesis, Kidney Dysfunction, and OtherComplications in a Rat Model of Human Rheumatoid Arthritis."InternationalJournal of Rheumatic Diseases 16, no. 2 (April 2013): 219–29.

Wang, G., J. Wang, H. Ma, G. A. Ansari, and M. F. Khan. "N-AcetylcysteineProtectsAgainst Trichloroethene-MediatedAutoimmunity by Attenuating OxidativeStress."Toxicology and Applied Pharmacology 273, no. 1 (November 2013): 189–95.

重點筆記

1、大多數自體免疫疾病較常發生在女性。研究人員認為，這是因為女性的雌激素濃度更高，荷爾蒙轉換次數更多。

2、因為藥物會影響腸道內層，也屬於一種稱為「腸漏」疾病的已知危險因素。更多有關腸漏如何造成自體免疫疾病的訊息，請參見第四章和第五章。

3、一直指明「有害」細菌，是因為實際上還有其他歡迎進入腸子和身體的部分「好」菌。可參閱第四章中更加了解它們。

4、如果患有自體免疫疾病，或處在自體免疫光譜中較高的位置，可能需要兩個或三個月的完全腸道癒合。本書提供全自然的補救措施，但在某些情況下，可能需要功能醫學醫生提供一些處方藥。不管條件如何，若能嚴格遵守 Myers Way，應該會注意到在三十天的重大改善，將有助激勵你繼續前進。

5、雖然科學家不完全確知如何分類這些條件，最新的想法是潰瘍性結腸炎、克隆氏症，和其他類型的腸易激性疾病，皆屬自體免疫疾病，都是身體攻擊自己的腸組織所致。

本書相關名詞中英對照表

Autoimmune diseases
自體免疫疾病

Acid reflux
胃食道逆流

Acne
痤瘡

ADD/ADHD
注意力不足 / 過動症

Adaptive immune system
特異性免疫系統

Agglutinins
聚集素

Allergy
過敏

Alzheimer's
阿茲海默症

Amylase inhibitor
澱粉酶抑制劑

Anxiety
焦慮

Antibody
抗體

Antigen binding site
抗原結合位

Arthritis
關節炎

Asthma
氣喘

Brain fog
腦霧

B cell
B 細胞

BPA
雙酚 A

Bystander activation
旁觀者效應

Carbohydrate
碳水化合物

Candida
念珠菌

Casomorphins
酪嗎啡

Casein
酪蛋白

Celiac disease
乳糜瀉

Chronic fatigue syndrome
慢性疲勞症

Cortisol
皮質醇

Corticosteroids
皮質類固醇

Crohn's disease
克隆氏症

Cryptic Antigen
隱性抗原

Detoxification
排毒

Depression
憂鬱

Deactivating
去活化

Deamination
脫胺

Diabetes
糖尿病

Diverticulitis
憩室炎

DMARDs
 (Disease Modifying Anti-
rheumatic Drugs)
疾病修飾藥物

Dry eyes
乾眼

Eczema
濕疹

Fibrocystic breasts
乳房纖維囊腫

Fibromyalgia
纖維肌肉痛

Grave's Disease
葛瑞夫氏症

Guillain–Barré syndrome
格林 - 巴利症候群

Gluten
麩質

Glutathione
穀胱甘肽

Gluteomorphins
麩嗎啡

Glycoalkanoids
糖生物鹼

Gliadin
麥膠蛋白

Gut barrier
腸障蔽

HEPA
(High-Efficiency Particulate Air)
高效率空氣微粒子過濾網

Hygiene hypothesis
衛生假說

Hydroxychloroquine
必賴克廔

Hashimoto's thyroiditis
橋本氏甲狀腺炎

Inflammation
發炎

Insoluble fiber
不可溶纖維

Imuran
移護寧

Immune complex
免疫複合體

Immune system
免疫系統

Immunoglobulin
免疫球蛋白

Innate immune system
非特異性免疫系統

Killer T-cell
殺手 T 細胞

Legume
豆類

Leaky gut
腸漏症

Licorice root
甘草根

L-glutamine
左旋麩醯胺酸

Lyme disease
萊姆病

Lymphocytes
淋巴球

Lupus
狼瘡

Macrophage
巨噬細胞

Methotrexate
氨甲喋呤

Mesalamine
氨基水楊酸

Molecular Mimicry
分子模仿效應

Mononucleosis
單核球增多

Monolaurin
單月桂酸

Mycophenolic Acid
山喜多

NSAIDs (Non-Steroidal Anti-inflammatory Drugs)
非類固醇類抗發炎止痛藥物

Multiple sclerosis
多發性硬化症

Osteoporosis
骨質疏鬆

Osteopenia
骨質流失

Pancreatitis
胰臟炎

PFOA (Perfluoroctanoic acid)
全氟辛酸

Plaquenil
奎寧

Protease inhibitor
蛋白酶抑制劑

Psoriasis
牛皮癬

Quinoa
藜麥

Regulatory T-cell
調節 T 細胞

Rheumatoid arthritis
類風溼性關節炎

Saponins
皂苷

Scleroderma
硬皮症

Scuvy
壞血病

Self tolerance
自我耐受

Sjögren'ssyndrome
乾燥症

Sensitivity
敏感

Serotonin
血清素

SIBO
 (Small intestine bacterial overgrowth)
小腸不正常菌叢過度增生

SNP
 (Single-nucleotide polymorphism)
單一核苷酸多形性

Steroid
類固醇

Standard American diet
美式飲食

Spirochaetes
螺旋體

TCE (Trichloroethylene)
三氯乙烯

Teflon
特氟龍

T-helper cell
T 輔助細胞

Uterine fibroid
子宮肌瘤

Ulcerative colitis
潰瘍性大腸炎

VOC
(Volatile organic compounds)
揮發性有機化合物

Yeast overgrowth
酵母菌 (真菌) 過度增生

Zonulin
連蛋白

作者 艾米・邁爾斯（AMY MYERS, M.D.）醫師

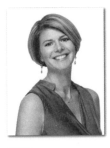

自體免疫疾病專家

學歷
南卡羅來納大學榮譽學院（University of South Carolina）
路易斯安那州立大學健康科學中心醫學學位
（Louisiana State University Health Sciences Center）
馬里蘭大學急診醫學（University of Maryland）

經歷
美國奧斯汀（UltraHealth）功能醫學中心創立者，並擔任醫療總監
網站：www.amymyersmd.com

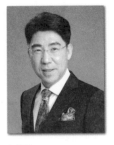

總審訂 歐忠儒 醫學博士（Dr. O）

學歷
英國肯邦大學自然醫學博士
美國環宇大學東西方自然醫學研究所教授
美國自然醫學會認證醫師

經歷
中華功能醫學協會理事長
瀚仕功能醫學研究中心創辦人
美國 A4M 抗衰老醫學會會員
美國 IFM 功能醫學會會員

著作
《自閉症生物療法》、《過敏來找碴》、《管好荷爾蒙不生病：找對方法，身體自然好！》、《自己是最好的解毒醫生：八大名醫教排毒》、《荷爾蒙叛變：人類疾病的元凶──打擊老化 × 肥胖 × 失智 × 癌症 × 三高相關衍生退化病變》（博思智庫出版）

總審訂
《關於心臟病，醫生可能不會說的事：揭露冠心病真相，教你面對心臟代謝的革命性飲食計畫》、《關於高血壓，醫生可能不會說的事：拒絕沉默殺手──高血壓，擊退中風、心臟病、糖尿病和腎臟病的革命性飲食提案》（博思智庫出版）

編譯 歐瀚文 醫師

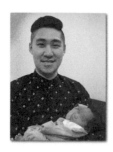

學歷

臺北醫學大學保健營養學系畢
盧布林醫學大學學士後醫學系畢
美國西方州立大學人類營養暨功能醫學碩士

經歷

林口長庚紀念醫院醫師
臺北榮民總醫院醫師
臺北市立聯合醫院醫師
家庭醫學科醫師
美國功能醫學協會認證醫師

校閱 汪立典 營養師

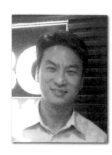

學歷

中國醫藥學院營養學系

經歷

社團法人中華功能醫學協會秘書長
瀚仕功能醫學研究中心營養顧問
瀚仕生醫科技股份有限公司副總經理

審閱導讀

《荷爾蒙叛變：人類疾病的元凶——打擊老化 × 肥胖 × 失智 ×
癌症 × 三高相關衍生退化病變》
《顧好腸胃不生病：180 道暖腸健胃抗加齡食療》

翻譯協力 李佩璇 營養師

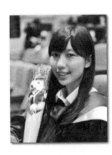

學歷
臺北醫學大學保健營養學系學士
臺北醫學大學保健營養學系碩士

經歷
瀚仕國際抗衰老中心 功能醫學營養師

專科證書
中華民國註冊營養師
腎臟專科營養師

翻譯協力 賀茵懿 營養師

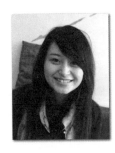

學歷
台北醫學大學保健營養學系學士
德國吉森大學營養學所碩士

經歷
瀚仕國際抗衰老中心 功能醫學營養師

專科證書
中華民國註冊營養師

精選好書　盡在博思

Facebook 粉絲團 facebook.com/BroadThinkTank
博思智庫官網 http://www.broadthink.com.tw/
博士健康網 | DR. HEALTH http://www.healthdoctor.com.tw/

預防醫學

預防重於治療，見微知著，讓預防醫學恢復淨化我們的身心靈。

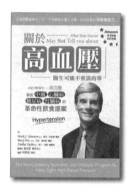

**關於高血壓，
醫生可能不會說的事**
拒絕沉默殺手——高血壓，擊
退中風、心臟病、糖尿病和腎
臟病的革命性飲食提案
馬克‧休斯頓（Mark Houston）◎ 著
歐忠儒 醫學博士 ◎ 總審訂
林曉凌 醫師 ◎ 譯
定價 ◎ 350 元

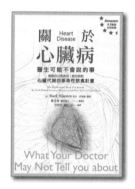

**關於心臟病，醫生可能不會
說的事**
揭露冠心病真相，教你面對心
臟代謝的革命性飲食計畫
馬克‧休斯頓（Mark Houston）◎ 著
歐忠儒 醫學博士 ◎ 總審訂
林俊忠 醫師 ◎ 編譯
定價 ◎ 350 元

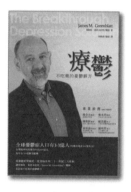

療鬱：不吃藥的憂鬱解方：
詹姆斯‧葛林布拉特
（James M. Greenblatt）◎ 著
林曉凌 醫師 ◎ 譯
定價 ◎ 280 元

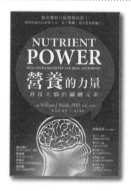

**營養的力量：
修復大腦的關鍵元素**
威廉‧威爾許（William J. Walsh）◎ 著
蘇聖傑 醫師 ◎ 審訂翻譯
定價 ◎ 350 元

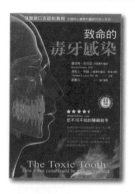

**牙醫絕口否認的真相：
致命的毒牙感染**
羅伯特‧克拉茲（Robert Kulacz）、
湯馬士‧利維（Thomas E. Levy）◎ 著
謝嚴谷 ◎ 審訂翻譯
定價 ◎ 350 元

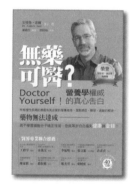

**無藥可醫：
營養學權威的真心告白**
安德魯‧索爾（Andrew Saul）◎ 著
謝嚴谷 ◎ 編審
定價 ◎ 280 元

預防醫學

預防重於治療，見微知著，讓預防醫學恢復淨化我們的身心靈。

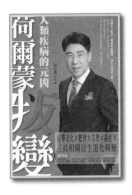

荷爾蒙叛變：
人類疾病的元凶
打擊老化 × 肥胖 × 失智 ×
癌症 × 三高相關衍生退化病變

歐忠儒 醫學博士 ◎ 著
定價 ◎ 280 元

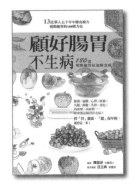

顧好腸胃不生病：
180 道暖腸健胃抗加齡食療

陳品洋 中醫碩士 ◎ 編著
汪立典 營養師 ◎ 專序推薦
定價 ◎ 320 元

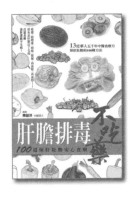

肝膽排毒不吃藥：
100 道保肝壯膽安心食療

陳品洋 中醫碩士 ◎ 編著
定價 ◎ 320 元

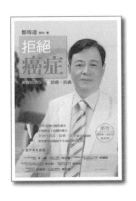

拒絕癌症
鄭醫師教你全面防癌、抗癌

鄭煒達 醫師 ◎ 著
定價 ◎ 280 元

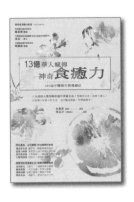

13 億華人瘋傳神奇食癒力：
101 道中醫養生營養療法

朱惠東 ◎ 編著
陳品洋 ◎ 編審
定價 ◎ 350 元

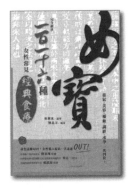

女寶：
養氣 × 美容 × 補血 × 調經 ×
求孕一次到位
完全解決一百一十六種女性
常見經典食療

朱惠東 ◎ 編著
陳品洋 ◎ 編審
定價 ◎ 350 元

國家圖書館出版品預行編目（CIP）資料

自體免疫自救解方：反轉發炎，改善腸躁、排除身體毒素的
革命性療法 / 艾米．邁爾斯（Amy Myers）作；歐瀚文翻譯.--
第一版 .-- 臺北市：博思智庫，民 106.03 面；公分
譯自：The autoimmune solution:prevent and reverse the full spectrum of
inflammatory symptoms and diseases
ISBN 978-986-93947-3-4(平裝)
1. 自體免疫性疾病

415.695   106000932

THE AUTOIMMUNE SOLUTION: Prevent and Reverse the
Full Spectrum of Inflammatory Symptoms and Diseases by
Amy Myers, M.D.
Copyright © 2015 by Amy Myers, M.D.
Complex Chinese Translation copyright © 2017
by Broad Think Tank Co., Ltd.
Published by arrangement with HarperCollins Publishers, USA
through Bardon-Chinese Media Agency
博達著作權代理有限公司
ALL RIGHTS RESERVED

 預防醫學 16

自體免疫自救解方：
反轉發炎，改善腸躁、排除身體毒素的革命性療法

The Autoimmune Solution :
Prevent and Reverse the Full Spectrum of Inflammatory Symptoms
and Diseases

原　　著｜艾米・邁爾斯（Amy Myers, M.D.）
總 編 審｜歐忠儒
編　　譯｜歐瀚文
翻譯協力｜李佩璇、賀菡懿
審　　校｜汪立典
執行編輯｜吳翔逸
美術設計｜蔡雅芬
行銷策劃｜李依芳

發 行 人｜黃輝煌
社　　長｜蕭艷秋
財務顧問｜蕭聰傑
發行單位｜博思智庫股份有限公司
地　　址｜104 台北市中山區松江路 206 號 14 樓之 4
電　　話｜（02）25623277
傳　　真｜（02）25632892

總 代 理｜聯合發行股份有限公司
電　　話｜（02）29178022
傳　　真｜（02）29156275

印　　製｜永光彩色印刷股份有限公司
定　　價｜420 元
第一版第一刷　中華民國 106 年 03 月

ISBN　978-986-93947-3-4
© 2017 Broad Think Tank Print in Taiwan

 博思智庫股份有限公司

博思智庫粉絲團　Facebook.com/broadthinktank